阅读成就思想……

Read to Achieve

U0386299

Food Gurus

20 People Who Changed
the Way We Eat and
Think about Food

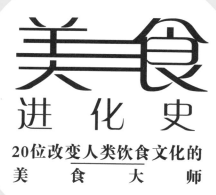

美食
进化史

20位改变人类饮食文化的
美　食　大　师

[美]史蒂芬·韦恩斯(Stephen Vines)　著

肖强　译

徐龙
[美]黄敬一（Kimberly Wong）　　审译

中国人民大学出版社
·北京·

图书在版编目（CIP）数据

美食进化史：20位改变人类饮食文化的美食大师／（美）史蒂芬·韦恩斯（Stephen Vines）著；肖强译．－－北京：中国人民大学出版社，2017.10

ISBN 978-7-300-23925-5

Ⅰ．①美… Ⅱ．①史… ②肖… Ⅲ．①饮食－卫生习惯－通俗读物 Ⅳ．① R155.1-49

中国版本图书馆 CIP 数据核字（2017）第 010225 号

美食进化史：20位改变人类饮食文化的美食大师

[美]史蒂芬·韦恩斯　著

肖强　译

徐龙　[美]黄敬一（Kimberly Wong）　审译

Meishi Jinhuashi: 20 wei Gaibian Renlei Yinshi Wenhua de Meishi Dashi

出版发行	中国人民大学出版社		
社　址	北京中关村大街 31 号	**邮政编码**	100080
电　话	010-62511242（总编室）		010-62511770（质管部）
	010-82501766（邮购部）		010-62514148（门市部）
	010-62515195（发行公司）		010-62515275（盗版举报）
网　址	http://www.crup.com.cn		
	http://www.ttrnet.com（人大教研网）		
经　销	新华书店		
印　刷	北京联兴盛业印刷股份有限公司		
规　格	170mm×230mm　16 开本	**版　次**	2017 年 10 月第 1 版
印　张	16.75　插页 2	**印　次**	2017 年 10 月第 1 次印刷
字　数	272 000	**定　价**	99.00 元

推荐序 1

徐 龙

人民大会堂西餐厨师长

世界御厨协会（Club des Chefs des Chefs）会员、中国烹饪大师

刚翻开拿到的书稿，我就不自觉地被目录上列出的 20 个名字吸引住了。有些名字是我以前就熟悉的，而近一半的名字却是我第一次听说。我利用零碎的时间通读了全书，仍感到意犹未尽！

作者对美食大师们看似随意的排序，并不影响我渴望加深对西方饮食历史的了解。相反，阅读此书，我好像穿越时空般地在各个坐标上寻找相对那个时代的厨神或引领生活方式的人，而且也似乎清醒地看到欧美等地的食物在历史上发展和渐变的历程。

作者把费兰·阿德里亚放在首要的位置介绍，我想是有原因的，他的故事可能离我们的现实生活最近，也可能他的创新理念和烹饪手法颠覆了传统而使其备受关注。

几年前，我曾有两次在北京见过费兰·阿德里亚本人。一次，我受西班牙大使馆文化处的邀请来聆听他在塞万提斯学院的演讲，那时他的餐厅已经歇业。有人说他已经黔驴技穷，所以他来东方寻找新的灵感，那时他的身份是西班牙国家电信局形象大使。他身着休闲西装，左手托个橙子，表情丰富，风趣幽默，喋喋不休，令人印象深刻。当时，我一直在思考一位大厨与国家电信局之间的联系。另一次，我在华尔道夫饭店参加他为自己的中文版新书做宣传推广的巡回活动中，被人群簇拥的费兰显得疲惫而兴奋。而最近，我听学生说他的餐厅重新开张，预订如前，仍然火爆异常，他也应该算是回归了本行。

我虽至今无缘相见保罗·博古斯这位当代法国烹饪代名词的厨神，但曾在 20 年前学习法语的视频教程《法国欢迎你》（*Bienvenues en france*）中领略过他的风采。他头戴高帽，表情凝重，双臂端起交叉胸前是他习惯性的站姿，也是他创办的博古斯大赛奖杯上的造型。20 世纪 70 年代，这位在法国爆发规模盛大的"新派烹饪"（Le Nouvelle Cuisine）的始作俑者，开创了大厨主动走出厨房直接与客人面对

面交流的先河，加深了食客与厨师之间的了解。这种沟通的方式流行至今，并被认为是厨师与食客最有效的沟通途径之一。

戈登·拉姆齐和吉米·奥利弗是活跃在电视节目中的当红明星厨师。当今社会对明星大厨的追捧或是为了不断地吸引粉丝，他们仅有精湛的厨艺已远远不够。厨师早已不局限于后厨的灶台方寸间，还要兼具创新、沟通、公关、语言表达和上镜表演等综合能力。而一名真正的烹饪大师绝对是一名艺术家，与停留在模仿、照搬甚至抄袭的工匠相比，艺术家融入了更多的行业思考、创造和主张。他们可以主持厨界盛会、开设专栏、撰写专著，可谓文武双全，下得厨房，入得厅堂。同时，其专业性和影响力也在引领食客的口味走向及消费习惯。

其实，美食大师的这种影响力一直未曾间断过，而女性担任这样的角色会更具亲和力。无论是早期的伊莎贝拉·比顿，还是后来的朱莉娅·查尔德、伊丽莎白·大卫、玛格丽特·帕滕、迪莉娅·史密斯和爱丽丝·沃特斯，她们都从各自的角度出色地完成了对家庭烹饪的普及和指导性教育的使命。

如今，人们生活在快节奏的都市里，在家做顿饭都成了一种奢求，而这种奢求逐步转化成一种渴望。多少年来，人们从来没有像今天这样对美食表现出如此热情，并催生出无数美食达人在各种媒体上秀厨艺、晒美食，也为餐饮美食业倾注了新的力量与形式。

没有在欧美生活过的人可能对罗伯特·阿特金斯、亨利·海因茨、雷·克洛克或卡罗·佩特里尼等人知之甚少，但我们提到阿特金斯节食法、亨氏番茄酱、麦当劳、慢食运动等词汇却并不感到陌生，他们的成功也使这些品牌和产品正在渗透和影响我们的生活。

在西方饮食史上，最不容忽视的重要人物还有凯瑟琳·德·梅第奇、巴特洛梅奥·普拉蒂纳、安东尼·卡勒姆、奥古斯特·埃斯科菲耶、费尔南多·普安和詹姆斯·比尔德，他们的行动和主张对当时的历史阶段影响至深。这种影响延续至今，改变了人们的饮食观念和生活方式。毫不夸张地讲，他们在某些方面甚至改变了世界，更改变了人类的历史。

《美食进化史》一书不仅记述了 20 位改变西方饮食文化人物的历程，更是他们人生的成长史、奋斗史和成功史。他们如璀璨的繁星一般，闪烁在人类饮食文明的历史长河中。

　　在全球化的今天，中国餐饮逐渐被世界所认同。随着国力增强、软实力的提升，博大精深的中国饮食文化也越来越受瞩目。我想，在中国餐饮走向国际的同时，我们更应该了解西方饮食文明的发展历程。因为饮食文明属于人类财富，烹饪技艺则是世界大同。

　　因此，这本书的受众群不该局限于从事烹饪教育人士、西餐专业人士及美食爱好者。对于有意了解西方饮食文化的朋友来说，它无疑也是一本难得的好书。

　　作者几乎在每个人物介绍后面都列举了相应的食谱，读者通过阅读这些食谱，更容易加深对人物性格及其所处时代风貌的了解。

　　就像译者在后记里所言，书中涉及的多种文化在西方饮食方式演变过程中受到交融的影响，所以不可避免地出现了多种语言文字的杂烩。而我认为，读者恰恰可以在这个杂烩里汲取自需的营养，这也是我愿意为其作推荐序的初衷和理由。

@美食家大雄
知名美食博主

30 万年前，在非洲大陆的一片森林尽头，一个直立行走的生物举着火把，点燃了脚下的枯草。不一会儿，整片森林燃起熊熊大火。大火过后，一群直立行走的生物兴奋地跑进烧焦的土地里，寻找已烤得酥脆的肉和香喷喷的植物果实。

这种生物就是我们人类的祖先，而放火的那个人可以说是人类最早的"厨师"。

30 万年前，人类可以比较熟练地用火。在掌握这种威力巨大的自然力量后，人类的进化开启了新篇章，用火处理食物的"厨师"们成了新篇章的关键人物，原始的烹饪开始出现。

烹饪让人类免受食物中病菌和寄生虫的侵害。人类食用处理过的食物更容易消化，让身体有更多的热量分配给大脑。人类从此走上了发展思考器官的进化之路。

厨师是近年来的热门职业，很多厨师都成了电视明星。美食也成为人们热议的标签，它是人们生活方式的核心要素，关于美食和厨师的书籍越来越多。

在阅读《美食进化史》一书之前，我看过介绍美食史的大部头文献，也看过美食大师的个人传记，但从未见过本书这种以美食大师为节点展开的美食史作品。

本书通过介绍这些美食大师的故事，将近、现代人类美食和烹饪的发展一一道来，同时涵盖了很多我们正在纠结的问题和冲突，如肥胖与节食、连锁快餐的兴起与家庭烹饪的衰落等。书中还包括作者从人类历史宏观角度的思考，把一本写"史"的书打造得有趣、丰富、多元化。读完本书后，我相信你在享用美食时会觉得面前的食物更美味、更有纵深感。

更有意思的是，本书收集了这些美食大师的代表性食谱，并将所用食材精确到克，让我们可以在读完本书后亲自到厨房里一试究竟。

很多书中介绍的美食大师都已过世，而本书则不同。本书中介绍的很多美食大师就和我们在同一时代，他们就活跃在我们身边。我们可以亲眼看到他们烹饪、去他们的餐厅就餐，甚至可以吃到他们亲手烹饪的美食。

　　什么人才算得上是真正的美食大师？简单来说，美食大师就是或好或坏都能彻底改变我们对于食物吃法和想法的人。在这本书里提及的美食大师不仅有技艺超群的厨师，还有声名显赫的美食作家，甚至有经营着世界上最受欢迎的餐厅的老板——他们每一位更擅长的是对我们所吃的食物产生变革性的影响。虽然我们制定了一个极高的标准，但我相信，书中讲述的这些非凡人士的传奇故事完全能满足读者的预期。

　　当然，评判谁有资格获得美食大师这一荣誉头衔并没有很客观的标准，一些读者可能会对本书中选出的美食大师不太认可，尚有泰斗级的人物未被收录在内。然而，我们并不想打造一份多么具有权威性的美食大师名单，因为食物不仅可以激发人们的激情，带来争议，而且没有绝对的标准。美食行业是一个主观因素较多的领域，谁要说它有个客观的标准反而值得怀疑。正因为如此，这个话题有许多可以激烈辩论的空间，我希望本书将有助于读者彼此之间沟通交流。

　　在这份仅仅选择了 20 位美食大师的名单里，我尝试着在顶级大厨、美食作家和其他一些在食品行业极具影响力并且留下巨额遗产的人之间取得平衡，其中一些人仍然坚守在这个行业里并持续作出自己的贡献。不置可否，本书确实偏好于挑选了较多的英国和美国的名人，而对有的国家的大师却只字未提。坦率地说，本书对于美食大师的选择上之所以有一定片面性，主要源于本人知识和信息获取的局限性。显然，我只在自己擅长的领域里才能编写出一本比较不错的作品，于是我便尝试这样做了。

　　撰写本书时，我不知不觉地就被带入一段奇妙的历史旅程中。我对这个专题研究得越深入，就越意识到社会的发展竟然很大程度地反映在我们对于食物的吃法和想法上。虽然这并不是一个角度新颖的观察，但令我震惊的是调查情况被事实所证明的程度。人们在饮食习惯上的变化表现了社会转型的早期迹象，因此食品成为经济学家所认同的一个引领指标，而不是一个滞后指标。一个发生在英国的生动的例子，20 世纪

70年代，从印度次大陆流传过来一道咖喱香烧鸡块，它迅速成为这个国家最著名的菜肴。正是由于英国人对印度食物的热衷，使其成为当时推动多元文化主义的一股重要力量。

值得关注的是，直到20世纪，食物对于普通大众而言才从真正意义上超越了生活保障的基本功效。在人类社会的早期活动中，各类特殊食材仅在一些特定的场合烹制菜肴时才会被用到；而在普通百姓的日常生活中，食物的选择面也非常有限，食物更多与维持生计相关，而非可以享受的美味佳肴。只有富人才会对自己休闲娱乐活动常规组成部分的食物做深层次的思考。几乎毫无例外的是，富人并未参与食品制作的过程。然而，当我们读到凯瑟琳·德·梅第奇（Catherine de Medici）这一章时（第12章）会惊奇地发现，权贵一族竟然通过监管的方式对食物加工生产以及吃法产生了很大影响。

现在，一切都发生了变化，有钱人也愿意充满热情地撸起袖子进入厨房烧菜做饭。然而，在工业化国家，往往是那些钱少的人不太想下厨，他们更倾向于仅仅依赖那些加热一下或打开即食的方便食品。人们在关于食物的讨论达到前所未有的高度的当今世界里，还存在着其他的矛盾。事实上，当下几乎所有电视频道都十分热衷于这个话题，然而，却很少有人从头开始完整地做一顿饭，家族内部也不经常一起聚餐，如何烹饪的知识已经逐渐停止代代传承了。这些有关美食的发展和变化也反映在书中所记录的美食家们的人生经历中。

在过去50年里，人们将食物作为话题的兴趣迅速地得到提升，它已经不再只是个留给厨师和食品生产商关注的专业问题。现在，食品像人们讨论的运动一样已成为人们的主流论点，并已成为一个有时让人着迷的兴趣话题。电视在让食物进入大众流行文化方面发挥了重要作用，并为其创造了便利条件，所以有种诱惑力会让人们的目光更多地集中在那些通过大众媒介频频曝光的人。然而，我认为这是个错误的倾向，不是因为其中缺少影响力大的电视大厨，而是因为通常很难界定他们对于食物和饮食发展所作的贡献。

不过，这并非是一本汇集了烹饪界名人（尤其是那些名噪一时的人）事件的书。然而，在本书中也收录了一些大名鼎鼎的人，像戈登·拉姆齐（Gordon Ramsay），他在被卷入电视旋风之前就早已是一位功成名就的顶级大厨。而另一个与此不同的例子是杰米·奥利弗（Jamie Oliver），他将其迷人的个性在电视屏幕上展现以前，从未经营管理过自己的厨房，但成名之后却利用自己的名声来开餐馆。但是，如果有人认为名厨必须从上电视节目开始，那就大错特错了。例如，在中世纪一举成名的安东尼·卡勒姆（Antonin Carême），他在全盛时期肯定算得上是一位真正的名流，由于他受到当时有影响力的人的热捧，公众纷纷涌向书店抢购他出版的书籍。维多利亚时代的著名作家伊莎贝拉·比顿（Isabella Beeton）通过撰写杂志文章成名，虽然她在世时只写过一本书，但她的名字却在其过世后由于那些冠名的书籍而成为一个著名的品牌。

最初，我本打算只写厨师的故事。然而，对这个主题进行深入研究之后，我开始意识到，虽然厨师们在这部著作中肯定占有重要的篇幅，但仍有一些与世界上的食物紧密相关但从不生火做饭的人对我们的饮食方式产生了重要影响，特别是雷·克洛克（Ray Kroc），他把麦当劳汉堡连锁店变成国际巨头。人们很可能会认为这些人拉低了世界上食物的价值，但却不能否认其对人们的用餐方式产生的深远影响。罗伯特·阿特金斯（Robert Atkins）也是如此，其倡导的高蛋白、低碳水化合物饮食法得到了数百万信徒的推崇。在某种程度上，阿特金斯的研究成果甚至对那些根本不知道他名字的人也产生了巨大的影响。很多食客对克洛克和阿特金斯非常厌恶，而对于美食鉴赏家们而言，卡罗·佩特里尼（Carlo Petrini）的做法更易被接受，他是慢食运动的创始人，并被认为站在雷·克洛克的对立面。然而，也有批评者认为，他只是提倡一种专为那些休闲人群而设计的食物和过度沉迷于高层烹饪圈里的加工方法。换句话说，他被冠以精英主义者的帽子。显然，这是一个奇怪的批评，追求完美与提升是本书中所有美食家们想共同达到的目标。虽然我自己非常不喜欢麦当劳汉堡包，并且仍对阿特金斯的观点持怀疑态度，但也无法对这两个人取得的重大成就置若罔闻。

好吧，我对那些被收入本书中厨师的故事还能说些什么呢？如果像我一样曾与厨师密切合作过的人一定会说这群人非常独特，我们中的大多数人并不会梦想过上他们那样的生活。想想看，谁会在节假日和周末、大家都在休息放松时还在拼命努力地工作？谁会很少吃自己做的东西，并且被迫毫无规律地或在特别的时间段里用餐？还有谁会在商业厨房里承受着巨大的压力、在能把家庭厨师逼疯的有限时间里做出一系列美味佳肴呢？

我们还应该指出的是，大多数厨师受过的正规教育都相当有限，他们通常在年轻时就已经加入餐饮行业，而且都在厨房里经历了多年艰苦的学徒生涯，但往往都缺乏更广泛意义上的教育。这反而巩固了他们所赖以生存的领地，这一领地主要是由遵循行业规范和行为标准的厨师和食品企业的经营管理者所构成，因此说他们是另类毫不夸张。

在这种高压的环境中，厨师经常出现酗酒、吸毒、赌博和滥交的现象也就不足为奇了，虽然这些陋习使他们成不了万人迷，但却不会妨碍他们成为相当令人敬佩的烹饪艺术大师。如果说世界上最著名的大厨通常都比较自负，这点则与影星都不太谦虚如出一辙。当然，他们自视甚高并且难以相处，但这也可能正是他们成就卓越且身价不菲的原因。

最好的厨师往往都是非常发奋图强的人。例如法国伟大的厨师安东尼·卡勒姆，他每天在日出前就起床去集市上寻找最好的食材，而人们经常在午夜后还能看到他在厨房里忙碌的身影，他必须整理完当天的工作，并且确保厨房清洁程度达到自己的高标准之后才收工。在当今这个时代，弗尔南多·普安（Fernand Point）给出了另一个极度敬业的范例，他也是在每天黎明时起身，而且每晚从不早于11点离开厨房。每天，他要消耗大量的香槟，很少有人应付得了这样的生活方式。长时间的辛勤工作是厨房经营管理的不二法则，这些地方的工作条件往往是艰苦的，充斥着高温、噪音，随时都有被割伤、烧伤或摔倒的危险，难怪厨师们的脾气通常都不太温和。

正是基于这一原因，本书中的厨师并不是作为人生楷模亮相，而是作为开创了崭新饮食方式的厨师典范出现在读者眼前。

本书中还介绍了一些非常好的厨师，如玛格丽特·帕滕（Marguerite Patten）和伊丽莎白·大卫（Elizabeth David），尽管她们不是全职在商业厨房里工作，然而她们会去到处搜寻新的菜谱和关于饮食多方面的信息，她们所做的努力毫不逊色于那些全职厨师。人们坚信，她们同厨房里的厨师一样执着。正是因为烹调并不是她们的专职，而使她们比忙于给顾客烧饭做菜的厨师们有更充裕的时间在广阔的美食烹饪领域里进行更深入的探索。

这本书里共收录了7位女性美食大师的故事，显然其所占比例并不高，这也反映出了一个现实：直到现在，真正被认同和在美食世界里具有影响力的人大多数都是男性。早期，也曾有过一些例外，如出现在本书中的凯瑟琳·德·梅第奇就是这样一个例子，还有在维多利亚时代的比顿夫人和在20世纪50年代开始逐渐出名的玛格丽特·帕滕。许多人都注意到这个颇具讽刺意味的现象，世界上大部分的烹饪工作都是由女性完成的，而烹饪界的超级明星大多却是男性。当然，这种现象正在悄然间发生着变化，一些人开始承担起改变的责任，如同样出现在本书里的爱丽丝·沃特斯（Alice Waters）。然而，公平地说，到现在为止，专业厨房还是由男性来主导，而女厨师需要加倍努力地工作才能获得别人的认可。

　　本书进行的研究给读者留下的最深刻的印象就是，那些被广泛赞誉的食物的风格（如新式烹饪或方法的融合），其产生的改变也是微乎其微的。因为各种新的烹饪风格是食物进化中恒定的部分。进化是这里的关键词，由于人们每一次"新"的食物变革都必须借鉴过去，这从本质上来说是一种改进而不是令人吃惊的新生事物。即使在今天，虽然弗兰·阿德里亚（Ferran Adrià）在其革命性的厨房里使用了一些新奇的烹饪方法，但这些方法也是在原有的美食风格之上构建起来的。如果有人认为烹饪融合是新的想法，那实在很荒谬，因为所有成熟的烹调形式都必然借鉴了其他形式。否则，我们永远也看不到现在如此纷繁多样的食物，其中一个显著差异就是由于交通工具的不断进步而产生的。例如，人们在巴黎可以轻而易举地获得来自摩洛哥的香料，并且随即将其放到一道法国菜中；而50年前，人们想搞到这些各种各样的调味品简直是不可思议的。

　　我对食物的兴趣由来已久，而在20年前，这种兴趣几乎达到了一个新的水平。那时，我和伙伴开了一家小咖啡馆，紧接着又开了餐馆、咖啡店和食品店。我也清醒地意识到，自己对食物略知一二便斗胆涉足餐厅生意是非常不明智的。一个被广泛旁征博引的统计表明，有90%的餐厅创业都会以失败而告终。最新的研究结果表明，这个数字被夸大了。尽管如此，人们创业的失败率仍然很高，而且我非常庆幸自己是以一种非常低调的方式开始创业的。人们对餐饮生意的要求极为苛刻，所以任何想要寻求安静生活的人是不适合经营餐馆的。我发现这一生意的最大兴趣点就是食物本身，但是只有当你真正经营一家餐馆时，你才会惊讶地发现，自己能完全致力于做食品的时间如此之少，而花在其他杂事上的时间却如此之多。所有这些都教会了我一点：原来向大众提供食物是一件非凡的壮举。从那时起，我开始对那些既能做美食、写美食，而且又对我们吃的东西产生深远影响的最成功的人士产生了浓厚的兴趣。这就是我写作本书的目的。我希望读者也能像我一样对书中涉及的名人们产生兴趣，并对其进一步地加深了解。

　　有些读者习惯用食物类比的方法，把本书比作西班牙餐前小吃或中餐甜点。换句话说，就是将其比作一些精巧的美食，或可以作为单一的菜肴来品尝，也可以做成可口的饭菜来招待。本书的每章都自成一体，但却有一个相对固定的模式，我们通过了解每位美食大师的生活经历，同时也可以梳理饮食发展的历程。无论怎样，如果这本书像西班牙美味小吃塔帕斯或餐前小吃点心的一半那样受欢迎，那我的目的就已经达到了。

这本书的大部分章节都包含了由美食大师提供的食谱，用于理解其所做食物的想法和概念。这些食谱大多是以原始的形式出现，有时为了便于人们在家里厨房复制它们，我特意增加了计量上的换算，使读者做出的菜肴尽可能地接近原来的食谱。

目　录

烹饪泰斗。他一方面坚定地保持着法国美食的伟大传统，另一方面又勇于接受变革，并且在新式烹饪进化过程中始终发挥着主导作用，被公认为对现代法国菜的发展和大厨们在烹饪中所扮演的角色有过极其深远的影响。

06　厨师之王　**63**
安东尼·卡勒姆

许多美食界的圈子里都推崇其为"厨艺大师"高级烹饪之父，他的职业生涯大部分时间都在为皇室和欧洲达官贵人烹饪各色美食，所以他理所当然地被同时代的人认为是统领厨房的王者。

07　教会美国烹饪的人　**77**
朱莉娅·查尔德

美国20世纪中叶最著名的厨师，被誉为第一个在詹姆斯·比尔德工作基础上把美味的法国菜引进给最初持怀疑态度的美国民众的人。实际上，她劝说很多同胞远离方便食品，并鼓励他们自己下厨做饭，不必害怕冒险去做那些名字晦涩难懂并且看上去制作复杂的菜肴。

08　以食物为主题的作家　**89**
伊丽莎白·大卫

一位广受专业厨师、美食作家和美食爱好者尊敬的人物，被广泛认为是英国走出第二次世界大战阴霾时彻底改变当时国民对食物和烹饪态度的人。在她的影响之下，美食的写作方法被彻底地改变。

09　烹饪大师　**101**
乔治斯·奥古斯特·埃斯科菲耶

19世纪晚期最具影响力的厨师，于20世纪初达到自己职业生涯的顶峰，当时被《拉鲁斯美食大全》喻为历史上最好的厨师："王者厨师，厨师之王。"他在卡勒姆创新的基础上又做了大量工作，并且有充分的理由被视为是高级烹饪大师之一。他的一个伟大的目标就是让这些菜肴和加工食谱尽可能简化，人们可以在家庭厨房里轻松地做出这些菜。

10 罐头大亨 113

亨利·海因茨

作为罐头食品和调味汁的创新者和生产者，在食品工业发展中占有重要的地位。同样知名的还有其属下亨式公司的罐头和瓶装产品。他创造了一个食品制造业帝国，现已遍布全世界，总销售额超过 100 亿美元。他的天赋并不仅仅在于发明食品防腐剂，而在于营销和赋予产品老少咸宜的吸引力。

11 世界上最成功的餐厅老板 121

雷·克洛克

一个对全球的饮食习惯和餐厅的生产方式产生较之任何人都有过之而无不及的影响的人。他将麦当劳快餐连锁店改头换面，变成了世界一流、举世瞩目的食品行业领头者。虽然他并没有受过食品科学方面的训练，但他全力以赴地工作并努力创办了一家完全生产标准食品的企业。

12 法式烹饪之母 131

凯瑟琳·德·梅第奇

将自己祖国意大利的高级烹饪方式引入到法国，从而使法国人的饮食习惯产生了革命性的变化。人们认为，她奠定了法国菜的主导地位，并且这种地位一直保持到 20 世纪后半叶法国烹饪达到鼎盛时期，她被称为史上最重要的烹饪运动先驱之一。

13 美食活动家 141

杰米·奥利弗

对人们的饮食和烹饪习惯产生过深远影响的人，他几乎以一己之力将健康饮食的问题直接上升为一个全民热议的话题。他充分利用自己的声望去改进英国人的饮食习惯，然后再将其推广至美国。他还亲自为培训餐厅招募新员工，将那些从未想过在这个领域发展的人领进厨师行业中。

14 做好分内事 155

玛格丽特·帕滕

她撰写的美食烹饪书籍数量高居英国第一，毫无疑问地被誉为厨艺天才、最早的电视大厨之一。她致力于电视节目事业，并坚定地遵循着实用主义路线。在许多方面，帕滕被认为是英国 20 世纪下半叶人们膳食习惯演变背后推动者的化身。

15 品味蜗牛的速度 167
卡罗·佩特里尼

　　一个具有奉献精神的美食活动家。然而，他却因创立了一场公开与规模生产的快餐文化大唱反调的运动而名扬四海。他和同事们对食物消费、生产的整个领域以及人们对吃的态度都非常关注。在许多方面，他俨然已经成为当代社会促进食品生产和消费观念深刻变革的先驱。

16 先锋食谱作家 175
巴特洛梅奥·普拉蒂纳

　　《牛津食品指南》评价他是史上第一位研究食物和烹饪领域的学术型作家。其最具里程碑意义的拉丁文著作《论饕餮之乐与健康》是唯一一部作者在狱中完成的美食烹饪著作，并被翻译成多国语言出版。

17 现代法国菜之父 185
弗尔南多·普安

　　为 20 世纪法国菜转型作出了卓越的贡献。他吸收了法国丰富遗产中的精华，而且旗帜鲜明地拒绝其中的糟粕，无论厨房内外都追求毫不妥协的完美主义，这点使他成为那个时代的佼佼者。

18 让美食赏心悦目 197
戈登·拉姆齐

　　一位屡获殊荣的大厨，他将自己的名字塑造成一个品牌，使用电视媒介全力推动人们对美食产生兴趣，并最终使其受欢迎程度与其他娱乐节目不相上下。

19 来一个迪莉娅 211
迪莉娅·史密斯

　　与其他经常上电视烹饪节目的名人不同，她不喜欢炫耀，其"明星范儿"完全取决于其所说的话、脚踏实地的建议和与此类似的行为。她有着一贯朴实无华的外表，从不矫揉造作，也不刻意追求穿衣品味。她的心愿还是在教室教课，而不是在电视屏幕上抛头露面。

一位为了支持当地农业的可持续发展而努力改善儿童的饮食习惯，以及试图将食物用作推动社会变革工具的政治活动家，被誉为"美国烹饪之母"和"北美烹饪历史上最重要的人物之一"。

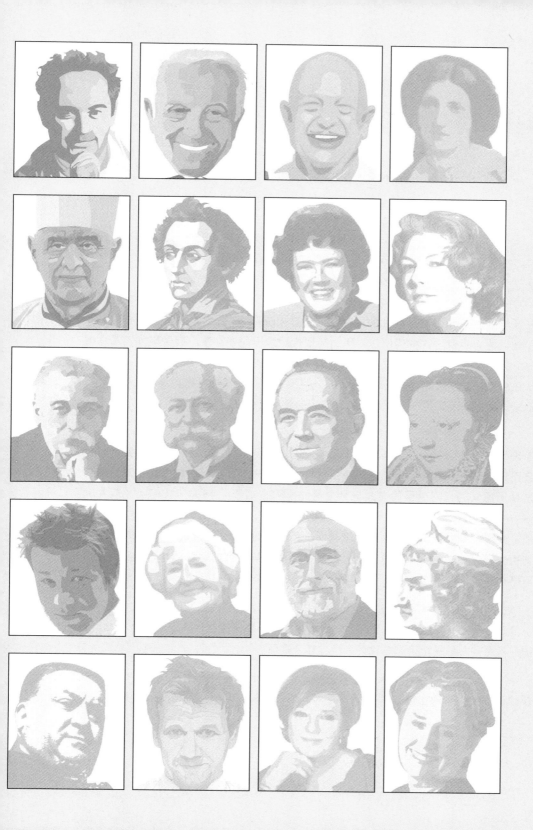

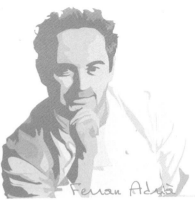

费兰·阿德里亚·阿科斯塔（Ferran Adrià i Acosta）是位来自于西班牙加泰罗尼亚地区的厨师，曾供职于世界著名的阿布衣餐厅（El Bulli restaurant），后来这家店于2011年7月歇业①，但其在营业期间收到了对于阿德里亚不计其数的赞誉，以至于人们不知从何处入手来描述他。美食杂志把阿德里亚形容成"厨房里的萨尔瓦多·达利"（西班牙超现实主义画家）；《纽约时报》（New York Times）对他极尽赞美之词，并称他为"烹饪界的猫王"。作为国际烹饪学院校长和西班牙老乡的拉斐尔·安森（Rafael Anson）也是他的一位狂热粉丝，他曾经有过这样评价："费兰是现代厨房里的毕加索。就像毕加索革命性的立体主义艺术那样，费兰彻底改变了烹饪的历史。他颠覆了所有的规则，就像是在挑战社会传统的行为规范。就像不一定要在晚上关了灯再享受鱼水之欢一样，他给厨房烹饪带来了一种令人难以置信的创意和自由。"

如此备受瞩目的人物当然不应被轻易地忽略，但其被推崇为美食大师的真正原因是：他开创了一种全新的烹饪风格，并被广泛地称之为分子美食。然而，他自己却坚决否认这种叫法，并声称用这样一个词来形容自己解构主义的烹饪风格是毫无意义的。阿德里亚在其极具分量的《阿布衣餐厅1994—1997》（El Bulli 1994—1997）一书中给出的定义是解构主义。他写道，解构主义真正的意思是："虽然是众所周知的菜肴，但通过改变其中的所有成分或部分成分，可以修改菜肴的结构、形式或是温度。菜肴解构完之后，将保留其原有的营养精华，但其外观将与原来完全不同。"

解构主义的神殿坐落于西班牙科斯塔布拉瓦海岸罗塞斯湾畔的阿德里亚阿布衣餐厅，距巴塞罗那约100英里②。这家餐厅一直都保持着米其林三星的水准，并被最具影响力的餐馆杂志5次评为世界最佳餐厅。

然而，由于餐厅在停业之前只在晚上营业，而且每年只限量提供8 000个就餐预订席位，导致了收支不平衡的亏损。后来，阿德里亚决定将其转变为一个非

---

① 近段时间又重新开业。——译者注
② 1英里=1.6093千米。——译者注

盈利性的烹饪研究所，致力于开发新的烹饪技术和新的菜品。在结束餐厅生意之前，阿布衣餐厅吸引了大约 200 万顾客订位咨询；甚至由于候位预订过多，餐厅只好采取抽奖的方式产生最终的幸运者，因此预订者能够成功在此用餐的概率非常小。然而，阿德里亚本人却对餐厅屡次获评世界最佳餐厅持有不同的看法。"世界上最好的餐厅根本就不存在，"他坚称道，"说阿布衣是最好的餐厅没什么意义，因为没有标准可以衡量它，这与赢得 100 米短跑竞赛完全不同。你最多只能说它是一间最具创意、最有影响力的餐厅。"

如果食客有幸不止一次光顾阿布衣餐厅，会发现自己绝不可能看到一份熟悉的菜单，因为厨房总是处在一个持续的变革中，每年都会研制出成百上千的新食谱。餐厅促销的重点始终在更新中，连费兰自己也觉得这的确"蔚为壮观"。他曾说，在自己餐馆里就餐就像"晚上出去看戏一样"。

阿德里亚泡沫①美食创作始终是这个戏院的中心，其旨在最大限度地提取食物基本要素的风味精华。食物的原料与天然胶凝剂混合在一起，放入一个虹吸瓶内，并在一氧化二氮的催化下被慢慢地榨出。

有一个极其生动的例子，伦敦的《卫报》（*Guardian*）上曾经发表过一篇记录泡沫美食制作原理的文章，详细地解析了阿德里亚如何制作一道最著名的西班牙佳肴——土豆煎蛋饼的过程。"首先，他将老式的煎蛋饼简化成三部分——鸡蛋、土豆和洋葱，然后把它们分开烹调。通过重新解构之后，最终的成品是一份土豆泡沫、一份洋葱泥、一份蛋清萨芭雍（egg-white sabayon）。一个独立组件被叠放在其他层的上面，顶端摆放着面包屑和煎土豆。这道菜非常精致，通常用一个雪利酒杯将其盛着端上来。阿德里亚经常以幽默的口吻调侃自己所做的一切，将其命名为土蛋饼。"之后，《卫报》上还发表过由结冻的脆米花和鹅肝酱做成的西班牙海鲜饭，这听起来让人有些难以置信，因为这道菜竟然使用了液态氮和氯化钙进行化学反应的烹饪方法，这些似乎完全不应该出现在厨房里。

阿德里亚所用的烹饪技术核心的确令人很难想象，但同样重要的还有他对食品加工的总体看法。这些观点被封存在一个 2006 年由阿德里亚及其杰出的门徒发表的所谓公开声明里，他的门徒包括英国厨师赫斯顿·布卢门撒尔（Heston Blumenthal，他有充分的理由强烈质疑这种对分子美食错误的描述）、同样具有影响力的美国厨师托马斯·凯勒（Thomas Keller）以及作为阿德里亚烹饪方式忠实

---

① 泡沫技术是分子美食七大技术之一。——译者注

拥护者的美食作家哈罗德·麦基（Harold McGee）。这份相当自负的稿件里异常清晰地定义了其烹饪方法："加工制作食物的方法在业内外被广泛地误解了，某些方面被过分强调和描写得有些耸人听闻，而另外一些方面却被忽略了。"因此，他们三人陈述了指导他人进行烹饪的基本原则。

这些基本原则简要概括来说就是："卓越、率真和完整。首先，对于卓越的渴望不断激发着我们，我们希望用质量最好的材料去实现食物的全部潜能，不管它是单一的意大利特浓咖啡，还是由多道菜组成的特选品味套餐。"他们指出，人们现在对于食品原料的限制和改变其外形的方式已经比之前少了很多。

"我们所做的一切工作中最重要的就是菜肴创作的完整性。我们的信仰和承诺是真诚的，不会盲从最新的潮流。"这意味着他们以传统烹饪为基础，在尊重的同时拥抱创新。他们坚持认为自己"不刻意追求标新立异。我们可以使用现代化的增稠剂、甜味剂、酵母、液态氮、真空低温烹调①、脱水和其他非传统手段，但是这些不能完全定义我们的烹饪，而只是我们努力做出可口或刺激性菜肴时有幸获得的许多烹饪工具中的一部分"。他们强调，所谓的"时髦词"——分子烹饪——"确实不能准确地描述我们的烹饪方法或烹饪风格"。

这个声明的最后是对合作的呼吁："我们相信，烹饪能对人类产生深刻影响，协作和分享的精神对人们发挥烹饪的潜能从而实现真正意义上的进步来说至关重要。"他们敦促其他厨师能够分享想法、技术和信息。

这一联合声明或宣言所传递出的意图是不寻常的，厨师们通过实践来定义烹饪，这是一种自觉的尝试。尽管已经是 2006 年，但大多数厨师仍然不想惹是生非。阿德里亚将自己的一份 23 条烹饪声明发给了马德里国际美食峰会组委会。这是份高度概括了以上观点的加长版的联合声明，很大程度上参照了亨利·高尔特（Henri Gault）于 1973 年发表的那份影响深远但却短暂的新式烹调宣言中所定义的条款和指导方针。时至今日，这份加长版联合声明的影响力依然存在。

尽管人们仍然有待观察解构主义产生的影响还能持续多久，但如新式烹调等却很可能成为烹饪行规的重要组成部分，从而对食品加工产生长远的影响，甚至影响到那些不能完全接受这种方法的人群。

费兰·阿德里亚针对自己的工作进行了很多自我剖析，但人们很难将其生活

---

① 也称低温慢煮。——译者注

背景与这些书面文字联系在一起。他出生于 1962 年 5 月 14 日，在学校里表现平平，后来又学习了工商管理，但最终在 18 岁时以辍学而告终。费兰·阿德里亚只能在卡斯特利德费尔斯（Castelldefels）的普雷费尔斯（Playfels）酒店的法国餐厅里"胜任"洗碗工的工作。他准备攒钱去伊比沙岛度假。因为有人告诉他，伊比沙岛是个充满乐趣的地方，有很多美女，于是他想方设法在卡拉莉娜俱乐部里找到了一份工作。非常幸运的是，将其招至麾下的大厨按照西班牙烹调的方法悉心地教授他如何制作地道的西班牙美食。从那时起，他便先后在巴塞罗那的多个餐厅里工作，最后在备受推崇的菲尼斯特雷（Finisterre）餐厅担任行政总厨助理。

阿德里亚于 1982 年应征服役，在海军里担任厨师，但他很快就被送到总司令部的厨房里工作，并且每天都要挖空心思琢磨出新的菜单。他充分把握这个机会，引进了流行的新派料理菜肴，完全背离了海军原有的标准菜谱。他在年轻时就已经迅速成长为厨房里的负责人，并且有一次还为西班牙国王做了顿饭。正是在这里，他遇到了一位加泰罗尼亚同乡费米·普伊格（Fermi Puig），其现在已经是一位巴塞罗那鼎鼎有名的大厨。普伊格建议，他应该利用 8 月的假期在位于科斯塔布拉瓦海岸罗塞斯小镇的阿布衣餐厅找份临时的工作。当时，这个餐厅已经享有极高的声誉，并被授予了米其林两星，使其成为当时国内排名最高的餐厅。

阿布衣餐厅由一位德国的顺势疗法医生汉斯·希林（Hans Schilling）及其妻子马尔凯塔（Marketta）所拥有。当这家作为迷你高尔夫球场一部分的餐厅于 1961 年开业时，马尔凯塔便开始在这里掌勺，并用其斗牛犬的名字来命名自己的餐厅，用当地话来说就是阿布衣。到了 20 世纪 80 年代，它已经发展成西班牙最好的餐厅之一。

然而，真正吸引阿德里亚来这里的并不是对他而言完全陌生的美食，而是这家餐厅得天独厚的临海位置。让他有点儿沮丧的是，这家餐厅并不是正好位于海滩边，而是坐落在一条弯弯曲曲的小路上。他后来发现，餐厅在厨师长朱利·索拉（Juli Soler）和让—保罗·维奈（Jean-Paul Vinay）的精心管理下以高级烹饪料理而闻名遐迩，阿德里亚失望的情绪立即便消逝得无影无踪。他之后最终接管这家餐厅时，索拉成了他的得力助手和合作伙伴。索拉非常喜欢这位海军厨师，并告诉他在服完兵役后可以在这里立即获得一份全职的工作，但他直到 1983 年年底离开海军几个月后才真正接到这份迟到的邀请。在加入阿布衣厨师队伍 7 个月后，他就被提升为与基斯顿·鲁塔伍德（Christian Lutaud）平起平坐的厨房联合负责主管。维奈则准备离开这里并且另起炉灶，而此时阿德里亚、鲁塔伍德和另一位同事托尼·赫雷丝（Toni Gerez）也开始考虑开一家属于自己的餐厅。索拉决定想办法把他们留在阿布衣，于是给阿德里亚和鲁塔伍德开出了一个让他们无法拒绝的条件：对厨房的完全掌控。大厨们重新将自己的全部精力放到工作上，开始尽可能多地花时间访问餐馆，并在市场里寻找新的供应商。

1985 年，索拉鼓励阿德里亚去法国体验一下法式餐馆，并以在职培训的方式获得与著名厨师乔治·布兰科（Georges Blanc）和雅克·皮克（Jacques Pic）近距离学习的机会。1987 年，在访问蔚蓝海岸时，阿德里亚遇到了另一位著名厨师雅克·马克西曼（Jacques Maximin）。这位大师告诉他"创意不可复制"，而这句话在阿德里亚心里留下了深刻的印象。他回忆道："就是这样简单的一句话给我们的烹饪方式带来了崭新的变化，使我们果断地停止'再创作'，毅然决定投入到完全意义上的创新中。在回到餐厅之后，我们确信应该尽量少去参考那些重要的烹饪书籍，而是力求找到自己烹饪的特性。这便是我们在阿布衣全身心地投入到创造性工作的新起点。"

这种法国菜带来的影响在阿德里亚身上仍然没有消退，现在他的弟弟艾伯特（Albert）也加入到厨房的团队中，他们开始携手改良西班牙菜。有一次，他们在参观马德里的库利图（Currito）餐厅时深受启发，开始向食客提供一些制作相对简单但却引人注目的西班牙美食，而不再像以前那样去习惯性地制作极为复杂的法国菜。

1987 年，鲁塔伍德也离开了餐厅并自己另起炉灶，留下阿德里亚一个人在厨房里孤军奋战。对于阿德里亚而言，这是一个令人兴奋的时刻，自己曾经朝思暮想经营厨房的美梦终于实现了。然而，他所做的第一个决定却是在安静的冬季里歇业半年，他需要时间来计划和创造一些截然不同的东西。虽然很明显，他不能马上决定将会创造出什么，但是阿德里亚下定决心让一切变得与众不同。他坚信，1990 年将是餐厅标新立异的一年。在此期间，阿德里亚还受到了米歇尔·波拉（Michel Bras）和皮埃尔·加涅尔（Pierre Gagnaire）两位烹饪大师的影响，他们向阿德里亚亲身示范了几乎没有边界的烹饪创造过程，以及如何追求食物最重要的味道和纯正。阿德里亚此刻下定决心打造一个"没有根源"的美食，斩断之前与法式以及西班牙式风格所有的联接。也是在这一年，餐厅老板决定退休，允许阿德里亚和索拉合作将它买下来。阿德里亚礼貌地对餐厅原老板希林夫妇多年来授予自己在厨房里绝对的自主权表示由衷地感谢，按照厨师们的一贯做法，阿德里亚终于如愿以偿地全面接手了这间餐厅。

在这一阶段，事情的进展突然加快了。餐厅重新获得了《米其林指南》（The Michelin Guide）中公布的两星餐厅的荣誉，接着在1997年又荣膺米其林三星。然而，阿德里亚两年后又把星级都退了回去，并且宣布对获得这种荣誉称号已经完全失去了兴趣，其中也包括《戈米兰指南》（The Gault & Millau guide）对餐厅的评级，虽然这个指南作为新派料理的先驱曾经大力宣扬过他的烹调技法。阿德里亚退回这些众多商家梦寐以求并以此向公众炫耀的奖项成为了一种适时的暗示，证明他骨子里是一个极具专业厨房气质的大厨，并且具备顶级的职业水准。

1992年，阿德里亚有了在餐厅里开设烹饪教室的想法，他被"将厨房作为食品创作的源头而不只是做东西给顾客吃"的概念深深吸引。第二年，阿德里亚所著的一本关于阿布衣餐厅的出版物《阿布衣，来自地中海的味道》（El Bulli：The Taste of the Mediterranean）面市。阿德里亚在书中提到地中海风味时，说自己不仅仅提供了这方面的食谱和烹饪方法，而且还雄心勃勃地尝试将餐厅的烹饪风格编纂成册并将其上升到"一个理论的高度"。

又过了一年，阿德里亚决定把这一过程再往前推进一步。他这样描述自己的想法："我们需要拓宽自己的创新理念，并且将研究定位于创造新的食谱，而不是局限在那些现存的产品混合或概念微调上。从那时起，以技术观念为核心的研究就成为了我们的主要创造性支柱，虽然我们并没有放弃其他的风格和方法，但理念思路的转变在随后的几年里为我们带来了泡沫美食、新款面食、新式意大利饺、冰冻美食世界、新颖的焦糖生产工艺等许多变化。几乎可以肯定，技术观念为核心的创新将标志着专注创意和不断进化两种不同烹饪方式之间最重要的区别。"

此时，阿德里亚已经在全世界颇具声望，虽然经营餐厅仍然是他的核心业务，但餐厅只在1998年到2000年之间赚了些钱，所有将单独经营餐厅作为盈利场所的幌子都已经被完全地放弃。因此，开设餐厅本身的目的并不是为了赚钱，而更应该将其看作是类似进行食物实验的实验室。事实上，它们有些出现在餐厅厨房，而有些则出现在卡特蒙特霍伊附近被称作食品厂的更加简陋的饮食服务机构中。2001年，餐厅决定放弃午餐营业，因为阿德里亚想要为自己的创造性工作腾出更多的时间，他认为在中午提供膳食服务完全没有必要，而且会因耗费时间导致注意力分散。当然，这并不意味着他放松了对自己的要求，因为他仍然声称自己每天都要工作15个小时。

阿布衣已经发展成了一家创新型的食品企业，它通过自己的公司出版了大量令人印象深刻的图书，尤其是始于 1998 年初的一本所谓"目录"的餐厅年度出版物。阿布衣还出版了一系列描写简单食谱的超市书籍，不管你信不信，其中一些食谱还挺实用。此外，他还制作了名为《简易厨房》或《简易烹饪》的美食烹饪系列 DVD，并将其与《加泰罗尼亚日报》一同向读者派发，这再次展现了这位技艺高深莫测的大厨去繁就简的卓越才华。

除了出版那些可能被称之为高级食谱的书籍之外，他的生意还包括经营一家酒店、一系列特意叫作"Fast Good"的快餐店、品类繁多的厨具和餐具贸易公司、一系列自有品牌的食物产品以及在一些庞大网络从事代言活动（包括一些与低端市场相关的大型食品企业，如百事可乐和联合饼干），此外他在利润丰厚的顶级巡回演讲市场也牢牢占据了一席之地。

总之，阿德里亚已经将其企业转变成了一家食品类综合企业。如果作为单纯的个人来说，他对利润或奢侈品并不感兴趣，但是他已经有力地证明了自己非常善于赚钱。

然而，阿德里亚不属于做那些步别人后尘的事，比如像那些名厨戈登·拉姆齐或乔·吕布松（Joel Rubichon）一样在世界各地以自己的名字开设餐厅。他坚持认为，如果以自己的名字命名一家餐厅，顾客就希望他本人能在厨房里掌勺。然而，他直率地承认自己厨房里的食品加工完全依赖于著名的团队。这支团队包括了他从糕点厨师开始培养的弟弟艾伯特、创造了许多阿布衣招牌菜的阿德里亚二把手奥瑞欧·卡斯特罗（Oriol Castro）、马克·卡斯皮纳拉（Marc Cuspinera）和爱德华·博世（Eduard Bosch）。阿德里亚强调，自己旗下餐厅厨房里表现出的完美的团队合作均应归功于他的同事。他说："在这个行业能够聚集到这样一批人才实属不易，我们有世界上最好的团队，之所以我可以如此自信地说，是因为这里的一切皆可衡量。他们能告诉我，世界在过去 10 年里都有哪些关于烹饪方面的新想法，然后再看看其中有多少是在我们这里提出来的。"一如既往，这位伟大的厨师仍然显得有些不谦虚。

当然，有一点毫无争议，那就是的确还没有人在餐饮领域曾经达到过阿德里亚的职业高度。但大量围绕他的批评都纷纷指向他的自命不凡和故弄玄虚，再加上阿德里亚本身的行事方式给人一种有些失去理智的感觉，他经常为了让食物看起来与众不同而不惜牺牲食物的美味。其中一个最激烈的批评者就是被称为"厨圣"的尚塔·马利亚（Santi Santamaria），他也曾凭借自己出色的厨艺获得了米其林三星级评分。他宣称："阿德里亚做的菜是为了给人留下深刻印象，而不是满足人们的口味需求，还使用了化学药品，从而把顾客的健康置于风险之中。"

这种关于健康风险的批评也得到了德国美食作家耶格·齐普利克（Jorg Zipprick）的响应，他指责阿德里亚使用食品添加剂使客户或多或少地受到其毒性的影响。据齐普利克所说，阿德里亚所做的菜应该提供健康的警示："这些着色剂、胶凝剂、乳化剂、酸化剂、增味剂被阿德里亚大量地用于菜肴的制作加工中，以获得非凡的质感、味道和轰动效应，并对健康带来潜在的影响。"

阿德里亚已经回应了批评者，但他似乎并没有受到其观点的困扰。他的追随者也是一样，他们用更强烈的谴责来回敬那些质疑阿德里亚工作成果的那些人。然而，伟大的厨师为自己确立了一项不断创新的艰巨任务，这在历史上从来没有任何厨师真正实现过。传统上，往往伟大的厨师在创作了一种新颖的烹饪形式并不断加以改良之后，会安于现状和不思进取。阿德里亚似乎想要不断地精益求精，并且一直保持着持续革新的状态。

阿德里亚称之为"东方"的中国是其寻求远大抱负的地方。他说："东方对西方食物的影响最多只有50%。在伦敦，只能找到寥寥无几的像样的中餐馆，而且这些餐馆做出的菜与在中国吃到的菜肴味道完全不同。虽然日本饮食文化也有很多概念能给我们以启发，特别是他们所追求的精神与食物之间的内在联系，但尤其让我感到激情澎湃的还是中国的饮食文化。拥有上千年美食烹饪传统的中国十分注重每道菜的健康价值，而我们目前只是做了一些非常肤浅的研究。"

他对巴西和阿根廷的美食也很感兴趣，还有马格里布地区的美食也在他的参考之列——这是个来自非洲西北部的地区，是其灵感的另一个来源。他的研究视野范围总共覆盖了三大洲。没人会质疑阿德里亚的雄心，也许他真的可以做到"生命不息，创新不止"。

像烤羊排这样的传统美食永远也不会出现在费兰·阿德里亚的阿布衣超级实验厨房里，但在其所著的《在家下厨》(*Cocinar en Casa*)一书里，他竟然可以将烤羊排转换成一道任何人都能做的意想不到的美妙佳肴。有谁会想到在羊排上涂上开心果香蒜酱，然后再裹上意大利烟肉以保持其湿润的口感，使它在烧烤时更加地香浓美味呢？

法式脆皮开心果烤羊排
Pistachio-Crusted Rack of Lamb with Pancetta

总耗时：1 小时 10 分钟

4 人份

材 料

- 15 克无盐开心果
- 1 大勺百里香，切碎
- 1 小匙半迷迭香，切碎
- 83 毫升特级初榨橄榄油

- 盐和新鲜黑胡椒
- 一条 680 克法式切割的羊排（8 根骨）
- 170 克培根
- 8 根青葱，只留白色和嫩的绿色部分

做 法

◆ 预热烤箱至 140℃。将开心果与百里香和迷迭香放在一个小碗里细细捣碎。

◆ 加入一半的橄榄油并将其搅拌成酱，用盐和黑胡椒调味。把一半开心果酱刮进一个小碗里，并用剩下的橄榄油进行搅拌。

◆ 用开心果酱涂抹在羊排上，然后再用培根包起来，并且把骨头露出来。用剩下的开心果酱均匀地涂抹在培根上，把羊排放在一个小烤盘上大约烤 40 分钟，或将一个即时可读的食品温度计插到肉中心测得 54℃三分熟即可。取出并转移至砧板上，保温静置 5 分钟，并倒出烤盘中的油备用。

◆ 与此同时，取 1 小匙已经提炼出的培根油放入一个中等大小的平底煎锅里，将其加热至油纹可见微微发光。放入青葱并在高温下煎至软化及局部变成褐色，大约用时 4 分钟。把整条羊排切成 4 块，连同葱一起放到餐盘里。再细细地洒上一些开心果酱，并立即上菜。

提 前 准 备

开心果酱可以冷藏过夜。

藜麦包海螯虾
Cigala con quinoa (langoustine with quinoa)

开菲尔酸奶是一种产自高加索地区发酵型牛奶产品。

4 人份

材 料

· 4 份 140 克海螯虾
制作海螯虾香精的材料：
· 海螯虾头（预先加工）
· 橄榄油
膨化藜麦（这是藜属的种子或藜科植物，因为它的烹饪特点，通常被用作谷物和取代谷物）：
· 50 克藜麦
· 250 克橄榄油
· 盐
煮藜麦：
· 50 克藜麦
· 200 克水
· 盐
蔬菜纤维素胶溶液：

· 3 克 Metil 蔬菜
· 100 克水
藜麦包海螯虾：
· 4 个海螯虾尾巴（之前准备好的）
· 100 克煮藜麦（之前准备好的）
· 4 小匙蔬菜明胶溶液（之前准备好的）
香葱（青葱）圈：
· 2 根 50 克香葱（或大葱）
· 冰块
番茄丁：
· 1 只 100 克成熟的番茄
青柠块和切碎的青柠皮：
· 2 份 150 克青柠
辣椒油：
· 1 克干辣椒
· 50 克葵花籽油

藜麦芽:

· 60 克藜麦芽
· 4 小匙水
· 盐

附加材料:

· 160 克开菲尔酸奶
· 16 片新鲜小香菜叶
· 特级初榨橄榄油
· 盐

做 法

◆ 取下海螯虾头,并把其放在一边准备制作香精。剥去整个虾皮留尾,去除肠线后把虾肉贮存在冰箱里。

◆ 制作海螯虾香精时,在平底煎锅里倒少许橄榄油翻炒海螯虾头。碾碎每一个虾头以获得榨出的汁。在香精里添加几滴橄榄油,不必进行乳化,在展示和精加工之前要立即做好准备。

◆ 制作膨化藜麦。首先将藜麦放入水中煮 25 分钟,沥去水分,立即用冷水冲洗并不再蒸煮,然后再沥干水。把煮熟的藜麦平摊在托盘内的烘焙纸上,确保不重叠。将藜麦放在一个温暖的地方静置 24 小时,直至其完全干透。确定藜麦干了以后,放入 180℃的油锅内煎炸,直至其膨胀。再次沥去藜麦中的水分,用厨用纸巾吸去多余的油,并趁热加盐调味。

◆ 制作煮藜麦。将藜麦放在淡盐水里煮 14 分钟,沥干水分,并平摊在托盘上冷却,进行冷藏处理。

◆ 制作蔬菜纤维素溶液。在室温下将配料混合在一起放入榨汁机内进行压榨,直到其均匀和充分混合,过滤汁,并在冰箱里冷藏 24 小时。

◆ 制作藜麦包海螯虾。将煮藜麦与准备好的纤维素溶液进行混合,用这种混合物包裹海螯虾肉,只剩下尾巴上的壳露在外面,在烘焙纸上摆放整齐,然后放入冰箱内。

松子棉花糖
Pine-nut Marshmallows

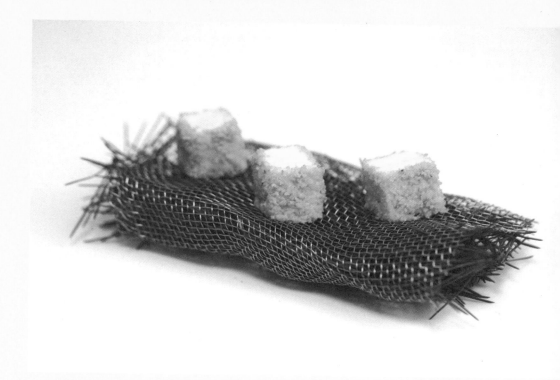

王然创意美食设计工作室食品研发总监与技术培训讲师王然烹制

这是一种任何人都能做的小吃，本书摘录在此只是证明阿德里亚也能推荐一些做起来确实很简单的东西。

10 人份

材　料

· 500 毫升牛奶
· 9 片 2 克明胶片，用冷水泡发

· 40 克纯松子油
· 75 克烤松仁粉
· 盐

做 法

◆ 将 400 毫升牛奶放入冰箱冷冻格内，直至其冷却至 –3℃。与此同时，将明胶片与剩下的牛奶在锅里充分混合。待明胶片在 40℃溶解之后倒入碗里，并开始搅拌。30 秒后，将所有冻牛奶全部加进去。继续搅拌 3 分钟，然后添加松子油。再继续搅拌 30 秒，然后将混合物铺在一个透明的薄板上，厚度为 2.5 厘米。

◆ 将混合物冷冻两个小时，切成 2.5 厘米的立方体，冷藏在一个密闭容器中。端上桌前，在方糖上稍微撒些盐，并在其中四个面上裹一层烤松仁粉，留下两个侧面。

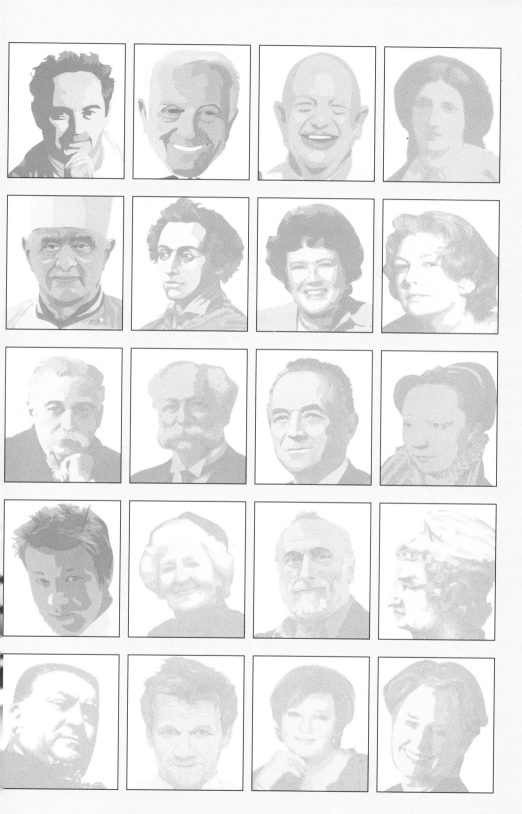

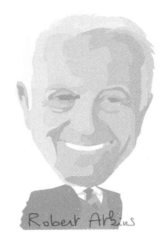

罗伯特·科尔曼·阿特金斯（Robert Coleman Atkins，1930—2003）可以说是 20 世纪最著名的营养学家，他同样也对我们的进食方式产生了巨大的影响。阿特金斯在其所处的那个年代里非常与众不同，因为他具体描述了人类饮食发展过程中人与食物之间的关系，直白地说，这就是一个避免饥饿的过程。20 世纪后半叶，才逐渐出现力求精减和优化食品消费的方式。

随着文明的发展，这种人与食物之间的关系变得越来越复杂，并且从食物仅仅用来解决温饱向追求食物的味道和外观方向转变。然而，对于大多数人来说，他们的进食仍然停留在维持温饱的水平。19 世纪末，食物革命及其之后的种种迹象表明，发达国家对普通大众的食物供给已经远远超出了解决温饱的水平。从历史发展层面来看，接下来的事发生了急速地逆转，之前的食物短缺问题突然转变成食物过剩造成的一系列问题。人们的关注点开始逐渐转向减少进食和创造预防肥胖和疾病的减肥方式。虽然节食在 20 世纪前就为人所知，但是并没有形成一种大众现象。直到最近的 20 世纪 70 年代，节食才成为大众主流的活动，有些人甚至将其说成是一种对健康和外貌的痴迷。

我们这个时代的悖论是，尽管现在人们对节食有很大的兴趣，但与不良的饮食习惯有关的健康问题和肥胖也在同步增加。最新的三个基于 2008 年统计数据的研究结果被发表在 2011 年的著名医学杂志《柳叶刀》（The Lancet）上，表明自 1980 年以来，全球肥胖水平已经翻了一倍。2008 年，近 10% 的男性和 14% 的女性身材被评估为肥胖。而在 1980 年，这个比例分别为 5% 和 8%。

使用平均身体质量指数（Body Mass Index，BMI）的标准测量值来比较身高和体重。统计结果表明，在发达国家中美国人的 BMI 测量值最高，而一些太平洋岛屿国家的问题则更为严峻，澳大利亚人和新西兰人的 BMI 也接近糟糕的上限值。

此外，美国所面临的问题在 2009 年盖洛普—健康幸福指数的调查中得以证实。此项调查表明，63.1% 的美国人超重或肥胖，其中 36.6% 的人为超重，而 26.5% 的人为肥胖。

然而，从节食前线传来的惊人消息多少给人们带来了一丝安慰。2011年，《柳叶刀》杂志报道，美国人整体存在的高血压问题表现出适度的改善，其胆固醇水平也略有下降。这表明，虽然人们在解决肥胖的问题上不该自鸣得意，但有迹象表明人们在饮食习惯方面开始变得更加谨慎。然而，不可否认的是，像英美这样看似极其沉迷于节食的国家居然也是受不良饮食习惯影响最深的重灾区。

毫不夸张地说，节食吸引了数以百万计的人。因此，世界上一些最著名的烹饪专家也开始重点寻找可以帮助人们少吃点儿的方法，或寻找不损害他们身体健康的饮食方式。令人关注的是，虽然现在几乎所有世界顶级厨师至少口头上都对节食问题给予了一定关注，但在20世纪50年代一举成名的美国烹饪大师詹姆斯·比尔德（James Beard）曾经诙谐地说："一位满脑子都是卡路里的美食家就像一个总盯着手表看的轻佻的人。"很难想象，这个对节食持有如此傲慢看法的人竟然是当今引领烹饪界的知名人士。

这种对健康饮食的兴趣的传播力远远超出那些有意识地按照规定饮食进行养生的习惯做法，并且或多或少对那些并非面临温饱问题的人产生了一定影响。不可避免的是，人们对节食的兴趣催生了一个巨大的产业，从而导致了节食大师的出现。在这方面，没人比罗伯特·阿特金斯的名气更大或更有影响力。

阿特金斯因发明了一种以自己名字命名的节食方法而变得不同凡响，他剥下了使人发胖的神秘外衣，研究出了一套声称可以让人更容易减肥的方法。不可避免地，他的主张和方法引发了巨大的争议，即使在他去世后，这些争议还是有增无减，并仍然是一个争论的源头。

阿特金斯节食方法的本质在于认定是碳水化合物（而不是脂肪或高蛋白质）导致了人体体重增加。阿特金斯节食法或像他首次对外宣布的阿特金斯低碳饮食减肥法提出，人一生中控制体重的有效方法主要是对单一碳水化合物和蛋白质的限量摄入，以及对其份量控制做出了规定，再加上要求不太严格的日常锻炼计划。

我们对于到底有多少人遵循了这个方法无法给出一个准确的估算，但总数肯定达到数千万，有1 500万人购买了阿特金斯各种版本的畅销书《新饮食革命》（*New Diet Revolution*）。在阿特金斯辅助治疗中心，他声称已经成功治愈50 000多名肥胖病人和一些阿特金斯的前雇员，并使他们彻底摆脱了原先治疗中心和各种节食出版物带来的困扰。阿特金斯饮食法似乎已经超过所有其他节食措施，受到越来越多的拥护者的青睐。当然，与哈维（Harvey）和玛丽莲·戴蒙德（Marilyn

Diamond）所倡导的尽量同时不吃蛋白质和碳水化合物的饮食搭配节食法相比，这种节食法更受人们欢迎，并且将奥德莉·艾顿（Audrey Eyton）提出的具有重要影响力的F—计划（纤维植物制品饮食法）取而代之，而F—计划从本质上讲就是建议人们食用大量纤维。

阿特金斯设法通过劝说人们减少对碳水化合物的摄入而攀上了节食研究的巅峰。他发现，控制如谷物、面食、土豆和反季催熟水果这些基本食品的摄入量是减肥的关键所在；同时，他还将白面和精制糖列为导致肥胖的罪魁祸首。

研究结果使他相信，身体易于吸收碳水化合物，从而迅速引发高胰岛素反应，并加快热量转化为脂肪的速度。此外，阿特金斯还说，高胰岛素反应会诱导人产生饥饿感，从而下意识地鼓励其更多地进食。他认识到，将碳水化合物从人们的饮食中完全消除不太可能，但如果人们开始停止食用这些司空见惯的食物（如面包和土豆），那么碳水化合物的摄入量就会大幅减少。

然而，这就是他使节食法变得更加轻松的诀窍所在，遵循他计划的追随者被允许继续摄入之前被列为节食者禁忌的食物（如大块的肉排或者是乳制品）因为在他看来，这些食物不太可能导致体重增加。

这种特殊的节食法允许追随者吃各种各样与传统减肥理念完全背道而驰的食物，包括奶酪汉堡、巧克力松露与富含奶油酱的沙拉。事实上，阿特金斯本人也对这些高蛋白食物情有独钟。

阿特金斯节食法的效果似乎好得令人难以置信。罗伯特·阿特金斯欣喜地对外宣称："如果你相信减肥就是自找苦吃，那么我将教会你另外一种轻松些的方法。"很多人认为这看上去似乎不太可能，有相当一部分质疑声都来自医学界，他们着手证明这种节食方法不仅无效，而且还有可能导致心脏问题和其他疾病，如便秘、疲劳和口臭。医学专家针对阿特金斯节食法做了许多对照研究，但并没有得出一个真正明确的结果。例如，耶鲁和斯坦福两所大学的医生进行了一项研究，并将结果发表在《美国医学协会》（the Journal of the American Medical Association）期刊上。研究发现，使用阿特金斯节食法减肥确实有效，但这是因为追随者们消耗了更少的卡路里，而没有消耗更少的碳水化合物。

美国心脏协会也是这种节食法的批评者之一，并且坚持认为该方法不可能作为一种长期的减肥手段。该协会认为，这种节食法限制了含必需营养素的健康食物的摄入量，而消耗高胆固醇和脂肪也需要食物中含有高蛋白。他们还提到，这可能会带来患多种疾病的风险。对这种节食方法态度更极端的批评者声称，阿特金斯减肥法可能会引发骨质疏松、中风、冠心病、肝脏失调和糖尿病。大多数营养学家还持有这样一个观点，这种节食法的中心前提简而言之就是减少碳水化合物的摄入量，而这种方法是有明显缺陷的，他们质疑碳水化合物并非是让体重增加的核心原因，反而坚持认为体重增加是由于过度消耗卡路里导致的最终结果。阿特金斯的批评者们对此表现出非凡的热情，甚至还有一个名为"警惕阿特金斯节食"（AtkinsDietAlert.org）的网站针对这种节食法仔细地追踪着所有的批评指控。

然而，阿特金斯饮食法的批评者和支持者似乎都同意在使用该方法的最初阶段能够达到显著的减肥效果。但批评者认为，这种减肥效果是由于失水，而不是因为脂肪的消耗。他们相信，一旦身体恢复了水和钠的平衡，减肥速度就会变慢，而这种方法的效果仅限于卡路里摄入量的减少。

阿特金斯和他的捍卫者们完全不为这些争论所动，并且坚持认为对这种节食法的大量批评源于对其所起作用的基本误解。首先，他们指出，这里有一种普遍的误解，人们认为这种减肥法只侧重于消耗肉类，而且完全消除了碳水化合物，但实际并非如此。阿特金斯的追随者相信，减少食用糖和加工食品的做法是完全合理的，它们都主要来源于"不良"的碳水化合物。其次，他们强调，这种节食方法并不是一个在可接受的饮食清单上挑出你想吃什么的许可证，因为该计划规定了减少的份量和平衡的菜肴。最后，该计划的倡导者们感到有些愤愤不平，因为批评家们显然忽略了阿特金斯关于采取有规律的锻炼的建议，其中也包括在他们的饮食养生法中的营养补充。

针对这种节食法带来的疾病风险，倡导者们指出，研究结果显示，使用这种饮食养生法会使体重减轻、胆固醇降低、甘油三酯水平降低，同时还提高了所谓的"好"的胆固醇、高密度脂蛋白（HDL）的水平，减少患心血管疾病、高血压和糖尿病的风险。

人们对这种节食法的辩论不太可能在短时间内停止，而且还会继续持久地进行下去，随着针对罗伯特·阿特金斯所做工作的争议声的日渐减弱，人们对于碳水化合物摄入量的意识也在逐渐加强，并相应地调节自己的饮食方式。许多人并不认为自己是阿特金斯健康饮食法的追随者，但却在自己用餐时减少了土豆或米饭的摄入量，并且将少吃面包作为一种减肥的手段。因此，阿特金斯的饮食哲学有意识或无意识地渗透到大众中，至少它在西方国家通往人们应该选择吃什么的道路上留下了永久的印迹。

罗伯特·阿特金斯告诉一位采访记者，他最初出现在节食这个舞台上时只是想减轻自己的体重："我完全没有意识到这场争论会波及整个世界。"他总是对自己的工作采取积极的防卫措施，并始终强调其具有良好的医学基础。支持这个主张的是其获得的威尔·康奈尔医学院医学学士学位以及作为一名专门从事心内科和补充性疗法的内科医生多年的实践经验。

此外，阿特金斯来自饮食世家。1930 年，他出生在俄亥俄州哥伦布市，他12 岁时随父母一起搬到俄亥俄州的代顿，他的父亲在那里开了一家连锁餐厅。然而，罗伯特·阿特金斯却对这种生意一点儿也不感兴趣。相反，他 16 岁时出现在一个年轻人的广播节目中，并认为自己有成为一名喜剧演员的天赋。在大学读书时，他倾向于进军娱乐圈，于是，他在夏季作为一名服务生和艺人在阿迪朗达克山脉的度假村工作，这个地方位于纽约州东北的山脉。

阿特金斯似乎一直努力想成为一个像父亲那样讨人喜欢的人。他曾对一位采访记者说："我永远都不能做到像他那么好，但我希望自己可以做到，我尝试过。但我现在与他相比，还是差得很远。"他的父母全都跟随着儿子的方法进行节食，但他打趣地批评自己的母亲没能一直坚持使用饮食减肥法。"我的妈妈总是作弊，"他笑着说道，"但她毕竟还是尝试了。"

他很快就因为节食减肥法而名扬四海。在此之前，阿特金斯从密歇根大学毕业并且前往医学专科学校就读。起初，他似乎注定要成为一名传统的医生。他的妻子维罗妮卡（Veronica）说："起初，他看上去就像是一位蓝血新贵，并且全心全意地投入到正统医学的学习和研究中。"虽然他接受的是心脏病学方面的训练，但阿特金斯觉得这些训练使他看上去更像一位技术员而不像一位专业医生。1959年，他在纽约上东区进行医疗实习，但并不太顺利，他由于没有病人来求诊而感到有些沮丧。

一个转折点出现在 4 年后的 1963 年，据阿特金斯所说，当时他 33 岁："我看上去像 45 岁，体重达到 193 磅①，有三个下巴。我从来不会在 9 点前起床，从来没有在 10 点前接待过病人，于是我下定决心节食。"他后来告诉CNN 的拉里·金（Larry King）："我的体重越来越重。是的，我在心内科实习，但我的体重却在不停地增加。恰好那时，《美国医学协会》杂志上有篇文章提到，你并非只采用一种低卡路里的节食法，你也可以选择一种低碳水化合物的减肥方法。当时我想，

---

① 1 磅 =0.4536 千克。——译者注

哦，那真是太美妙了，所以我立即开始了节食行动。这的确非常、非常令人兴奋。我不仅轻而易举地减轻了很多，而且睡眠时间也大大缩短了。过去，我常常需要 8 个半小时的睡眠，经过两个月的节食后，我变成只需要 5 个半小时的睡眠。顺便提一下，这种情形在过去 40 年里从未改变，这就是我所需要的一切。"阿特金斯节食法就这样诞生了。

阿特金斯承认，自己的工作是基于阿尔弗雷德·彭宁顿（Alfred W.Pennington）在第二次世界大战后的杜邦公司所做的 20 例患者的成功实验，参加彭宁顿实验的人在短短 100 天内通过禁食糖和淀粉平均减掉了 22 磅。阿特金斯在这个减肥方案的基础上制定了更全面的旨在减少摄入碳水化合物的饮食计划，他还被聘为电信业巨头美国电话电报公司（简称 AT&T）的医学顾问。他将自己的节食方法在 65 例患者身上进行实验，几年之内，这个减肥方法获得成功的消息便迅速传播开。他获邀参加当时非常有影响力的一档电视节目《今夜秀》（*The Tonight Show*），主持人是约翰尼·卡森（Johnny Carson），另一位嘉宾是巴迪·哈克特（Buddy Hackett），他们把这种吃肉节食法放在节目里当作逗观众开心的笑料。然而，这并没有阻止趋之若鹜的观众和阿特金斯稳步提升的声誉。

1970 年，阿特金斯的节食法已经在《时尚》（*Vogue*）杂志上占据了大量篇幅，并因其日趋显著的影响力而被人们称为时尚饮食。班坦图书公司（Bantam Books）迅速与这位节食大师签订了合约，并让他与一位资深作家露丝·韦斯特（Ruth West）合作，针对大众市场出了一本完全抛弃了惯常医学术语和脚注的新书。这本精装书的版权被卖给了大卫·麦凯（David Mckay）出版商，并于 1972 年 9 月对外正式印刷发行。在那一年圣诞节前，该书就已经卖出了 20 万册；次年 4 月前，该书总销售额飙升至 90 万册；最终，这本书竟然售出了数百万册。

阿特金斯紧接着又出了第二本书，他声称自己本来不打算再出书。他将其描述为一个"事已至此、被迫为之的情形，但是，这个国家的人必须接受必要的警告，权势阶层已经滋生出了一种肥胖流行病"。当被问及这些人是谁时，他回答道："一部分是政府，一部分是媒体，他们正在推崇一种高碳水化合物和被误称为低脂的减肥方法。节食法的名字本该以吃什么来命名，而不是以不吃什么来命名。"他接着又独立创作或与别人合著出版了另外 15 本书，其中有些食谱中包含了他的减肥方法，而大部分内容都来自于他的原创。随着阿特金斯出版活动的增加，人们对其作品的需求量也在不断递增，其中有些书展示了节食会增加能量水平以及有抗衰老的作用。

俗话说，树大招风。1973 年，他被传唤到国会听证会上，并因其所倡导的时尚饮食而备受谴责，有人指责他的这种方法损害了人们的身体健康并且是不负责任的。一位参议员诘问他，不少颇具盛名的医师揭示出阿特金斯节食法真正的减肥原理只是通过避免进食高脂肪食物达到减轻体重的效果，你该如何应对？阿特金斯对此的回应并不温和，他看上去更加陶醉于争议。根据他的妻子维罗妮卡的回忆，他决定去做"你所遇到过的最好的敌人"。

在众人的质疑声中也包括了一些最终起诉他的客户的声音。1993 年，他对病人使用了臭氧，并表示这样可以将其血液中的癌细胞彻底杀死，而这位病人因为血管栓塞而去找另一位医生就诊，结果发现血液中的一个气泡阻塞了血管，这最终导致他的医疗执照被暂时吊销。阿特金斯上诉法院反对吊销自己的医疗执照，并辩称自己的做法是正确的。他坚持认为，非常规治疗技术在医学上也占有一席之地。然而，很多人对他这方面的工作并不感兴趣，在之后的 20 年里，他逐渐地从聚光灯下淡出了人们的视线。阿特金斯将注意力从节食法上转移之后，开始建立阿特金斯辅助性治疗中心，它融合了西医与其他文化医学实践中发现的补充性疗法。这个拥有 90 名员工的治疗中心取得了一定成功，并且一度声称自己是全球最大的替代医学实践机构。

然而，阿特金斯似乎真正的兴趣点仍在营养学方面，他于 1992 年出版的《阿特金斯博士的新饮食革命》（*Dr Atkins's New Diet Revolution*）一书再次引发了节食兴趣爱好者的高度关注。这个时机把握得非常好，因为此时高蛋白饮食正蔚然成风。这本书与他以前出版的书相比并没有明显不同，但却因为公众态度的改变而引起了人们的关注，并很快成为畅销书。这本书的成功使这名喜欢不走寻常路的医生突然产生了创业的想法，他于 1998 年成立了一家名为阿特金斯的营养公司。该公司专门特制减肥食品并主要出售给采取阿特金斯节食法进行瘦身的人，生意一直相当红火。

2002 年，阿特金斯的节食理论因《纽约时报》一篇署名加里·陶布斯（Gary Taubes）的文章《如果这都是弥天大谎》（*What if it's all been a big fat lie*）而获得了积极的推动。该文章认为，低脂肪饮食减肥法已经失败，并提供了一些科学数据来印证这个断言。科普作家陶布斯拆穿了科学的神话，紧接着出版了其他一些相关的书，特别是《好的卡路里，坏的卡路里》（*Good Calories，Bad Calories*）一书给阿特金斯的论点提供了有力的支持。

　　阿特金斯当然对陶布斯的介入非常高兴，甚至在《纽约时报》刊发那篇文章的同一年他被邀请到曾经批评过他的美国心脏协会发表演讲。他还设法通过参加电视访谈节目来再度提升其形象。

　　然而，总有不尽如人意的地方。2002 年 4 月，他在吃早餐时突发心脏病，助手用口对口人工呼吸的方式将他救了过来。之后，费了很大力气强调他此次发病与其节食完全无关。

　　然而一年后，72 岁的他在纽约结冰的人行道上滑倒，头部遭受了严重外伤。他在重症监护室待了 9 天之后，最终还是离世了。

　　即使在其死后，人们针对阿特金斯的争议仍未停止，他的反对者们迫不及待地证明其死亡是使用节食法的最终结果。据称，他死时身材肥胖，心脏病导致了他的死亡。然而，据医院的说法，他直接的死因是摔倒所导致的脑部损伤。围绕这个话题的很多纷纷扰扰一直持续到今天。

　　罗伯特·阿特金斯并不是一个经常对自我感到怀疑或缺乏信念的人。他曾经对一位记者说过："很明显我是对的，而其他人是错误的。只需要两周时间，你就可以通过自己的个人经历来决定自己是否感觉更好、是否没有之前那么饿、是否更加享受饮食和减肥。如果他们是对的，以上所述的一切都不会发生。我们从实践经验中已经了解它是可行的，所以我确信自己一定是正确的。"他从来都没有机会说服批评者相信自己节食理念的真实性，而他们需要做的就只是尝试一下他所倡导的饮食方法，之后就会立即意识到以前的减肥方式是错误的。然而，许多根本不想遵循阿特金斯节食法的怀疑论者竟然也会调整自己的饮食行为，刻意减少碳水化合物的摄入。

　　阿特金斯对我们饮食方式产生的显著影响足以证明其作为美食大师的地位，但他无疑是本书中最具争议的人物。许多人对食物充满热情的人会反对将他收录在讨论美食这个话题的书中，但同样也难以否认他对人们饮食习惯所产生的深刻影响力。

食谱

以下食谱均选自阿特金斯的官方网站 www.atkins.com。虽然罗伯特·阿特金斯极有可能对这些菜肴的营养价值提出过专业的建议，但他显然不太可能自己创作这些食谱。这些精心挑选的食谱刻意关注于那些从未在其他减肥方法中出现过的菜式，以说明阿特金斯减肥法并不会让人们遭受难以忍受的痛苦和做出不必要的牺牲。

戈贡佐拉黄油培根菲力牛排
Beef Fillet with Bacon and Gorgonzola Butter

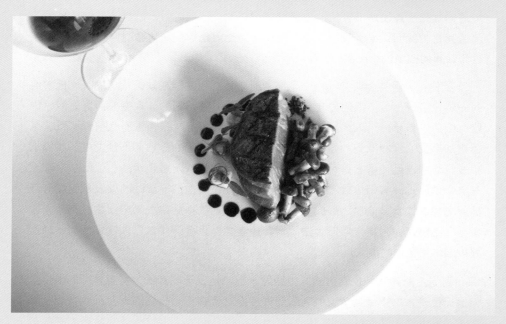

北京王府井希尔顿酒店行政副总厨王昊烹制

准备时间：15 分钟

烹饪时间：20 分钟

2 人份

每份所含营养成分

★ 净碳水化合物：2 克

★ 纤维素：2 克

★ 蛋白质：41 克

★ 脂肪：35 克

★ 热量：480 卡路里

材　料

· 1 小把细香葱

· 2 大勺（30 克）黄油，软化

· 2 大勺（30 克）戈贡佐拉奶酪块

· 2 块（170 克）菲力牛排

· 1.5 克盐，分成两份

· 1.5 克胡椒粉，分成两份

· 2 片培根

· 2 小匙橄榄油

· 200 克混合蘑菇（如平菇、香菇或褐菇），切片

做　法

◆ 1. 在烤炉中心放上架子，将烤箱预热至 220℃。

◆ 2. 把葱白切成薄片，放在旁边备用。

◆ 3. 制作戈贡佐拉黄油，将葱绿剁碎放在一个小碗里，加入黄油和奶酪，然后充分地搅拌。

◆ 4. 在牛排上分别撒上 0.75 克盐和胡椒，用一片培根将牛排包裹起来，并用牙签将其固定住。

◆ 5. 在一个 10 英寸^① 的不粘锅里，用中到大火把油加热。把牛排放入，用厨房钳不断翻转直到牛排煎至褐色，整个耗时大约需要 5 分钟。然后将煎过的牛排放到一个带镶边的烤盘上，烤 7~10 分钟至三分熟，或是烤到用即时测量的肉类温度计插入牛排中显示读数为 57℃的三至四分熟、62℃的五分熟、63℃的七八分熟或 71℃的全熟。

◆ 6. 在烤牛排的同时，用中到大火将平底煎锅加热，加入蘑菇、事先预留的葱白和剩下的 0.75 克盐和胡椒。调成小火，炒大约 4 分钟左右，直到蘑菇变软。

◆ 7. 用勺子将蘑菇分至 2 个餐盘中，在上面加一块牛排，配上戈贡佐拉黄油。

---

① 1 英寸 =2.54 厘米。——译者注

鸡肉派
Chicken Pot Pie

准备时间：15 分钟

烹饪时间：50 分钟

6 人份

每份所含营养成分

★ 净碳水化合物：9 克

★ 纤维素：5 克

★ 蛋白质：36 克

★ 脂肪：28 克

★ 热量：460 卡路里

材　料

· 1 个阿特金斯风味馅饼皮面团，擀成一个直径 10 英寸的圆形或者是 23 厘米 ×33 厘米的矩形

· 680 克的鸡胸肉两等份，切成 3.8 厘米

· 156 毫升鸡汤

· 1 个 75 克黄色洋葱，切碎

· 1 个 75 克胡萝卜，切成薄片

· 2 条西芹，切成薄片，约 5.3 克

· 110 克茴香籽，碾成粉

· 120 毫升鲜奶油

· 2 大勺 Thick-It-Up 牌的低碳水化合物增稠剂

· 2 大勺新鲜意大利香菜，切碎

· 盐和现磨的黑胡椒粉，根据口味

做　法

◆ 1. 将烤箱预热至 180℃。

◆ 2. 将鸡胸肉、鸡汤、洋葱、胡萝卜、西芹、茴香籽放入一个中号的炖锅加水煮至沸腾，转为小火再煮 15 分钟，直到鸡肉熟透、蔬菜变软，捞起并放入一个小平底锅中。

◆ 3. 鸡汤掺入奶油并煮至沸腾，加入增稠剂并进行调和，煮 2 分钟直至其变稠。将调味汁倒在鸡肉和蔬菜上，并搅碎。加入香菜，并按你的口味加入盐和胡椒。

◆ 4. 将鸡肉混合物倒入直径 23 厘米的馅饼烤盘或 18 厘米 ×28 厘米的炖锅中，将面团盖在上面，用叉子尖将边角压下去并与底料黏附在一起。

◆ 5. 烤 25 到 30 分钟，直到馅饼皮烤透变成金黄色（用铝箔盖住面团边缘以免烤焦）。

巧克力薄荷慕斯蛋糕
Chocolate Cake with Chocolate Mint Mousse

准备时间：30 分钟

烹饪时间：20 分钟

8 人份

每份所含营养成分

★ 净碳水化合物：9.9 克

★ 纤维：4.4 克

★ 蛋白质：12.5 克

★ 脂肪：60.9 克

★ 热量：689 卡路里

材 料

薄荷巧克力慕斯：
· 375 毫升浓奶油
· 3 勺巧克力乳清蛋白粉
· 半勺薄荷精

巧克力蛋糕：
· 240 毫升鲜奶油

· 1 大勺不含咖啡因的意式浓缩咖啡粉
· 1 勺半香草精
· 2 大勺巧克力精
· 190 克大豆粉
· 150 克无糖可可粉
· 半杯烤过后磨成粉的胡桃
· 4 克发酵粉
· 半匙盐
· 2 条无盐黄油
· 24 包糖替代品
· 4 个鸡蛋，蛋黄和蛋清分开
· 半杯树莓，作装饰
· 薄荷叶，作装饰

做 法

◆ 1. 用电动搅拌机打发奶油，直到形成稠状。

◆ 2. 添加蛋白质混合精华液；继续打匀至完全混合后冷却 30 分钟。

巧克力蛋糕的制作方法：

◆ 将烤箱加热至 160℃。把两个 20 厘米的蛋糕烘盘涂上油，再撒一些可可粉。把奶油和浓缩咖啡倒在一个小平底锅中用中火加热。期间不时搅拌一下，直到咖啡溶解。稍微晾凉一下，然后加入香草和巧克力精。

◆ 在一个中等大小的碗里，将大豆粉混合可可、胡桃、发酵粉和盐充分搅拌。接着在一个大碗里，用一个中号的电动搅拌器，将黄油打发，时间大约为 5 分钟。然后加入蛋黄，每次一个，添加时充分打匀。每次加入约三分之一的干拌料，将其充分搅拌。最后倒入咖啡奶油混合物中打匀。

◆ 在一个干净的碗里，把蛋清打至几乎僵硬；添加甜味剂，搅拌至硬性发泡。将蛋清倒入巧克力精中进行混合，直到彻底黏稠。把混合物分别装入事先准备好的平底锅内，并将顶端整至光滑。

◆ 烘烤 20 分钟或直到用手轻轻地摸蛋糕中间部分时会有一定的回弹力。把锅放在架子上冷却 5 分钟，把蛋糕反转并在架子上完全冷却；把一层蛋糕放在餐盘上，涂上二分之一的慕斯，留下 1 厘米多的边界，在顶部盖上剩下的一层蛋糕和慕斯，并用树莓和薄荷叶加以装饰。

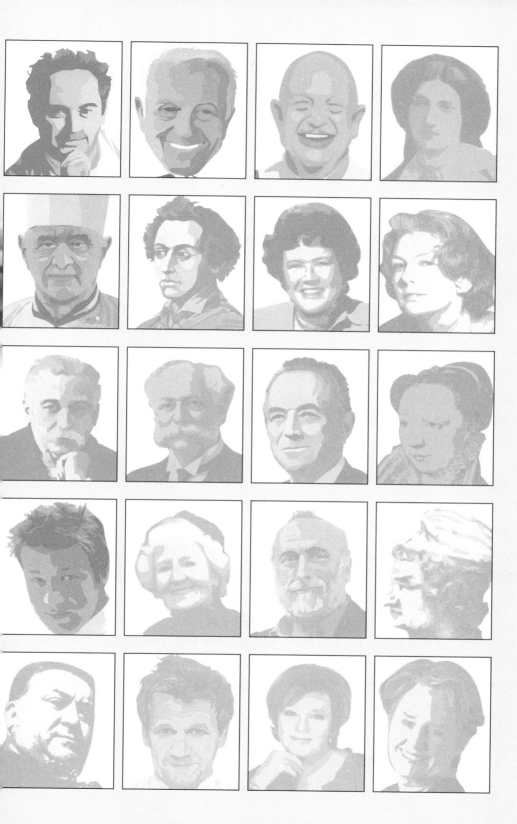

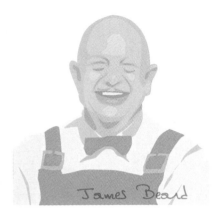

詹姆斯·安德鲁·比尔德（James Andrew Beard，1903—1985）于 1954 年被授予著名美食作家、厨师和餐饮人的头衔。当他死后，比尔德的门徒克雷格·克莱尔伯尼（Craig Clairborne）在《纽约时报》上这样描述他的恩师："一个创新者、实验者、给千家万户的餐桌带去福音的传教士。"

比尔德被认为是帮助美国富裕家庭制作具有自己国家独特风味的特色美食的第一人。然而，他显然做得更多，他在首批从其工作中受益的富有粉丝中拥有极大的影响力。通常，这就是食品革命所呈现的效果，革命总是从家境优裕的人那里开始，因为这就是食品创新的源头，之后变革通过滴流效应会产生更为广泛的影响。

美食作家大卫·坎普（David Kamp）准确地指出，20 世纪 50 年代是比尔德崭露头角的时期。他写道："正是在这 10 年里，比尔德将自己的名字打造成了品牌，成为美国烹饪饮食界的先锋。"比德尔身材高大，有 6 英尺 [①] 2 英寸高，体重一直超重，最重时达到约 310 磅。顺便提一下，他还有一双引人注目的大手。

比尔德的大块头正好与其大大咧咧的个性完美地结合在一起，他不但通过电视节目很快让自己变得家喻户晓，而且还通过出书和讲授烹饪课程吸引了众多的美食爱好者，他逐渐成为了真正美食享乐主义者的缩影。他可能不太喜欢这个称谓，每当他被形容成一位美食家时都会提出异议，他更偏向于使用一个更接地气的描述。

詹姆斯·比尔德基金会是一个创建用于保护和发展比尔德遗产的组织，人们对比尔德进行过一个全面的评述："他是一位先锋美食家，是在 1946 年新兴电视媒体上主持美食节目的第一人，也是第一位认为经典的美国烹饪传统有可能凝聚成一种极具特色的民族美食的人，并且是当地产品和本土市场的早期拥护者。比尔德培育的那一代美国厨师和烹饪书籍作家改变了我们的饮食方式。"显然，这些说法并非空穴来风。

①　1 英尺 =0.3048 米。——译者注

我们重点要理解比尔德声名鹊起那个时期的历史背景。第二次世界大战所造成的极度贫困和苦难已经过去，美国人急于将这一切抛之脑后，继续他们正常的生活并受益于这个繁荣的新时代。战争的结束也给美国菜带来了新的影响，而它在一定程度上要归功于那些首次被派往国外的美国士兵。他们并不一定想吃曾经品尝过的那种原汁原味的异国食品，而是要寻找美国改良版的美味佳肴。这意味着，人们要对意大利比萨饼、千层面以及中餐芙蓉蛋、炒面还有放了香辣波利尼西亚酱汁的烤肉的口味加以改进。

此外，随着越来越多已婚女性外出工作，一场社会变革也正在暗流涌动，这使家庭主妇亲自下厨做一顿丰盛大餐的时间越来越少。他们想用一些小玩意使厨房的工作变得更容易，而且也想通过方便食品在几分钟内就做出一顿饭。顺便说一下，这也是砂锅菜的时代，吞拿鱼砂锅面和烤绿豆砂锅开始受到数百万美国家庭的青睐。

这场饮食革命的发展来得非常迅猛而快速。1951 年，第一种蛋糕粉出现；1952 年，立顿推出了一种洋葱汤粉；1953 年，无处不在的维兹奶酪酱（Cheez Whiz）首次出现在速冻华夫饼上；1954 年，斯旺森（Swanson）健康产品公司首次引进了速冻电视快餐。这意味着一顿饭不仅可以不加烹饪就做出来，而且人们还可以在一个远离餐桌的地方用一个方便的托盘盛好它便可以开吃。

1954 年，汉堡王首次亮相。1955 年，麦当劳也紧随其后出现了。同年，第一台微波炉面世，紧接着电动开罐器也为了迎合越来越多的美国人制作罐头食品的需要应运而生。食品创新风靡一时，其中一些让美食家不寒而栗。但总的来说，这是一场发生在日益繁荣的社会中的饮食革命，人们对吃东西有些急不可耐，而且只是喜欢那些食物新颖而诱人的味道。

当方便食品和新口味食品在普通大众中风靡一时时，美国中产阶级开始将注意力转向吃更好的东西和发现新品种的食物，而詹姆斯·比尔德则是引导他们最理想的大师。他对食物的理解和广博的知识加上其天生的表演技巧，足以让他有效地去传播自己的想法。

曾经与比尔德一起工作过的著名烹饪图书编辑朱迪思·琼斯（Judith Jones）回忆他对与自己持不同看法者的美国式专横态度。她在书中写道："如果有人质疑他所倡导的食谱配方，他就会说：'我们是美国人，怎么开心就怎么做。'"

　　詹姆斯·比尔德于 1903 年在俄勒冈州的波特兰出生，在第二次世界大战后饮食革命发生时他正值中年，但他却在许多方面为此做好了准备，并对自己孩提时代的饮食经历记忆犹新。比尔德在其回忆录《喜悦与偏见》（*Delights and Prejudices*）里回忆两岁时吃东西的经历，他当时被带到刘易斯和克拉克博览会（the Lewis and Clark Exposition）："当我看到 Triscuits 苏打饼干和全麦片饼干时，它们给我留下了非常深刻的印象。这不会是疯了吧？两岁的我竟然能记得这些，当时看到的情形太让我着迷了。"比尔德向来以只要吃过的食物就不会忘记而出名，即使在他很小的时候也是这样。然而，当他三岁时，却有一段不太愉快的回忆，他患上了疟疾并且被困在了病床上。在家休养的那段日子，母亲和女仆雷觉（Jue Let）悉心照顾他的起居饮食，为他烹饪从雷觉家乡流传过来的菜式，其中包括中式煲汤和其他容易消化的食物，这对他产生了非常深远的影响。比尔德后来回忆道："中国菜有一种完美的口感。"

　　比尔德还在书中写道："我的父母都有异常敏感的味觉。"他的母亲玛丽·伊丽莎白·琼斯（Mary Elizabeth Jones）在爱尔兰长大，对于食物"有一种不可思议的判断力"。她是一个异常独立的女人，她通过先移民加拿大然后辗转移民到美国。她还曾去过法国和意大利大部分地区，对途经国的美食知识也有所了解。她开了一家寄宿公寓式的小酒店，但却给它起了个相当唬人的名字——乐石酒店（Gladstone Hotel）。他的父亲约翰·比尔德（John Beard）是一个进口贸易商且好赌，他不但会烧菜做饭，而且还因为做得一手可口的菜而远近闻名。他们很晚才结婚，而且只生了比尔德一个孩子，所以夫妇俩对比尔德有点儿娇生惯养。

　　年幼的比尔德有一个有趣的童年，因为酒店里的房客经常给他讲一些美食和戏剧方面的逸闻。于是，他年少时对戏剧相当痴迷，并且经常想挤进剧团去扮演某个角色。他曾就读于波特兰的里德学院，但由于自己的同性恋行为而在 1922 年被开除学籍。在他的晚年，比尔德对自己的同性恋持有非常开放的态度，但在他刚成名时，人们对于不同性取向的宽容度极小，他被迫对此保持缄默。他在 1964 年所出的自传中写道："在 7 岁时，我就知道自己是同性恋。直到现在，我才觉得可以好好地谈谈这个问题。"

　　比尔德被里德学院开除之后，有机会加入到了一个旅行剧团中。之后，他前往伦敦英国皇家艺术学院进修音乐，从那里开始游历欧洲，他最大的收获是在法国第一次接触到法式美食的独特味道。然而，他在剧团里的职业生涯丝毫没有任何起色，于是他在 1927 年回到了美国。对于那些有抱负的演员而言，纽约似乎是个好去处，但比尔德却在那里饱受挫折，因为表演者之间的激烈竞争使他很难脱颖而出。1935 年，他经过 7 年的努力建立了自己的剧院，并开始初创一家餐饮服务公司来弥补自己微薄的收入。

1937 年，比尔德与朋友比尔·罗兹（Bill Rhodes）合作，找到一个合适的事业切入点，创办了一家名为开胃小菜公司的小型企业，销售一些极具创意的鸡尾酒食物。最终，比尔德还是想方设法取得了成功。

比尔德的事业开始渐渐变得明朗起来，他未来的事业在饮食业。3 年之后，他成立了食品商店，并且写了一本名为《开胃小菜和点心》（*Hors d'Oeuvre and Canapés*）的开创性著作。不但这本书很畅销，而且他的生意也格外红火。在《开胃小菜和点心》出版之后的 1942 年，他的另一本著作《户外烹饪》（*Cooking Outdoors*）问世，这同样也是一本具有开创意义的作品，因为从来没有其他人如此全面地触及过这个话题。

美国卷入第二次世界大战直接导致了比尔德食品商店的关门大吉和他本人的应征入伍。他曾短期担任过译码员，但在战争的大多数时间里，他都受雇于美国海员服务部，并马不停蹄地在马赛、巴拿马、波多黎各和里约热内卢设立海员餐厅。在战争结束时，比尔德和整个美利坚民众都准备收拾心情远离国家一直面临的问题。虽然这位重要人物暂时还未现身，但人们已经开始努力搜寻可以引导美国人走向崭新享乐主义的人出现。

战争前比尔德就在烹饪方面颇有声望，他在战后不久便再次引起了人们的注意。1946 年，他应邀出现在全国广播公司的热播电视烹饪节目"我爱吃"中。之后，他在电视和电台上频频曝光，其文章在像《妇女节》和《美食家》等有影响力的刊物上传播。

从 1945 年到 1955 年的 10 年间，他撰写或联合撰写了 7 部以上关于饮食方面的书。这仿佛还不足以让他感到忙碌，他还担任了多家餐厅和食品公司的顾问，并且推出了自己的餐馆。比尔德还另辟蹊径在电视上给食物产品做代言推荐，从 1946 年开始，他以埃尔希牛的形象出现在电视上，并帮波登公司的产品做宣传。他解释自己之所持续不断地做代言，是因为需要钱来支付烹饪学校的开支。

然而，他所促销的却是自己非常鄙视的加工食品，并宣称自己的所作所为算得上是"世界上最伟大的美食娼妓"。他是一个现实主义者，在美食杂志上撰写一篇文章可以获得 500 美元的报酬，但需要付出不少努力，而他给食品代言不费吹灰之力就可以轻松得到 10 000 美元。

比尔德的第一所学校——詹姆斯·比尔德烹饪学院于 1955 年在纽约成立，随后在佛罗里达州的西塞和俄勒冈州又建立了两所学校。除了这些学校，比尔德在接下来的 30 年里四处游历讲课和教书育人。在这种情况下，他编织了一张庞大的忠实粉丝人际关系网，其中一些人像本书第 7 章介绍的朱莉娅·查尔德（Julia Child）一样也成了名人。他传递的信息始终如一，就是告诉美国人应该为自己国家的饮食文化和国内生产的烹饪原料而感到骄傲。他不想由于强调食物制作的复杂性而吓跑人；相反，他陶醉于传授那些简单、实用并且在质量上丝毫不打折扣的烹饪技巧。

他曾说过这样一句名言："世界上绝对不存在最好的替代品，好的食物绝对不可能用掺杂着香精的劣质原料加工而成，做菜时使用最好的原料才是真正意义上的厉行节约和杜绝浪费。"

那些热爱美食的人对此一点儿也不会感到奇怪，比尔德是个非常热衷于下馆子的人。1956 年，他发表了一份美国最佳餐馆的名录，揭示了其对高档且排外的男性餐饮机构的偏爱。他患有一定程度的厌女症，总是对女厨师抱有一定的偏见，但到了晚年，他开始欣赏像爱丽丝·沃特斯（Alice Waters）那样在加利福尼亚潘尼斯之家餐厅工作的女性（详见第 20 章）和纽约第四大街扒房的生意合伙人苏西·纳尔逊（Suzy Nelson）。

比尔德坚定地认为食客对餐厅应该有所期盼，而且出于尊重应该主动向餐厅提供自己的看法和观点。他在一本杂志专栏中写道："在餐厅里与乏味的菜肴做斗争的唯一办法就是坚定地把这些食物送回到出错的厨房里。"

他告诉餐厅的顾客不要受到餐厅将糟糕的食物说成是美味的影响，但他也坚持客人外出就餐时应具有一定的责任感。他憎恶那些因为举棋不定而在多个餐厅里重复预订的"无礼"做法，并且告诉读者订好位却不去会对餐馆的生意产生非常恶劣的影响。他曾在纽约和费城担任多家餐厅的顾问，所以非常清楚自己正在说什么。

然而，比尔德有时也让人觉得有点儿无厘头。他总是非常喜欢去餐厅享用美食，但在晚年却表现出："由于总是在精致的餐厅里没完没了地用餐、品尝、谈论食品，导致对一直期待的美味佳肴产生了一种不可避免的反感。在品尝了一周的丰盛大餐之后，我反倒对一片简单的水煮肉更感兴趣！"

比尔德还表现出充分利用与食物有关的活动，从而积极参与社会公益事业的愿望。1981 年，在其接近生命结束的最后时刻，他与好友盖尔·格林（Gael Greene）共同创办了城市上门送餐服务，通过这个项目来帮助贫困老人解决膳食难题。

比尔德于 1985 年 1 月 21 日在纽约病逝，81 岁高龄的他遭受了致命的心脏病发作。他火化后的骨灰被带回到其家乡俄勒冈州，四处撒落在吉尔哈特的海滩上，他在这里曾经度过了最美好的童年暑期时光。虽然比尔德的名望在其去世后逐渐烟消云散，但美国食品社区为其发的讣告却取得了业界人士的高度认同和强烈反响。

朱莉娅·查尔德就是众多热衷于保护比尔德遗产的人士之一，她建议将他在格林威治村的家按照其生前那样保留作为一个聚会的场所，这幢经过翻新后的建筑作为一个美食烹饪中心向公众开放。比尔德的学生彼得·孔普（Peter Kump）仍然致力于创办烹饪教育学院，这有助于安排对外收购和帮助建立詹姆斯·比尔德基金会。该基金会的目标是通过纪念比尔德所取得的荣誉，向有抱负的食品专业人才提供奖学金，并支持美国烹饪传统事业的发展。

一年一度的詹姆斯·比尔德基金会颁奖典礼会在这位伟人的生日当天举行，同时还会授予杰出的厨师、餐厅、美食作家、餐厅设计师和食品相关网络媒体行业中的至高奖项。这是美食烹饪界年度中的一个重大事件，其中最值得人们期待的就是基金会获奖者的精美产品展示。该基金会还对外出版发行季刊杂志，其中包括旗下餐厅的目录和曾经在比尔德机构里工作过的大厨名录。

尽管詹姆斯·比尔德基金会有崇高的目标和杰出的贡献，但也曾饱受丑闻困扰。2004 年，基金会负责人伦纳德·皮凯尔（Leonard Pickell）由于犯重大盗窃罪和非法收购别人财产罪锒铛入狱。第二年，基金会的董事长也被迫辞职。虽然从那时起，情况已经有所改变，但这些污点依然对基金会的声誉产生了负面影响，而且给基金会目前的运营制造了巨大的困难。

然而，这一切并不会使詹姆斯·比尔德一生的传奇经历有丝毫影响，因为作为杰出美食大师的他彻底教会了当代美国人应该如何去吃。

詹姆斯·比尔德的职业饮食生涯是从制作开胃小菜和小块抹酱夹馅面包开始的，所以介绍他早期推荐的食谱最合适不过。以下菜谱选自比尔德《关于食物》一书，由克诺夫出版社 1974 年对外发行。

车打奶酪辣酱
Cheddar-Chili Spread

出品量 3 杯

材　料

· 110 克在室温下保存的陈年车打奶酪，磨碎
· 2 个罐装剥皮青辣椒，切碎
· 半罐皮门托辣椒，切碎
· 1 块小的大蒜瓣，磨碎
· 半杯黄油，软化

· 3~4 大勺白兰地酒、雪利酒或波旁威士忌
· 1/4 小匙塔巴斯科辣椒酱（根据口味）
· 盐调味
· 奶油或全脂牛奶（可选）

做　法

◆ 在电动搅拌机或食品加工机容器中混合所有原料（奶油或牛奶除外），或用叉子捣碎，直到其完全摊开。如果它仍然太硬，就适量添加奶油或牛奶，每次几小勺，直到其达到适当的稠度。

◆ 将酱料放入一个瓦罐中，或将其做成一个大的丸子，或是切开并卷入烤坚果碎或香菜碎或细香葱。上菜时与饼干、薄脆面包或切片法国面包一起，并提供刀来涂抹它。

炖牛肉
Braised Beef

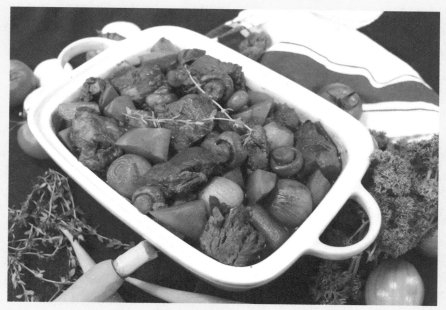

福楼亚洲行政总厨蔡继德（Andy Choy）烹制

詹姆斯·比尔德总是热衷于这种简单的爽心食物。

6~8 人份

材 料

· 2.25 千克去骨牛脊肉

· 3 大勺植物油

· 盐和胡椒调味

· 2 大勺新鲜或干百里香，或者是百里香、迷迭香与夏香薄荷的混合物

· 1 片月桂叶

· 少量肉桂皮

· 2 头洋葱，每个塞入两个丁香

· 3 瓣去皮大蒜并保持整蒜

· 2 小条意大利香菜

· 1 根韭葱

· 473 毫升红酒、牛肉汤、啤酒或水

做 法

◆ 在平底锅或大的搪瓷铸铁焙盘里，加油将牛肉煎至表面有些发焦并变为褐色，然后除剩余 2 大勺食物油外其余全部从锅里盛起。

◆ 用盐和胡椒给牛肉调味，再撒上些香料。百里香是最受欢迎的一种，因为它有一定的刺激性，可以有效地调节牛肉的味道，但您也可以使用迷迭香或夏香薄荷以获得完全不同的口感。然后加入月桂叶、桂皮、洋葱、大蒜、意大利香菜、韭葱，并倒在事先选择好的液体中煮至沸腾。转为小火，盖上锅盖，在炉子上用文火煮，每磅需要煮 30~35 分钟；或在 160℃温度的烤炉里煮，每磅煮 35 分钟，约 3 个小时，直到肉质变得鲜嫩。如果需要，可加入更多的液体。

◆ 把肉盛至一个热盘上，放置约 15 分钟，从盘中将油撇去。如果您想要更多的肉汁，可以把剩下的葡萄酒或牛肉汁倒入平底锅里并将其煮沸。用揉成小球的黄油和面粉来勾芡，让它在一个勺子里逐渐地化掉。

◆ 上菜时将切好的牛肉配上用牛油焖过的洋葱、红酒或是马德拉白葡萄酒，或是配上涂了黄油的煮胡萝卜、煮土豆、上等的肉汁和红酒。

香蕉面包
Banana Bread

这个美国风格的食谱可以教会大家如何制作出经典的甜点或点心。

出品量 1 条面包

材 料

· 115 克黄油，在室温下
· 130 克白糖
· 2 个鸡蛋
· 230 克捣碎的、熟透的香蕉（2 大或 3 中）

· 200 克中筋面粉
· 1 小匙苏打粉
· 1/2 小勺盐
· 1/3 量杯牛奶
· 5 毫升柠檬汁
· 60 克碎核桃仁或胡桃仁

做 法

◆ 将烤箱预热至180℃在一个23厘米×13厘米×8厘米长条形烤盘上抹上黄油。

◆ 容器中加入奶油，并逐步添加糖，然后充分搅拌，添加鸡蛋和香蕉泥，并将其充分混合。

◆ 撒入面粉、发酵粉和盐。把牛奶和柠檬汁倒在一起，然后让其凝固。慢慢地、交替地拌入面粉和牛奶混合物，确保开始和结束混合物都要呈现干的状态。

◆ 每次添加后都充分搅拌，边搅边加入坚果。把面糊倒入模具并烤45~50分钟，直到轻轻触摸中心时面包已经隆起且富有弹性。

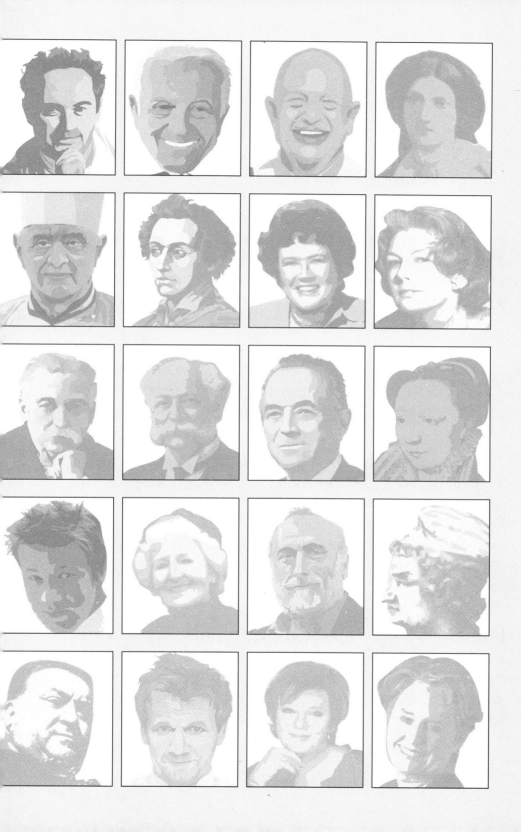

Isabella Beeton

伊莎贝拉·玛丽·比顿（Isabella Mary Beeton），娘家姓梅森（née Mayson），人们通常都称她为比顿夫人。她是英国历史上最具影响力的烹饪作家，生于 1836 年，卒于 1865 年，年仅 28 岁的她是一位在名厨辈出的年代之前就家喻户晓的名人，并对维多利亚时代的人产生了深远的启迪作用。她的影响力甚至在其死后也丝毫没有减少，因为人们并没有及时将其辞世的消息公之于众，出版商仍然用她的名字对外销售书籍，并没有确认她的死讯。实际上，她的名字已经成为一个早期的品牌，现在看来，这已经是司空见惯的事。比顿夫人的影响力一直延续到 20 世纪，使新一代的读者在阅读其睿智忠告时还能发出由衷的赞叹。

她的名望完全源于一本名为《比顿夫人的家政管理手册》《*Mrs Beeton's Book of Household Management*》的书，它通常被简称为《比顿夫人的食谱》（*Mrs Beeton's Cookbook*）。这本书一开始于 1861 年 10 月在英格兰女性家庭杂志上以系列文章的形式对外发表，到 1868 年时已经销售了 6 万多册，总发行量达到了惊人的 200 万册。

《比顿夫人的家政管理手册》是一本 1112 页的巨著，其中包含了 900 多个食谱，但它不仅仅是一本关于烹饪方面的书。正如书名所暗示的那样，这本书为一位维多利亚时代中产阶级的主妇提供了一整套完整的建议，从仆人的管理到审慎使用一些有毒物品的建议，以及关于时尚、育儿甚至畜牧方面的温馨贴士，加上一些关于宗教和大众科学的解析。这个菜谱本身在版式上就有一定的革命性，它提供了今时今日展示菜谱的经典方式——从一张配料表开始，而原来这些都被埋没在菜谱的说明文字中。

比顿夫人当时给出了相当精确的餐前准备指引、烹饪时间和成本。现代读者可能会对她的一些烹饪耗时之长感到震惊，比如竟然会用 45 分钟的时间来烹饪卷心菜，但这就是维多利亚时代英国人最喜欢的蔬菜烹饪方式。现在的食谱书通常都包含了像她当时所提供的详尽的制作流程和标准，我们也已经习惯了对食谱进行清晰而精准的描述。在比顿夫人的那个时代，她的一些标准如果用现在的标准来衡量还是稍显模糊。

然而，比顿夫人是一个做事巨细无遗的人。她在书中写道："为了能够准确地履行自己的职责，厨师需要把备受食客推崇的菜肴加以复制，凭他的厨艺将任何形式的模棱两可摒弃掉。因此，在这本书中，只有厨师自己才掌握的烹饪知识全部都被公诸于众，那些诸如一点儿、一些、少许和少量之类含糊不清的表达都不会被使用，食材的使用数量会被精准和明确地加以说明。同时，我们有这样一个心愿，所有对烹饪艺术最关键部分的无知都应该消失，而采取一种统一的度量衡制度。"

这本开创性的著作在她去世后数十年，伴随着着色雕刻技术的充分发展应用，后续出现了很多版本。

现在，似乎被人们普遍接受的一个观点是，比顿夫人的食谱并非自己所创。这些食谱缺乏创意，或者说得更严重些就是剽窃——这一观点首次由伊丽莎白·大卫（详见第8章）提出，而最近由凯瑟琳·休斯（Katherine Hughes）所著的比顿夫人的传记《烹饪风暴》（*Cooking Up a Storm*）一书中有更加详尽的描述。休斯发现，比顿夫人的大部分食谱来自伊丽莎·阿克顿（Eliza Acton）编著的烹饪书，而且她还抄袭其他厨师的书，如亚历史西斯·索亚（Alexis Soyer）、安瑟米·布里勒特·萨瓦兰（Anthelme Brillat–Savarin）和安东尼·卡勒姆（详见第6章）。

人们对比顿夫人的菜谱是剽窃的指控似乎在很多方面都听上去有些刺耳，因为菜谱的改编本身就是烹饪书籍的主线。事实上，食谱作家常常都是其他美食烹饪类书籍的铁杆儿读者，他们倾向于狂热地收藏各种各样的食谱，并且对其做某种程度的修改，但他们通常对引用都没有做任何注释和鸣谢。比顿夫人也从未对任何引用做出鸣谢，但却让厨师和女仆对这些食谱逐一进行了测试，然后以一种人性化的形式将其呈现给了读者。此外，书中将大量的篇幅都放在了烘焙或煎炸的一般原则上。

比顿夫人用一种十分实用和清晰的方式提出了可以不断衍生的菜肴制作建议，向读者展示了一个学习所有烹饪基础知识的一站式方法。她小心翼翼地排除了自己认为过于花哨或超出了家庭厨师平均水平的任何东西。休斯属于不太认同比顿夫人刻意作弊的那些人。"虽然她是抄袭者，"休斯说，"但她却在原有的基础上增加了菜谱的价值。她是一个非凡的创新者。"

这听起来似乎是合理的，因为她的成就不仅提供了一个菜谱，还给家庭厨师提供了一揽子建议和具体的指导以增加其信心，使他们比之前更加勇于下厨。

但是，比顿夫人不只是出了一本书，就像本书中列举的许多美食大师的例子那样，她短暂的一生所做的工作也生动地反映出其所处那个时代的社会变化，她也积极地参与了其中一些创造性工作。

伊莎贝拉的丈夫山姆·比顿（Sam Beeton）是一个善于把握机遇且眼光敏锐的人，他在妻子的成功中扮演着一个至关重要的角色。他创办了一个印刷出版公司，以满足越来越多有文化的新兴上班族寻找便宜书籍的需求。他意识到，当时还没有出版商专门把儿童和女性确定为市场目标，于是他将自己的公司业务定位在这两个利基市场上。其中，他最成功的商业投资之一就是于 1852 年创办《英国女人的家庭生活》（Englishwomen's Domestic Magazine）杂志，其每年的销售量达到 5万份。

比顿夫人的菜谱成功的关键是向女性读者提供建议，提倡她们像比顿夫人那样，而不再像前几代人那样与长辈们住在一起或住得很近，导致其失去了来自家人的建议。这些女性不得不建立自己的家庭，她们往往都是在缺少充足资源的前提下却要保持一定的体面。此外，许多女性有意识地努力想方设法使家人过上现代的新生活，因此，一种能为其提供可靠建议的印刷品颇受欢迎，特别它们都出自一个像比顿夫人那样条理清晰和系统性强的人的金玉良言。

19 世纪中期，英国的社会背景也可以充分说明为什么比顿夫人及其具有创新精神的丈夫能够如此敏锐地捕捉到大众的内心想法。这是一段日新月异的巨变时期：在交通领域，铁路已经完全改变了运输的状况，并且在全国范围内促进人们的出行达到前所未有的程度。

拥有庞大帝国版图的英国从殖民地大量进口外来商品，而且大城市的工业化引发了之前从未出现过的一波又一波消费主义浪潮。这意味着，以前一直被上层阶级独享的许多新产品和服务，已经在中产阶级和部分城市中的工薪阶层开始慢慢受益。事实上，整个社会阶层系统处于中产阶级日益扩大的过渡阶段，导致新暴发户们虽然兜里有钱但仍对社会缺乏安全感，不断寻求着"正确"做事的指导。

比顿夫人自己就是这种转变的范例。她的母亲是一个家仆的孙女，嫁给了第二任丈夫亨利·道灵（Henry Dorling），一位靠给埃普索姆赛马场制作赛程表而发家致富的人。因此，比顿夫人的童年非常舒心，比她所处那个时代的女孩接受了更好的教育，并且在发展个人才华方面受到了极大的鼓励。当然，这些并不包括烧饭做菜，但却包括其用法语和德语交流和演奏钢琴的能力。她曾经被专门送至德国海德堡以培养音乐天赋。她的父亲本杰明·梅森（Benjamin Mayson）英年早逝，而后她的母亲嫁给了亨利·道灵。生父和继父一共带给这个大家庭 21 个孩子，这是一个即使按维多利亚时代的标准衡量也令人印象相当深刻的数字。管理这个庞大的家庭是一件相当不容易的工作，伊莎贝拉在十八九岁时已经成为母亲的帮手，并且开始监督属下员工、管理家庭账户和协助照顾年幼的兄弟姐妹。

1856 年，伊莎贝拉·梅森 21 岁时嫁给了山姆·比顿。她的第一个孩子是在蜜月期间怀上的，但却在出生后不久便夭折了。她接着又发生了一连串的流产。1999 年，休斯找到了一些家庭文件，认为山姆·比顿将梅毒传染给了他的妻子。当时，这种病是难以启齿的不治之症，令伊莎贝拉顿时笼罩在一片耻辱之中，身心也受到了极大的伤害。她的早逝是由于产褥热和生殖器感染，这些都是当时维多利亚时代常见的疾病。山姆·比顿被认为在婚前从妓女那里感染了性病，他 47 岁去世。这似乎对他可怜的妻子很不公平，因为她未满 29 岁便撒手人寰。

然而，伊莎贝拉在婚姻初期没生孩子（尽管随后她有了四个孩子）对她而言有着非常积极的影响，这使得其有足够的精力参与到丈夫的生意中，做出这样的决定对维多利亚时代的家庭主妇而言并不多见。1857 年，她成为丈夫创办杂志的投稿者，并开始从事食谱编辑和创作方面的工作。虽然我们无法得知她在这个时候生活的具体细节，但比顿夫人已经成为许多传记撰写的主要人物。很明显，她一定是个相当果敢和具有工作奉献精神的人。例如，1858 年，她不仅要为自己的丈夫工作，而且还担当着家庭主妇的其他责任，同时她还抽时间在家里开了一个赈济场，施舍给那些在严冬里挨冻受饿的穷苦孩子。那时，她每月为《英国女人的家庭生活》撰写增刊，这些作品后来都被收入在她著名的书中。比顿夫妇不仅在出版生意方面做得风生水起，而且还决定在此基础上乘胜追击。1860 年，他们参观了巴黎并收集了一些新想法，与当地的一些时装店而不是餐馆老板建立了联系。结果，杂志被重新改版，增加了很多彩色时装插图，整个出版物的外观顿时变得更加丰富多彩，他们对提高封面价格充满了自信。

由于杂志集聚的巨大力量，伊莎贝拉开始思考将作品合并到一本书中。她花了 4 年时间才完成了这项工作，该书于 1861 年 10 月出版。她在序言中写道："我必须坦白地说，如果之前知道这本书将让我付出如此大的代价，我应该没有足够的勇气来开始这项工作。最初到底是什么激励我去尝试这样一项工作，究其原因，可能是我看过太多因家庭管理不善给人们带来种种不适和痛苦。我一直认为，没有什么会比主妇做的难以下咽的饭菜和家里杂乱无序更令家人感到不满。男人们如今去俱乐部、酒吧和餐厅都可以享受到细致周到的服务，为了与这些地方进行竞争，一个女主人必须彻底掌握美食烹饪的理论和实践，以及非常熟谙如何营造温馨舒适的家的管理艺术。"

这本书在推广时这样描述道："其中包含了女主人、女管家、厨师、厨房女佣、男管家、男仆、车夫、泊车员、高级和低级的侍女、侍婢、杂务女工、洗衣女仆、护士和保姆、月嫂等相关信息，也涵盖了卫生、医疗和法律方面的备忘录，还记录了家族起源、家庭物业以及与家居生活紧密相关的历史。"

比顿夫人坚称："与所有其他的事相比，卓越的烹饪技艺是唯一可以通过反复实践和专业指导让人后天所具备的。"正如前面所述，她书中所涉及的范围之广令人生畏：只是在烹饪食谱方面就涵盖了 82 种汤、200 种调味酱和 128 种鱼类菜肴，还包括了制作环节中巨细无遗的详细说明。然而，比顿夫人随后却获得过于浪费的坏名声。例如，人们误传她唆使读者"吃 10 个鸡蛋"，但她实际上始终将自己的重点放在坚持菜肴的经济性和物有所值上。她建议负责家庭日常采购的女主人减少浪费和不必要的开支，并且这样评论道："按照既定标准可以选购到的最便宜的物品就是最好的。"她常常给出一些昂贵餐料的便宜替代品，而且毫无保留地给出一些食品回收和降低成本的省钱建议。

人们关于比顿夫人食谱方面的剽窃指控已经成为重新评估其著作的一个主要问题，但也应该指出的是她在书中的其他部分还引用了一些其丈夫同僚的"科学专业知识"，比如约翰·谢勒（John Sherer），其后来在她去世之后创作了一本比顿通用信息字典，并以她的名字作为书名。

在她的著作面世的 4 年时间内，比顿夫人已经离开了人间。很显然，她的丈夫从未摆脱她死亡的阴影，他的商业头脑仿佛也随着妻子的离世而抛弃了他。然而，他充分地意识到他们夫妇共同创造出的令人瞩目的奇迹，为此他需要继续保留她的名字。所以，他假装她仍然在世，并以"比顿夫人"作为品牌名称来继续撰写文章和书籍。顺便说一下，根据休斯的回忆，作为这个品牌影响力的有力证明，在她死后一个多世纪，一个名为金斯特丝（Ginsters）的英国馅饼制造商仍然愿意支付 100 万英镑的品牌费用来换取比顿夫人名字的产品冠名权。

妻子去世后，山姆·比顿委托一连串的记者通过发布围绕这本名著的最新书评来保持她名字的知名度与曝光率，而且还于 1870 年以《比顿针线活工具书》（*Beeton's Book of Needlework*）为新标题对外出版发行新书，并暗示他的妻子就是该书的执笔者。之后，他出版的一本园艺书籍也使用了她的名字。随着时间的推移，他不仅没有放弃她还活着的谎言，而是变本加厉地进行欺骗，不仅在出版的书上署名作者是比顿，而且专门强调是比顿夫人亲自执笔。难怪她的大部分读者都不知道她的去世，而且对一位形象不断变化且外表和蔼可亲的中年女人竟然根本不存在完全一无所知。

虽然比顿夫人的名气越来越大，但是她丈夫的生意却丝毫没有好转。随着山姆·比顿债台高筑，一家叫欧沃尼·格尼（Overend Gurney）的商业银行买断了其中的很多债务。这家银行于 1866 年的倒闭风波揭开了一桩巨大的金融丑闻，这彻底逼山姆·比顿走上了绝路，他被迫将出版社出售给沃德·洛克·泰勒（Ward, Lock & Tyler），其中也包括了妻子著作的版权。他继续打理着自己的生意，直至 1877 年死于肺结核，出版社的新东家则肆无忌惮地和毫无节制地利用比顿的名字掠取钱财。

伊丽莎白·大卫仔细地记载了他们从 1888 年开始如何使这本书整个改头换面，并向其中不断加料，其中一些内容并不是出自原作者之笔，但人们已经没法对此追根溯源。这种改变在 20 世纪 60 年代达到了极致，大卫发现，比顿夫人的原始菜谱竟然没有一个被保留下来。然而，到了最近，这本 1861 年的原始版本又重新面世，并且印刷版和在线版均在出售。原书牛津版的编辑尼古拉·亨布尔（Nicola Humble）解释了为什么这本书自首次印刷一个多世纪之后，又以原来的面目重新再版，并且取得了应有的成功："从根本上来说，这是本讲述家庭管理比描写美食烹饪更多的书。它讲述了一个夹杂在新旧世界之间、充满了现代和乡愁气息的文化故事。它告诉我们，肉仍然是放在噼啪作响的厨房明火上被烤制的，但许多我们认为理所当然现在才有的瓶装酱汁和调味品其实早已存在。"

英国首屈一指的烹饪历史学家艾伦·戴维森（Alan Davidson）这样描述比顿夫人，她的书"注定会是一部伟大的作品。它那种无形的特性很难被下定义，但却散发出显而易见的最佳烹饪书籍的光芒。它告诉读者，作者才是真正了解她本人创作真谛的那个人"。

以下菜谱是根据原始形式进行复制的，第一款菜式是一个典型的制作简单、有益健康的菜肴，接下来对鸡蛋和烤肉的介绍则很好地展现了比顿夫人烹饪实用性的一面。

烤苹果（一道普通的家庭菜）
Baked Apple Dumplings

材　料

· 6 个苹果
· 350 克起酥面皮
· 糖，用于调味

做　法

◆ 苹果削皮并且取出苹果核，不必切开，使用约230 克起酥面皮将苹果包裹起来，预先用棉白糖加甜，而后小心地使其粘贴在一起。当它们形成圆球状时，包上锡纸，烤大约半小时，如果苹果比较大时间可适当延长一些，而后将它们像金字塔一样摆放在盘子上，并在表面撒上一些捣碎的白糖。这道甜点也可以使用泡芙面糊来代替起酥而使口味显得更加丰富一些。

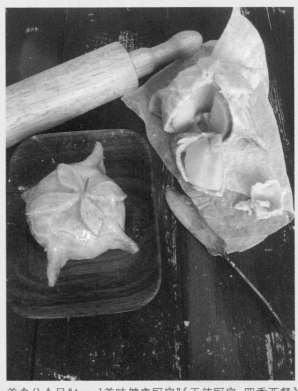

美食公众号"Angel美味健康厨房"《天使厨房: 四季西餐》
作者钟乐乐烹制

时　间

30~45 分钟，甚至更长时间。

平　均　成　本

每个苹果售价 0.5~1 美元，可以供 4 个人食用。从每年 8 月到来年 3 月是苹果的上市季节，但从 1 月后苹果的口感会有所下降。

蛋
Eggs

不同鸟类的蛋在大小和颜色上会截然不同。鸵鸟蛋是最大的：一枚放在巴黎动物园里展览的鸵鸟蛋重达 1300 克，可以容纳 570 毫升液体约 15 厘米深，这就是普通非洲鸵鸟蛋通常的大小。旅行家们描述鸵鸟蛋的味道非常可口，他们保存的时间比鸡蛋更持久，而且用鸵鸟蛋壳做成的酒杯非常的牢固。火鸡蛋的味道和鸡蛋一样温和；鹅蛋很大，但尝上去味道挺不错；鸭蛋的味道会比较浓郁一些，蛋白略有透明或泛蓝色，当煮沸凝固或凝结时，比煮鸡蛋花的时间更少。珍珠鸡的蛋比鸡蛋要更小和精巧一些。野禽蛋一般都是彩色的，上面会有一些斑点，并带有一些鸟类身上特殊的味道。那些被当作食物的陆鸟类（如麦鸡或者类似的禽类）深受人们的喜爱。但一些海禽或多或少都带有一些刺鼻的鱼味。海龟的蛋数量非常多，里面只有蛋黄，没有外壳，非常美味。

烤肉
Roasting Meat

用不同方法烤的肉也是有区别的。用烤箱烤制时，由于烹饪操作引起的烟气无法排除，与用明火烤炉烤肉时的情况不太一样。然而，这个缺陷被内部结构不断改良的现代烤箱逐渐消除了。然而，对于大多数在这些烤箱中烤制的肉而言，根据其制作原理在内部并未安装任何排烟装置，所以毫无疑问会产生一种特殊的味道，尽管其化学反应过程据说与明火烤炉烤制的过程完全一样，但与烤肉的味道其实截然不同。

如果烤箱火力太猛，有必要在热量穿透到肉的里面之前，将肉的突出关节部分覆盖上一层烧烤用白纸，以防肉被烤焦或表皮发黑。这张纸应当在上菜前的半小时前拆掉，以便关节部分可以呈现出一种令人垂涎欲滴的色泽。

许多用罐子方式贮存的菜肴多到不胜枚举，可能都是用相对节俭的方式直接在烤箱里进行烹制的。在这些菜式当中最主要的就是汤、酱汁、罐焖野兔、牛清汤；采用这种烹饪方式可以非常方便地对一个预先裹上面皮和水的火腿进行调味和烤制。

所有这些烧烤类的菜式在被进行制作之前都必须用调料充分腌制。也许有人会说，有一些菜肴至少可以通过烤箱达到与烤炉相同的烹饪效果。因此，羊肩肉焙土豆、鱼柳或牛仔骨、乳猪、野兔等在涂上油烤制之后，也同样能够被美食鉴赏家们所接受，当烤好之后，看起来就好像是炒过一样。事实上，正如人们所说，面包师的烤箱或者家里的烤箱，可能经常替代厨师的角色，而且显然更加经济实惠和方便。

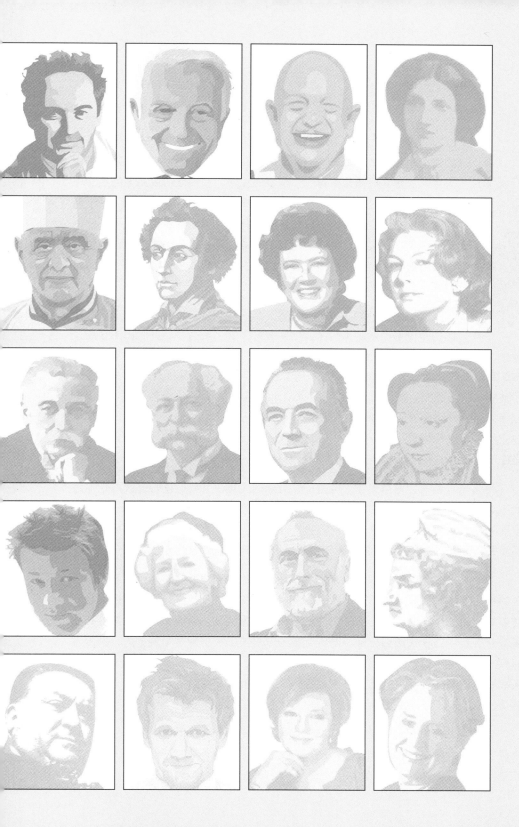

保罗·博古斯（Paul Bocuse）生于 1926 年，他被另一位著名的法国厨师阿兰·杜卡斯（Alain Ducasse）描述为"法国菜的乖戾大师"。博古斯通常被称作"保罗先生"，人们之所以用他的名字来尊称他，主要是对其在法国饮食界德高望重的地位尊崇备至。杜卡斯补充道："保罗先生是一位传统的厨师，这就意味着他讨厌不必要的烹饪伎俩。事实上，他认为所有复杂的烹饪技艺都是多余的，而他的烹饪方法可能是正确的。正是因为博古斯对成品质量和烹饪手法的苛刻要求，使他最终发现了达到卓越的成功秘诀。"

博古斯非常吸引人的一点是，作为传统的法国厨师，他在工作过的每个位置上都游刃有余。他曾经拜多位名厨为师，并且出生在厨师世家，从小就对烹饪耳濡目染。博古斯看上去就像是天生的大厨：即使年届八旬，依然身材魁梧不减当年，胸前佩戴着所有获得的荣誉徽章，头上是一顶白色无边圆柱形的厨师高帽。按照厨师的标准来看，他的自负令人印象极为深刻。描绘这位伟大厨师光辉形象的大型壁画和宣传海报在店内外比比皆是，其中包括这样一幅充满崭新诠释的画：在一幅达·芬奇《最后的晚餐》的复制品里，博古斯竟然坐在了桌子的中央，那原本应该是耶稣基督所在的位置上。

博古斯可能有些喜怒无常。他是一个狂热的完美主义者，不但有大厨标志性的一触即发的坏脾气，而且还有一种邪恶的幽默感来缓和其粗暴的名声。然而最重要的是，他是一位令同僚十分钦佩的烹饪泰斗，而且也被公认为对现代法国菜的发展和大厨们在烹饪中所扮演的角色有过极其深远的影响。

这个仿佛从讽刺漫画中走出来的看似矛盾的人，一方面坚定地保持着法国美食的伟大传统，另一方面又勇于接受变革，并且在新式烹饪进化过程中始终发挥着主导作用。虽然他一直扎根并生活于法国的里昂地区，但他却是首批对外拓展餐饮业务合作的现代法国厨师。博古斯是一位对美国特别情有独钟的人，并经常和别人开玩笑说自己身上也流淌着美国人的血液，这主要是因为其在第二次世界大战抗击德国的战斗中曾受过枪伤并在一家美国医院接受过输血。美国人对这份感情也给予了回报，并授予他许多荣誉。

人们在加州、纽约和芝加哥均给予这位法国厨师崇高的荣誉，并公开宣布设立保罗·博古斯日。2011 年，美国烹饪学院（CIA）授予博古斯"世纪大厨"的荣誉称号。

　　"他是有史以来最伟大、最重要的厨师。"美国烹饪学院的校长蒂姆·瑞恩(Tim Ryan)这样评论他。类似这样的赞誉已经有一长串，其中包括他早在 1969 年就被《高特·米鲁美食指南 》（ *Gault & Millau* ）评定为世纪大厨。他共获得 3 枚法国军团荣誉勋章，并于 2004 年受颁高等骑士勋位，从而达到了事业的顶峰。

　　博古斯不但给本已声名显赫的法国美食锦上添花，而且对世界烹饪也作出了两大特殊的贡献。他是法国新派料理的创造者之一，这种产生于 20 世纪 60 年代末和 70 年代的新式烹调方法彻底颠覆了原来传统的法式烹饪法。法式烹饪法习惯于在菜肴上盖上浓浓的酱汁，以至于让人完全吃不出菜原本的味道，并且仅仅依赖于相对有限的佐料，极力反对厨房中任何变革的老套做法。

　　当亨利·高特（ Henri Gault ）于 1973 年在他的文章里大力传播法国新派料理并发表公开声明时，博古斯便对自己位于里昂的餐厅厨房进行了大刀阔斧的变革。正如我们在第 17 章中将会看到的，虽然博古斯的导师弗尔南多·普安(Fernand Point ）朝这个方向作出了变革，但他的门徒才是那个使变革实施的人。

　　这种新烹饪方式的本质是依赖尽善尽美的食物原料来为自己代言，通过使用较少的烹饪步骤、清淡的调味、更少的脂肪和面粉来体现菜肴的原汁原味，用这种烹饪方式做出的肉和鱼通常在上菜时还可见 "骨头上的粉红色"。这种现在已被广泛接受的想法被爱丽丝·沃特斯（详见第 20 章）那样的厨师进一步发挥，认为最好的原料应当是天然有机的，但博古斯并没有成为这种趋势的跟风者。"我宁愿吃一个好苹果，也不愿吃一个有机生长的烂苹果。"他公开宣称道。

　　使用新式料理这一术语时需要格外地谨慎，因为自从 18 世纪早期法国的文森特·拉·夏贝尔（ Vincent La Chapelle ）首次提出这种简约烹调方式并开启新的美食趋势以来，一直都在不定期地涌现同样的说法。正如我们将在第 6 章中所看到的，安东尼·卡勒姆也将其更为复杂的烹饪风格称作新式料理。博古斯已经表达了自己对"滥用"这个词而感到不安。他告诉新闻机构的记者："他们总是谈论新式料理，但对我来说，每一代人都会推出一种新式的烹调方法。"

　　博古斯以导师弗尔南多·普安的实践作为基础，开始走出厨房去迎接客人，并成为自己最好的宣传员。博古斯认为厨师应该离开厨房，因为他们需要与餐厅里最重要的人——食客进行直接接触。他还认为，厨师需要密切关注客人的服务细节和其所在地区。

　　美食社会学家克劳德·费施尔（Claude Fischler）认为，博古斯的真正成就在于第一次把厨师这类只比洗碗工地位稍高且对自己的烹饪成就毫无察觉的人变为了老板，之后还将其变成了明星。这种说法稍微有些偏颇，因为在 20 世纪以前，许多厨师的地位就已经远远超过洗碗工了，虽然他们当时还不像现在的明星那样风光。博古斯回忆父亲当年的工作情形时说道："厨师在过去就是苦力，总是待在臭气熏天和酷热难挡的地下厨房里，而主人则悠闲地在餐厅里走来走去。厨师总是在自己的职业生涯结束之后，沦为一窍不通的白痴和一文不名的酒鬼。"

　　一位法国顶级厨师雅克·派平（Jacques Pépin）曾经说过："我认识保罗已经 50 多年了。我也来自里昂。当然，他比世界上任何其他厨师付出得都多，他将厨师带到了餐厅里，使这份职业备受人们尊敬，把我们变成了现在这个样子。现在，大厨们个个都是明星，这一切多亏了保罗·博古斯。我们应该感激他。"

　　纽约本质餐厅（New York's Per Se restaurant）的大厨托马斯·凯勒（Thomas Keller）认为，博古斯帮助人们树立了对厨师的崇拜。"他是把厨师带出厨房的第一人，"凯勒说，"他在很多方面给予我们自由发挥的空间。我们被允许进行一些解释和说明，并分享一些关于食物制作的观点。"许多厨师不仅深受博古斯的启发，而且对他公开分享自己的食谱和制作方法的做法心存感激，因为这些在以前竞争激烈的法国厨师中从来都是暗自进行的。

　　正如我们所看到的，博古斯一点儿都不谦虚，他欣然接受着超级大厨们对自己的顶礼膜拜。他凭借基金会、培训机构和以其名字命名的奖项来小心翼翼地树立着自己的形象，并以一己之力促进烹饪业的发展，同时为此一直不遗余力地作着贡献。

　　尽管作为革新者，博古斯对厨师应该被看作是发明家的观点深表怀疑："有太多的厨师想要尝试新鲜的事物，但当你阅读一本烹饪书时，总会发现一些菜式竟然已经有人做过了。"在一次采访中，他和记者谈及自己的观点："烹饪就像音乐，一个人不会有什么发明可言。如果一个人用'发明'这个词来形容我，显然有些言过其实了。"

　　他对近来的烹饪创新尤其持怀疑的态度，一直批评某些现代的烹调方法过于复杂，并且相信厨师去繁就简的良方应该是集中精力寻找最好的供应商。"我认为发现最好的肉贩、最好的鱼贩、最好的蔬菜供应商才是最重要的。"

如今，很少有比使用实验室技术来传授解构主义的烹饪学校所用的烹饪方法更复杂了，我们在关于费兰·阿德里亚的第 1 章中曾经探讨过。博古斯曾这样声明："这不是我的烹饪方法，但我对他仍然非常钦佩，因为他带给了我们一些新的东西。"由于博古斯始终坚守这样一个工作原则：只要能使餐厅宾朋满座，那厨师就永远是对的。"阿布衣餐厅（费兰的餐厅）不管何时都是爆满的，所以他是正确的。"他坦诚地说道。

博古斯对无国界料理也深表怀疑，特别是混合亚洲和欧洲的饮食文化。他说："把巧克力和番茄或番茄果酱混合在一起：这根本不能算是一项发明。只用巧克力做出的美食才是独一无二的，巧克力本身是一种很好的食品，但将两者混在一起就是一堆狗屎。"

将博古斯描述为出身于具有优良烹调传统的家庭显然过于保守。他来自一个横跨三世纪的烹饪世家，祖孙三代皆为大厨。离那间以"博古斯"命名的餐厅非常近的磨坊以前曾是科隆日太子港山（Collonges-au-Mont-d'Or）的一处谷物加工厂，磨坊主的妻子是博古斯的前辈，在 20 世纪 60 年代以其出色的烹饪技术而闻名退迹。随着 1840 年这家工厂的拆除，博古斯全家搬到了里昂索恩河下游一家由修道士打理的农场，博古斯的第一家餐厅就坐落在那里。

1921 年，保罗的祖父约瑟夫·博古斯（Joseph Bocuse）被迫出售餐厅，而新老板毫不犹豫地将收购的餐厅命名为博古斯餐厅。多亏了保罗的父亲乔治·博古斯（Georges Bocuse）和母亲厄玛·鲁利耶（Irma Roulier）的婚姻，使他能够重新涉足餐厅生意。鲁利耶家族拥有科隆日的杜邦酒店。它原本是一个名不见经传的乡村酒馆，后来更名为博古斯餐厅，虽然从法律上讲这个名称应该属于约瑟夫·博古斯餐厅的购买方。

博古斯于 1941 年德国占领法国时便开始了自己的职业生涯，依据传统规矩，入行时都是从学徒开始做起，他在里昂的晚会餐厅（Restaurant La Soierie）为克劳德·马雷（Claude Maret）打工。对于博古斯这一代人而言，战争是一种重要的经历。他后来回忆道："因为它锻造了人的品格，你会对生活抱有不一样的想法。"

两年后，他就被征召到维希囚犯集中营工作，但他最终逃了出来，加入了自由法国军队并受了伤。当战争结束时，他参加了 3 月在巴黎举行的著名的胜利大游行。

早在参军之前，博古斯就已经在另一家名叫布拉齐耶妈妈（La Mere Brazier）的餐厅里做欧叶妮·布拉齐耶（Eugenie Brazier）的学徒，这是第一家由女人经营并获得米其林三星评级的餐厅。战争结束后，他回到了这间餐厅，由一名士兵的生活又重新返回到异常艰辛的学徒生活中。他回忆道："在布拉齐耶妈妈餐厅工作时，我每天必须很早起床，挤牛奶、喂猪、洗衣服、做饭…… 这是一段艰苦磨炼的时期。今天，厨师这个职业已经发生了翻天覆地的变化。烹饪时已经不再使用煤炭，你只要按下按钮就可以生火做饭了。"

博古斯职业生涯的转折点出现在他离开里昂并前往维也纳为弗尔南多·普安工作的 8 年里，他还雇用了自己的父亲，而且如同对待自己家人一般地对待新招募的成员。

1959 年，博古斯接管了父亲经营不善的餐厅，这家餐厅后来更名为科隆日杜邦酒店。他的父亲乔治·博古斯去世时留下了巨额的债务。他用了 3 年时间让餐厅重振旗鼓，博古斯不但获得了第一个米其林星级评分，而且还获得了法国顶级工匠奖。1965 年，餐厅获得了第一个米其林三星评分，而且之后将其在墙上一挂就是 40 年。也是在同一年，博古斯成功回购了祖父母的餐馆，然后将其命名为科隆日修道院餐厅。

接下来，博古斯在坚持法国烹饪传统的基础上不断进取革新，在其职业生涯中取得了非常卓越的成就。他是非常典型的勤快大厨，每天只是拼命地工作，喜欢品尝美食，尽量回避一些关于什么样的食物适合或不适合你之类的话题。"我不是医生，"他说，"所以如果你问我喝红酒好不好，我会给你肯定的答复，因为我在博若莱有一个葡萄园。如果你询问美食，我会聊一些关于黄油、奶油和酒的事，因为我是一个厨师。"

他属于完全自我激励且工作严谨的大厨。他声称每天只需要休息四到五个小时，即使在 80 岁高龄时也可以切菜如飞，不输给任何年轻人。虽然这些日子他已经在自己生命最后的日子里刻意保持安静，但是他骨子里却有种典型的厨房大男子主义。

早在 1976 年，他在接受一次采访时说："我宁愿让一个漂亮的女人躺在我的床上，也不愿让她出现在一家餐馆的炉子后面。我更喜欢女人身上散发出迪奥和香奈儿的香水味，而不是油烟的味道。女人可以是好的厨师，但她们不是好的大厨。女性如果像男人那样系统地做事只会失去自己的魅力，而我最喜欢有女人味的女人。"

最近，他开始撰写一些关于自己的复杂的爱情生活故事，他似乎陶醉于披露自己的许多绯闻。2005 年，他曾经这样写过自己的一次采访："食物和美色有很多共同点，我们使其达到完美的结合，四目相对让人怦然心动。"博古斯从 13 岁起便有了性冲动，他甚至到晚年三重心脏搭桥成功之后才稍微遏制了自己强烈的性欲。

博古斯说自己有"三位妻子"。第一位妻子是雷蒙德（Raymonde），他与这位妻子在第二次世界大战结束后结婚，并育有一个女儿弗朗索瓦丝（Francoise）。这位妻子与他一起在餐厅楼面工作，并且从来没有公开对他的情妇们表示过任何不悦。

根据博古斯的回忆，雷蒙·卡鲁特（Raymone Carlut）和帕特里夏·乔萨（Patricia Zizza）都与他保持了很长时间的情侣关系，而且三人之间一直相处得很好。卡鲁特给他生了一个儿子杰罗姆（Jerome），他后来负责迪士尼乐园里美国分餐厅的运营管理。乔萨生了一个女儿，但却不是博古斯的，但他仍然像对待自己的孩子一样对待她。

博古斯与迪士尼乐园合办的合资企业是其展现精明的商业能力的一个成功案例，在奥兰多的迪士尼乐园未来世界景区法国展馆内，他开了一家法国大厨餐厅。与迪士尼的合作使他在市场营销方面受益匪浅，并且将其名字最终树立成一个商业品牌。

他还在里昂开了一家小型连锁啤酒屋，用餐环境不像他创办的第一家餐厅那么奢华，但能以适中的价格供应各种法国特色菜肴。2008 年，他又开了一家名叫西部快递（Ouest Express）的快餐店。

现在，有大量产品都被冠以博古斯的名字，包括他自己注册的葡萄酒和香槟商标。随着产品类型和投资企业的不断增多，也招致了各种各样的非议，有人认为他不是在做厨师，而是在用自己的名字树立一个品牌。博古斯坚称自己激增的商业利益丝毫没有影响到作为大厨的兴趣，他仍然每天都在厨房里忙碌。

他是第一个在 20 世纪 70 年代就认识到日本市场颇具潜力的法国厨师，而且开始向日本出口法国的食品，同时在日本从事餐饮咨询和烹饪授课工作。他还在德国高调亮相，并出现在德国 1988 年第一批制作的电视烹饪节目中。在邻国奥地利,大名鼎鼎的埃卡特·维茨格曼(Eckart Witzigmann)很好地继承了他的厨艺,成为博古斯成功培训出的一位三星级米其林大厨。在法国,他和法国航空公司保持着长期的顾问合作关系,并且亲自上阵加入到 1969 年"协和号"飞机首航的配餐团队中。正是在那次特殊的场合中,法国新式料理的说法第一次被用来形容他精心烹饪的菜肴。

1987 年,有众多世界顶级名厨参加的博古斯烹饪大赛正式发起,并由其本人亲自主持。这个烹饪大赛现在已经成为世界上最重要的厨艺比赛之一,极大推动了许多世界大厨的职业生涯。

在这之后,保罗·博古斯世界烹饪联盟学院于 2004 年成立,其主要任务是培养大厨,并同时与多所著名大学建立了合作关系,代培为期 4 个月的短训班,让学生们集中学习他的厨艺。自从博古斯开始涉足于厨艺培训,这个学院在培养厨师方面达到了顶峰。

博古斯也先后撰写了 9 本关于美食烹饪和反映自己生活以及饮食观点的书籍。不出所料,它们全都成为当时最为畅销的书籍。

如果有人被称为"大厨中的泰斗",那一定非博古斯莫属。美国大厨查理·帕尔默(Charlie Palmer)曾经说道:"我认为我们都有导师,但我认为保罗·博古斯比导师更进一步。他是我们努力追求的梦想,是我们不断思考想要努力靠近的楷模。他是 20 世纪最伟大的厨师,再也不会有任何人配得上这个称号,如果有的话,那也只能出现在接下来的世纪里。"

以下食谱选自保罗·博古斯所著的《向美食进军》（*La Cuisine du Marche*）一书，由弗拉马里恩出版社出版。前两道菜非常著名，第三道菜虽不太复杂，但也堪称经典。

食谱

爱丽舍松露汤
Truffle Soup Elysée

这种汤有时也被称作为 VGE 松露汤，三个英文字母取自法国前总统吉斯卡尔·德斯坦（Valéry Giscard d'Estaing）的姓名首字母，因为这个汤是在 1975 年 2 月 25 日博古斯作为法国烹饪的杰出代表接受吉斯卡尔·德斯坦总统授予的法国荣誉军团勋章时，特别在午宴上推出的。

1 人份

材 料

· 2 大勺马天奴：将两等分的胡萝卜（去芯）、洋葱、芹菜、蘑菇切成小块并用无盐牛油拌在一起
· 44 克新鲜松露
· 19 克新鲜鹅肝
· 250 毫升香浓鸡骨清汤

· 50 克起酥面团
· 1 个打发的蛋黄
制作起酥面团所需材料：
· 5 量杯筛过的面粉
· 3/4 匙盐
· 236 毫升水
· 350 克无盐牛油

做 法

◆ 在每个单独的耐热汤碗内放入 2 大勺马天奴、44 克切成不规则形状的松露、19 克切成不规则形状的鹅肝和 250 毫升香浓鸡骨清汤。

◆ 在酥饼边上刷上薄薄的一层蛋黄，将其盖在汤碗上，然后将边缘紧密地封住汤碗口。把汤碗放入烤箱内，很快地加热至 220℃。酥饼在高温下会膨胀并呈现出金黄色：这是一个信号，它已经熟了。

◆ 用汤匙把酥饼弄破，并将其放入汤里。

起酥面团的制作方法：

◆ 把面粉放在一个揉面板上，在中间放上盐和水。把面粉和水混合在一起揉到面团光滑并有弹性，将其卷成一个球后静放 20 分钟。将面团均匀地擀成一张 20 厘米的薄片。在上面放上黄油，并以同样方式将其擀在一起。

◆ 将面团完全对折在一起并放置 10 分钟，然后把面团"叠转"两次，每一次"叠转"都用擀面杖在大理石板上将其擀成 1.5 厘米厚、61 厘米 ×20 厘米的长方形。先把面团交叉对折，并将其擀成正方形。第二折也是用擀面杖叠转滚动面团，并将其向相反的方向折叠三次。

◆ 叠转和擀压的目的是将黄油均匀地分配在面饼当中，以确保其在烹饪时可以均匀地膨胀。

◆ 最后，把面团再叠转两次，每次叠转之后静置 10 分钟。在折了 6 道之后薄片状的面团已经准备完毕可以使用和切开，这意味着叠转了两遍，并且折了 3 次。

地中海酥皮鲈鱼
Sea Bass in Pastry
（Loupe de la Mediterranean en Croute）

8 人份

材　料

· 一条 2700 克左右的鲈鱼
· 细叶芹，切碎
· 龙蒿叶，切碎
· 盐
· 胡椒

制作起酥面团的材料：

· 1100 克筛好的面粉
· 3/4 匙盐
· 1 量杯水
· 350 克无盐牛油
· 蛋黄
· 融化黄油或黄油白沙司

制作龙虾慕斯的材料：

· 225 克生龙虾肉
· 龙虾籽
· 3/4 匙盐
· 新鲜胡椒粉
· 少量磨碎的豆蔻
· 1 量杯鲜奶油
· 110 克开心果
· 松露

做 法

◆ 买一条新鲜的海鲈鱼，去内脏洗净，去皮，但不要伤及鱼肉，保留完整无损的鱼头和鱼尾。

◆ 沿着大骨把鱼切开。在这个长长的开口内，放入新鲜采摘并且切碎的细叶芹和龙蒿叶，撒上盐和胡椒；把开口的鱼肉重合合上。鱼腹部也照此来做。

◆ 接下来，再擀出 2 张与鲈鱼等长的起酥面团薄片。把鱼放在其中一张面皮上面，然后将另一张面皮盖在鱼的上面，整条鱼用面皮密封。压紧密封着鲈鱼的面皮，以保持其原来的造型。

◆ 用一把非常锋利的刀切下鱼四角多余的面皮，可以留下一些面皮来装饰成鱼鳍。纵向是鳍和尾巴，剩下的面皮用来模拟鳃，对鱼眼也照此去做。

◆ 用一个蛋黄来给面皮上色，让其看起来更像一条鱼，用一个很小的半月形的小模具在面皮的表面压制出鱼鳞的形状。这个环节一定要心细手巧，不可急躁。

◆ 把鲈鱼搁在一个准备好的烤盘上，放入烤箱内加热至230℃。当面皮变硬，将热度减至180℃以便将其内外加热均匀，而不至于将面皮烤糊，整个时间大约需要 1 个半小时。

◆ 上菜：将鲈鱼放在长盘上，并当着客人的面切开，同时配一碟融化的黄油或黄油白沙司。

做法上的不同变化：

◆ 在裹上面皮之前，可以在鲈鱼里塞入龙虾慕斯。

◆ 在一个臼里把龙虾肉捣碎，加盐、胡椒粉、豆蔻粉及调味的龙虾籽。

◆ 将龙虾肉极细地筛进一个碗里。

◆ 把碗放入冰块中，把 1 量杯鲜奶油、开心果和松露搅拌进虾肉中。

起酥面团的制作方法：

◆ 把面粉放在一个面板上，在中间挖一个孔放入盐和水。将面粉与水充分混合并且揉弄至面团光滑和富有弹性。将面团卷成一个球状，并静置 20 分钟。把面团均匀地擀成一个直径 20 厘米的正方形。

◆ 在上面加入黄油，同样用擀的方式将面团与黄油完全叠合在一起。

◆ 将面团的边缘抹上黄油卷起并充分擀。

◆ 将其静置 10 分钟，然后把面团"叠转"两次。每一次"叠转"都必须滚动面团，并在大理石板上用擀面杖将面团擀成 61 厘米 ×20 厘米和 1.3 厘米厚的长方形。将面饼横向折三下，形成一个正方形。第二次叠转是用擀面杖向相反的方向擀面皮并折叠三下。

◆ 叠转和滚动的目的是要将黄油均匀地分布在面饼里，并确保其在烹饪的过程中受热膨胀均匀。

◆ 最后，再将面团多叠转两遍，并在每次翻转之间相隔 10 分钟。在叠转 6 遍之后薄片面饼已经准备好了并可以切开，这意味着已经揉合了 3 遍，每次叠转了 2 次。

法式鸭肝酱
Duck Liver Terrine
（Terrine de Foie de Canard）

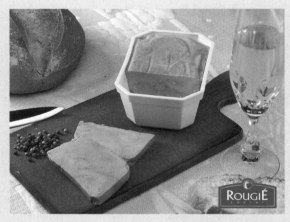

露杰公司品牌厨师烹饪大使郑冬齐（Kevin）烹制

16 人份

材 料

· 3 个大鸭肝，约 450 克
· 1 升波特酒
· 2 个明胶片
· 混合香料（3/4 匙盐、1 小匙磨得很细的胡椒粉、豆蔻粉）
· 半匙盐

做 法

◆ 将鸭肝在温水中浸泡 2 小时，水的温度不得高于 38℃。
◆ 沥干鸭肝上的水，用手掰开鸭肝，小心地去除附在肝上的胆囊和血管。
◆ 把鸭肝放入一个耐热的砂锅里用混合香料进行调味。
◆ 提前将明胶片加入波特酒中溶解，并将其放在一个阴凉的地方静置 24 小时。
◆ 把砂锅盖住并放入隔水炖锅中，放入烤箱并预热到 200℃。
◆ 关上烤箱并继续加热鸭肝，蒸烤 40 至 50 分钟后取出。
◆ 放凉，上菜时将鸭肝用砂锅作为盛器展现在客人面前。

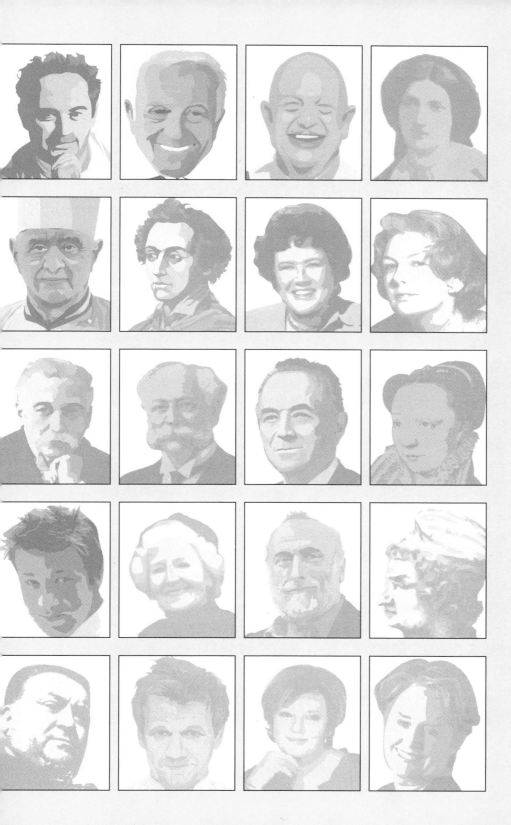

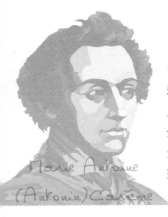

在马里耶—安东尼·卡勒姆（Marie-Antoine Carême，1784—1833）辉煌的传记里，他通常被称为安东尼·卡勒姆，伊恩·凯利（Ian Kelly）在提及这位高级烹饪之父时将其描述为"第一名厨"。虽然很多人都称他为"王室御厨和厨师之王"，但这应该是对他最恰如其分的描述。如果从字面上的意思理解，卡勒姆的职业生涯大部分时间都在为皇室和欧洲达官贵人烹饪各色美食，所以他理所当然地被同时代的人认为是统领厨房的王者。

人们将卡勒姆描述为一位极富影响力的厨师显然有些轻描淡写，因为在许多美食界的圈子里都推崇其为"厨艺大师"。这种观点显然也得到了卡勒姆本人的认同，并在其撰写的一本给自己歌功颂德的自传中大言不惭地进行了分享。这本名为《关于卡勒姆的传记》（Notice Biographique Sur Carême）的书籍最终未能完成，然而，这算是一个突破性的尝试，因为之前此类传记基本都局限于描述一些伟大的政治家和社会公众人物，而从来没有描述过厨师。但卡勒姆却对自己丝毫没有过怀疑或因为身份卑微而感到困扰，而是毫不犹豫地承认自己对烹饪艺术的卓越贡献。"难道还有其他厨师，"他想知道，"为了进一步提升烹饪艺术而在金钱上做过如此多的牺牲吗？"

这位伟大的厨师从来不掩饰这类不谦虚的言论。在菜肴的外观视觉、菜肴的创新发明、食品服务的精湛设计方面，卡勒姆在他的著作中设置了一系列标准。直到乔治斯·奥古斯特·埃斯科菲耶（Auguste Escoffier）（参见第9章）出现半个世纪之后，才有人能与其相提并论。

人们曾经对卡勒姆高级烹饪之父的地位产生过不同的看法，追溯到卡勒姆出生前那个世纪，很多法国大厨已在这一方向上做过完善的烹饪创新活动。18世纪中叶，在这位伟大的厨师成名之前，一些将自己比作新派料理倡导者的大厨们便对外出版了一批法国烹饪书籍。之后，新式烹饪或新派料理这一相同的术语被使用了200多年，而且还将在烹饪领域继续伴随着我们。

这些18世纪的厨师们表达了自己强调使用自主法式调味酱汁的新潮想法，特别是使用洋葱家族的成员，反对使用他们称之为"东印度"（现在称为东南亚）的香料。他们还支持少用野生禽类做食材，而用家养动物来代替这类禽鸟。

　　正是这一时期，大量的黄油被广泛应用于烹饪，代替了人们对猪油的依赖。之前，那种习惯于把所有原材料放在大锅里一起炖的做法被慢慢取而代之，人们开始尝试将烹饪中用到的各种原料分别进行加工，最终将其组合在一起，从而不失其原有的味道。这些现在看来理所当然的创新和其他一些做法成为新式烹饪运动的标志，并在法国以外的地区迅速扩散。经历了漫长的时间，法国菜终于取代之前一直引领潮流的意大利菜，建立了其至高无上的现代美食主导地位。

　　卡勒姆成为这场烹饪改良运动的批评家。他认为新式烹饪被夸大了，且缺乏应有的优雅。在他看来，太多菜上得太快，而且分量过大；同时，他对这一时期大厨们过度使用香料持有不同看法，觉得这样会使食材原有的真正精华的味道被完全覆盖。因此，他着手编纂更好的制作方法，鼓励在厨房里建立更好的组织，并且指导追随者们展示烹饪技艺的方法。卡勒姆还特别强调了对菜肴进行整体规划，这比只考虑其中部分菜式（单独的菜肴）更重要。这些想法和做法最终被收入到他富有创意的 5 卷巨著《19 世纪法式烹饪艺术》（*The Art of French Cooking in the Nineteenth Century*）中。这本书首次揭示了法式烹饪的发展历程以及对菜肴进行分类的具体方法。

　　一旦某道菜被包含在某个类别中，卡勒姆便会引导读者了解其基本的制作方法，接下来则要了解一系列由此方法而演绎出的菜式变化。通过这一过程，读者慢慢就能在实践中派生出很多相互关联的菜肴。这套丛书当中包含了一连串令人眼花缭乱的食谱，包括 250 种肉汤、相同数量的鱼汤和其他一些通过调味汁制作的菜式等，它们之后都成为了法国的经典招牌菜。

　　当然，还有鱼菜和肉菜。事实上，只要是涉及制作高级烹饪的每个细节，厨师都可以在卡勒姆的著作中找到。其中一些食谱可能起源于其他地方，但直到卡勒姆着手于此项非常全面的资料整理工作之前，它们尚未对外公开发表过。

　　他喜欢奢侈的装饰，主要源于他作为糕点厨师的经历，正是这一工作背景使他能让一道美味的菜肴以一种引人注目的方式、精心构造的外观展现在食客面前，有时还会辅以形状各异的装饰烤肉叉，其中一些烤肉叉出自他本人的设计。事实上，卡勒姆在厨房里扩展了自己革命性转变的范围，并且将重点放在一系列器具的设计问题上，包括模具和炖锅。他甚至认为自己设计了经典大厨的独特高帽和无边厨帽。

　　卡勒姆意识到，要想使自己变得举足轻重，就不得不使用一种可以清晰印有其金字招牌的方式来放大自己的个性并获得行业的认可。顺便说一下，他还是创立厨师协会、鼓励共享烹饪知识以及维护行业标准的早期支持者。显然，在这一过程中有很多其个人的努力，但正是卡勒姆的这些自我意识推动烹饪艺术达到一个被人们认为与其他艺术完全平起平坐的崭新高度。

卡勒姆开始自己的烹饪生涯时，法国正处于大革命的混乱时期，甚至连曾经在其儿时便抛弃他的父亲似乎也承认，在这动荡的年代里存在不确定性的意外机会。也许在一个更稳定的年代，像卡勒姆这样的人想要脱颖而出会面临更大的困难。

革命催生了许多社会变革，并且对人们的饮食方式也产生了直接的影响，越来越多的人开始在家庭以外的咖啡厅和餐馆里吃饭。这些餐厅是由那些之前受雇于上层社会的厨师所设立的，而现在那些权贵人士被剥夺了财富，不再需要他们的服务。掌控销售各种产品限制权的公会看到自己手中的权力正在日益削弱，从而产生了为大多数人创办饮食店的商业机会。

贵族纷纷逃离法国，他们经常带着自己的厨师一起前往国外。有些厨师很快就发现越来越多的落寞贵族习惯于外出就餐的商机，开始在欧洲各地建立起自己的餐馆。

正是在这一时期，厨师的社会地位开始出现了一定的变化。在旧的贵族社会里，厨师的地位与其他在家里大宅工作的佣人差不多。然而，在大革命前夕，一些优秀的厨师开始获得社会更大的认同，并且获得比服务制造商和舞蹈老师更高的社会地位。

革命改变了一切，特别是释放了厨师去开设餐厅，并使其成为主宰自己命运的主人。然而，对于极度在乎自己社会地位的卡勒姆而言，他发现自己陷入了一个困境。他相信，伟大的菜肴只会出现在私人厨房里，因此厨师总是要确保自己尽力保持员工的本色。然而，当他在私人厨房里以一个自由承办商的身份准备宴会时总是在员工和个体工匠的角色间徘徊。他曾经特别受雇于一些特定的场合，虽然也做过不少全职职位，但其中的大多数在他功成名就之后都变得相当短暂。

卡勒姆坚称："只有大厨自己才能应付自己所承担的工作。"他拒绝把自己看成一个仆人，并且认为厨师具有的独立的地位和艺术性在很大程度上使自己和同事们与众不同。

拿破仑在 1802 年设立了法国荣誉军团勋章，而之前创立者从来没有在意过有关厨房这方面。然而，具有讽刺意味的是，在路易十八波旁王朝复辟期间，卡勒姆竟然被授予"巴黎卡勒姆荣誉勋爵"，这是一种准贵族的形式。这位"厨师之王"因此架起了提升所在行业地位的一半桥梁，而架设另外一半则花费了整整一个世纪。

对那些出生不太幸运的人而言，他们完全可以理解卡勒姆对社会地位的关注。他穷困潦倒的家庭生活与英国著名作家查尔斯·狄更斯（Charles Dickens）笔下所描绘的如出一辙。卡勒姆只是其父母根本无法完全养活的 25 个孩子中的一个。在如此窘迫的情况下出生，就连确定他的名字也成了问题。卡勒姆自己提出过很多种名字的版本，从最常用的安东尼到马里耶·安东尼，还有他推测可能是正确的名字——马里耶·安托万，也就是玛丽·安托瓦内特的男性命名形式。

现在，人们还不确定当时这个可怜的男孩在十一二岁时被父母抛弃并意外地进入了商业厨师的行业时究竟都发生了什么。一段最权威的叙述来自于他的秘书弗雷德里克·法约特（Frédéric Fayot），说这位大厨曾经告诉过自己，卡勒姆经常喝醉酒的父亲带他外出散步，然后在大街上把他扔下并说道："走吧，我的小家伙，现在就走。这世上有很多很好的行业；离开我们，痛苦带给我们太多的不幸。这将是一个充满机遇的时代，要想把握住它唯一需要的就是智慧，而你已经拥有了。今晚或明天，一些好地方会欢迎你，去拿上天赐给你的财富吧。"

无论如何，这可能就是法约特能想起来的所有关于那段谈话的记忆了。唯一可以确定的是，那是卡勒姆最后一次看见他的父亲以及其他家庭成员。

这个在大街上游荡的小男孩很快就被一位好心的厨师发现，有人说这个人是一个酒馆的老板，也有人说是一个经常拿自家饭馆剩菜剩饭接济穷人的厨师。这位恩人和他当时所在餐厅的名字已经无从查找，但他却成为了卡勒姆的养父，并让这个孩子在厨房里做起了杂工。

法约特曾经透露，年少的卡勒姆直到 13 岁时还是个文盲，他开始晚上进行读写方面的自学，而后偶然间发现了国家图书馆，这是一个书籍的宝库。据说，卡勒姆特别喜欢那些配有鲜艳色彩图画的旅行书。

在 15 岁转到一个餐厅工作之前，他花了差不多三四年时间在酒馆里打杂。两年后，当卡勒姆从著名糕点师西尔万·巴伊（Sylvain Bailly）那间靠近巴黎皇家宫殿的店铺里获得一份学徒差事时，他才真正取得了职业上的突破。他从这里开始接受更加正规的厨师培训，这份感激之情一直延续到他生命的终结，因为没有人在烹饪领域给予过他比这位糕点大厨更大的帮助。

不得不说，他分享的这个观点在等级森严的专业烹饪领域里极为少见，但对卡勒姆而言，那些由面点师（首当其冲的当然是他自己）创作出来的糕点摆设或装饰，其精致程度绝不亚于一件伟大的建筑作品。他写道："艺术主要包括五方面：绘画、雕塑、诗歌、音乐和建筑，而建筑的一个主要分支就是糕点。"

卡勒姆在巴伊身边跟班了 3 年，他迷上了写生，并且经常从教堂和金字塔的建筑图纸里汲取灵感。他经常复制这些伟大建筑的设计，用其来构造深受法国贵族喜爱的非常时尚的餐桌中心装饰品。这些甜点装饰有的足有几英尺高，由面粉、杏仁膏、糖和其他各种糕点配料组成，它们看上去实在令人叹为观止，巴伊也经常把卡勒姆创作的作品展示在店面的橱窗处。

在巴伊那里，劳碌工作之余的卡勒姆仍然会去图书馆里继续不断自学深造。他很快被公认为最有价值的员工，并被提升为首席糕点师。从那里，他跳槽到另一家著名的法式糕点店——让德龙。在这家店里，他又汲取了作为独立工匠该如何在大型宴会时为重要客户提供额外惊喜的烹饪技能。很快，他便接手让德龙糕点店，并开始独挡一面。这不但给了他一定的自由度，而且也给了他一个可以在其他厨艺大师身边工作的机会，这些大师包括鲍彻（Boucher）、拉吉皮尔（Laguipiere）、罗伯特（Robert）、瑞乔特（Richaut）、巴尔代（Bardet）、拉辛（Lasne）、萨瓦（Savart）、瑞柯特（Riquert）和罗毕拉德（Robillard）。他形容这段经历就如同自己被同时期创建起来的洛桑酒店管理学院录取了一样，这所著名学府在酒店管理其他领域的名声可谓如雷贯耳。

举办大型宴会往往需要许多厨师的共同配合，同时也会给他们一笔大额食物预算开支。由于一场重要宴会，卡勒姆有幸结识了法国最著名的外交大臣之一夏尔·莫里斯·德·塔列朗（Charles Maurice de Talleyrand–Périgord），他正好在主持那天的盛大招待活动。一些报道称其后来竟然到外交大臣的身边工作，但这似乎是不可能的，尽管他确实为大臣参加的招待宴会做过大量的工作。拿破仑当时统治着法国，虽然皇帝本人对食物并无太大的兴趣，但他理解社交的重要性，并且经常参加由卡勒姆操办食物的宴会。

拿破仑想建一处可以与外交官们消遣和谈话的地方，于是在 1804 年给了塔列朗一笔钱，让他买下巴黎郊外的一处豪宅——瓦朗塞城堡。塔列朗充分地利用了这笔资金，将卡勒姆也带回了城堡，以确保这里做的食物同样令人难忘。

正是多亏了塔列朗的大力协助，使卡勒姆最终奠定了在当时的厨师圈里的领军地位。塔列朗对食物非常感兴趣，这将卡勒姆的创造力提升到一个崭新的高度。他要求这位大厨准备一整年不重复的菜单，而且只能使用新鲜的季节性食物。卡勒姆不但非常轻松地通过了测试，而且还能继续像一个狂热分子那样持续玩命工作，他一边为外交大臣们服务，一边开设自己的法式糕点店，看上去像是为筹办宴会活动提供辅助性厨房而设立的设施。

卡勒姆仍然继续着对传统美食的研究，经常在梵蒂冈图书馆里查阅相关资料，这间图书馆是由第一位食谱作家普拉蒂纳参与创建（详见第 16 章）。他首次出版的研究成果作品是一本名为《罗马餐桌的历史》（*History of the Roman Table*）的著作，书中充满了其对罗马食物的不屑一顾。这本书后来已经失传，显然在当时并没有产生太大的影响。不久之后的 1815 年，卡勒姆完成了另外两本引起公众很大注意力的书——《生动如画的糕点》（*Picturesque Pastry*）和《巴黎皇家糕点》（*Royal Parisian Pastry*）。这两本著作包含了大量展示食雕的插图，生动地描绘了这些作品所展示的非凡结构是如何建造的。至于食谱方面，它们从极其精细的到最基本的出品均给出不同的说明，指导读者如何制作奶油松饼、蛋糕饼和俄式奶油蛋糕。即使是现在，这些美味的糕点仍然在美食者的餐桌上占有一席之地。

在卡勒姆的一生中，他对食物的专注研究经常会受到政治动荡的影响。1815年，在他的两本有关糕点的书籍出版之后，拿破仑被迫退位，这位通过塔列朗与其建立关系的大厨也只好选择离开这个国家。他搬到了伦敦，并在那里担任摄政王——也就是后来的乔治四世的大厨。在这之前，他曾为俄罗斯沙皇亚历山大一世做过同样的工作。在此之后，他又去了维也纳，为英国大使——斯图尔特勋爵工作。

卡勒姆写道："我不得不痛苦地承认，外国拥有最杰出和最有成就的年轻烹饪才俊，并且保持了我们这一行业的荣光。从那时起，我先后在英国、奥地利和俄国旅行。"

他能在国外担任高级厨师的职位主要因为曾在巴黎为众多国家元首和其他政要出席的宴会服务过，然而这些工作都没能坚持太长时间。事实上，即使在巴黎，他也不太愿意为俄罗斯和匈牙利皇室工作。拿破仑的倒台最终迫使卡勒姆接下来的人生变得四处漂泊，他成了一个经常外出和进行短途旅行的人，连他自己都厌恶透了这样的生活。

1824 年，他终于回到了巴黎，在拒绝了很多工作邀请之后，他接受了担任银行家詹姆斯·迈耶尔·罗斯柴尔德（James Mayer Rothschild）家私人大厨的职位，且一直工作到 1829 年。在离开罗斯柴尔德家之后，他又在外颠沛流离了 4 年，废寝忘食的工作对他的健康造成了严重的影响。卡勒姆工作起来起早贪黑是出了名的，他经常在日出之前就起身，这样总能在集市上挑选到最好的产品，而且每天都忙碌到深夜后才休息。就厨房里本身的条件而言，虽然他工作的地方相对好一些，但是条件仍然非常简陋——不但噪音巨大，而且阵阵热浪和缺乏通风的环境几乎令人窒息。

卡勒姆把自己最后的岁月如痴如醉地用在完成他的杰作《烹饪艺术》（L'art de la Cuisine）上。最后，这本书是后人在他死后根据其生前的手稿整理而成。到那时为止，他出版的许多著作在其离世后仍然对人们产生着一定影响。其较早出版的一本名为《法国酒店管家》（Le Maitre d'hôtel Français）的书也有非常大的影响力，并且其中充分展示了卡勒姆对美食烹饪历史的持久兴趣。与以往一样，他提出现代美食远远超越了以前的时代。《法国巴黎名厨》（Le Cuisinier Parisienne）一书在他去世的前一年出版，全书通过详细阐述今天仍在继续沿用的众多经典菜式而闻名遐迩，并且使其真正成为了一位对于美食艺术执着追求的先驱。

卡勒姆十分关注自己的这些作品，并且高兴地看到，他撰写的著作在其有生之年便产生了重要的影响。他在一本早期关于糕点的书中提道："当我在巴黎四处眺望时，我欣慰地看到从这本书问世之后，城市的每一个社区的糕点店所取得的进步和改善。"他也从享用自己美食的大客户那里获得了众多的赞誉，并且获得了精神上的极大满足。

关于在英格兰度过的那段时光，他在书中写道："我在那儿待了 8 个月时间，其中有 7 个月我都和王子陛下寸步不离，在此期间，他没有犯过一次痛风，但在我来皇室之前，厨师烹饪的浓烈和辛辣的食物使王子经常整日整夜地备受煎熬。"

他从另一位皇室成员那里获得了至高无上的称赞，亚历山大一世告诉塔列朗："让我们没有想到的是，他竟然教会了我们该如何吃饭。"

卡勒姆在巴黎去世，享年 48 岁，他被安葬在蒙马特公墓。时至今日，他仍然备受厨师和食物学家的尊崇，在烹饪界有很多以他名字命名的纪念活动。

　　也许他会感到有些失望，因为他的名声已经在其去世之后渐渐消逝，但从一个在巴黎街头被人收留的流浪儿摇身一变成为受法国人瞩目的顶级大厨，他的内心应该感到满足。实际上，他可能是整个欧洲最著名的厨师。他一生的工作成果和设立的标准已经成为世界各地的追随者们努力追求的标杆，并且成为传承给与其相称的继任者的珍贵衣钵。

食谱

　　这里有两个经过改良的、可以在家里的厨房做出的食谱。根据卡勒姆的标准，他们制作起来相对简单。第三个食谱更符合他精雕细琢的经典菜肴风格，那些想要在家里尝试一下大餐味道的读者可以参考。

秋天的汤
Autumn Soup

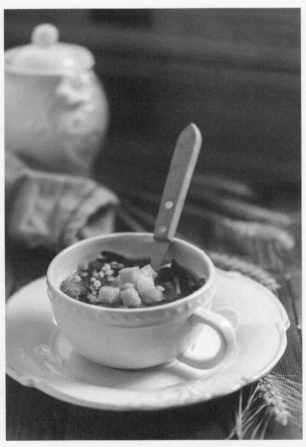

材　料

· 3 根中等大小韭菜的白色部分，切成丝

· 2 根芹菜叶心，切成丝

· 半棵生菜，切成丝

· 2 升调好味的清炖肉汤

· 150 克新鲜豌豆

· 少许糖

· 少许胡椒

· 盐（可选）

汤料：

· 45 克面粉

· 175 毫升凉的清炖肉汤

油炸面包丁：

· 6 片切成小方块的面包，除去面包皮

· 60 克黄油

· 3~4 大勺油

北京厨之道美食视频制作中心美食编辑廉汝民烹制

做 法

◆ 将韭菜、芹菜、生菜洗净、沥干，放入肉汤中煮开。

◆ 把面粉与175毫升凉的清炖肉汤搅拌在一起直到均匀。再添加到沸腾的清炖肉汤中，不断搅拌，煮2到3分钟直到清炖肉汤变稠。加入韭菜、芹菜、生菜、豌豆、糖和胡椒粉一起煮15~20分钟，不盖锅盖，直到蔬菜变软。尝一下汤的味道，并按口味加盐和胡椒。

油炸面包丁：

◆ 将黄油和油加热，放入面包丁，不断搅拌直到变成金黄色。放纸巾上彻底沥干面包丁上的油并且进行保温。如果用汤盘上菜，先放入油炸面包丁，然后淋上汤汁；如果用汤碗上菜，则将油炸面包丁和汤分开。

意大利奶油酱
Butter Sauce A L'Italienne

材 料

· 半片月桂叶
· 1小枝新鲜的百里香，或半小匙干的百里香粉
· 1整片丁香
· 两勺半黄油
· 2大勺切碎的香菜
· 3个蘑菇，切碎；1个松露，

切碎（可选）

· 半瓣大蒜，碾碎
· 少量豆蔻粉
· 盐和胡椒
· 125毫升香槟
· 两人份的奶油酱
· 2大勺橄榄油
· 半个柠檬的汁

做 法

◆ 用绳把月桂叶、百里香和丁香系在一起或用干酪包布将它们包起来。在一个厚的平底锅里，将一汤匙的黄油融化并且加入欧芹、松露（如果使用）、大蒜、系在一起的香草、豆蔻粉，再加上少许盐和胡椒。用中火翻炒1~2分钟，直到蘑

菇变软。加入香槟，再煮 5 分钟，把系着的香草丢掉。

◆ 使用双层蒸锅的上层或将一个平底锅放在电热恒温水槽（隔水炖锅）内来制作沙司。边加入香槟和碎蘑菇边进行搅拌，然后再加些许油搅匀。当沙司变得平滑，再把剩下的小块黄油都加进去，并搅拌至完全融合。最后加一些柠檬汁，如果需要可以再放些盐和胡椒来调味。

◆ 这种沙司极易分离，应该在热而不沸的水上面保温。沙司在上菜时应该保持微热。

法式内勒小酥盒
Les Petits Vol-Au-Vents a la Nesle

按照布莱顿皇家行宫和罗斯柴尔德酒庄的烹饪方式制作。

材 料

· 按照 20 个肉馅饼的大小，均为玻璃杯的直径来备食材：
  · 20 个鸡冠子
  · 20 个鸡睾丸
  · 10 个小羊胰脏（将胸腺和胰腺在水里浸洗 5 个小时，直到液体变清）
  · 10 小块松露，削皮、切碎并在肉汤煮熟
  · 20 个小蘑菇
  · 20 个龙虾尾
  · 4 个完整的羊脑，煮熟并切碎

· 1 条法国面包
· 2 勺鸡肉冻
· 2 勺奶油酱
· 1 大勺切碎的香菜
· 2 大勺切碎的蘑菇
· 4 个蛋黄
· 2 只鸡，去骨
· 2 个牛乳
· 1 升奶油
· 阿勒曼德酱
· 盐
· 豆蔻粉

做 法

◆ 将整条法国面包弄碎。添加两勺家禽肉冻、一勺奶油酱、一大勺切碎的香菜和两大勺切碎的蘑菇，并将其煮熟且搅拌，直至变稠。再添加两个蛋黄，使用筛网将捣烂的鸡肉筛一遍。将两个牛乳煮熟，冷却之后，用筛网将捣料之后的牛

乳筛一遍。

◆ 然后，取 170 克的面包屑混合物与 310 克的鸡肉、310 克的牛乳混合在一起，捣拌 15 分钟。添加 5 克盐、些许豆蔻和两个以上蛋黄，再加一勺冷奶油酱或调味酱。再捣拌 10 分钟。在沸水中煮一个进行测试，它应该很快就变成一个柔软、光滑的肉团。

◆ 用小的咖啡勺做成一些五香鸡肉团，在肉冻汤浸泡一下后用一个餐巾纸沥干水分，然后把它们均匀地放入酥盒中，里面已经有一半装有鸡冠子、鸡睾丸、羊杂（胸腺和胰腺，在水中浸泡 5 小时，直到液体清澈）、松露、蘑菇、龙虾尾以及完整的羊脑。

◆ 用特别浓的阿勒曼德酱盖在酥盒上面。

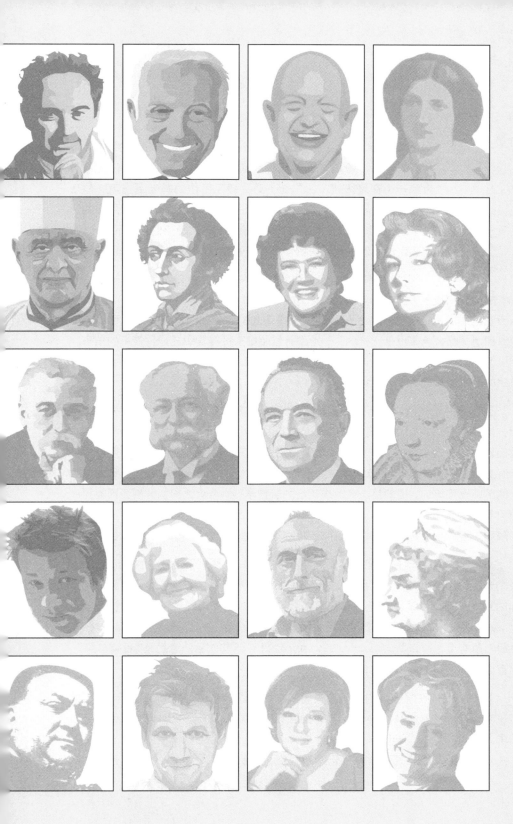

教会美国烹饪的人

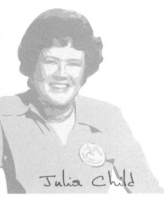

朱莉娅·查尔德（Julia Child）可以说是美国 20 世纪中叶最著名的厨师。1912 年，她出生在加利福尼亚的帕萨迪纳 。她被誉为第一个在詹姆斯·比尔德（第 3 章）工作的基础上把美味的法国菜引进给最初持怀疑态度的美国民众的人。实际上，她所做的远甚于此，她劝说很多同胞远离方便食品，并鼓励他们自己下厨做饭，不必害怕冒险去做那些名字晦涩难懂并且看上去制作复杂的菜肴。

查尔德通过自己的电视节目和书籍，展示了如何自动自发地以有限的时间投入来达到更好的效果。"非厨师行业的人，"查尔德感慨地说道，"会认为花两小时的工作来换取两分钟的快乐是愚蠢的，但如果烹饪带给人们的感受稍纵即逝，那么芭蕾也是一样的。"她没有假装把烹饪美食说成是件简单的差事，但坚持认为这值得花时间去做，而且会不断从中受益。她叮嘱自己的追随者："最重要的是享受烹饪带给我们的快乐。"

查尔德并没有做过厨师或真正下过厨房，她 30 多岁时才对烹饪产生兴趣。然而，她有一种让人们享用美食的意愿，主要因为她最关注法国食物。她满怀着勇敢面对挑战的决心和技巧，不只满足于自己是个美食家，而是希望自己能够弄清所有美食的制作方法。不像本书中大多数的美食大师一样，她从未受过专业意义上的厨师正规培训，但却是一名热衷烹饪的厨艺学徒。两者之间的区别显而易见，因为餐厅的大厨必须知道如何将制作的食物转化成生意；而家里的烹饪不会受这些限制，他们考虑更多的是每天为自己和家庭成员提供美食的乐趣和简单的需求。

她不断地去发现自己能做什么美味佳肴，并一直热衷于分享这些知识。"做一个无所畏惧的厨师！"她用其极具代表性的活跃与热情的方式宣称，"无论什么样的菜式，都要尝试新的想法和食谱，而且总是要认真选购最新鲜和最优质的食材。在厨房里，你要找到最坚实耐用和精工细作的设备，并且始终保持刀具的锋利，然后希望有个好胃口"。"toujours bon appetit！"这句法语的意思是"祝胃口好"，一直以来都是她刻意模仿的口头禅。

现在，人们在拜读她的书籍和观看查尔德的许多电视烹饪节目时，会觉得她似乎有点自命不凡，作为一个能激励数以百万美国人的烹饪专家有些不太可信。美国人会觉得她的口音听起来有些怪异，而她看上去就是一个对仆人呼来喝去的女主人。事实上，她那种逗傻子乐的方式应该很快就让人失去兴趣，但是其对烹饪表现出的如潮汐般汹涌的热情和乐意与追随者主动分享丰富知识的无私做法，成为查尔德为什么时至今日还被人们所铭记和尊敬的原因，她的名字总被用来激发厨师们去尝试做些更有难度的事。

很多人都知道朱莉娅·查尔德个子非常高，确切地说有六英尺两英寸。所以她年轻时热爱运动不足为奇，她喜欢打网球、高尔夫和篮球，还很热衷于与爱搞恶作剧的年轻人一起玩小型狩猎。

她出生在富裕的麦克威廉斯家庭，在舒适的环境中被抚养长大，之后毕业于史密斯大学——一所位于马萨诸塞州的著名文理学院。根据可靠的消息，她最初为别人提供美食的兴趣来源于其在大学时担任秋季毕业舞会茶点委员会主席的经历。虽然史料中并未记载她担任这个职位时到底做过哪些美味佳肴，但众所周知的是她在大学的那段时光里撰写了若干戏剧作品，给《纽约客》（ *The New Yorker* ）杂志投稿都未被采用。"在那个时代有不少著名的女小说家，"她回忆道，"我也想成为其中之一。"可是事与愿违，她在毕业后的第一份工作却是在一家总部设在纽约的豪华家居公司——W.& J.Sloane 的广告部里打杂。她后来回到加利福尼亚继续在广告业里打拼，主要做广告文字撰稿人，从这些工作中学到的技能使她在之后的写作中受益匪浅。

她在战争时期的经历显然更加出名，因为大量报道说她是一名间谍。其实这个描述不是特别准确，虽然她的确在为美国情报部门——战略情报局（中央情报局的前身）工作。查尔德因为长得过高而被军队拒之门外之后，去了战略情报局。然而，她不是那种对战争袖手旁观、毫无贡献的人，她不甘心只在华盛顿的战略情报局里做一名卑微的打字员。她显然不满足于只做这份普通的工作，她很快便被提升为一名处理高度敏感问题的研究员，直接受战略情报局的头目威廉·多诺万（William J. Donovan）将军指挥。后来，她被派往处理应急救援设备的科室，并参与到一个专门研究驱鲨术的特殊计划中。

1944 年，她被派往锡兰（现在的斯里兰卡）康提市的一个盟军南亚主要情报活动中心。她的工作再次涉及处理高度机密的通信，但对于查尔德来说最重要的是，她在这里遇到了未来的丈夫保罗·查尔德（Paul Child）——一名战略情报局的军官同僚，像他的妻子查尔德一样，他也来自一个富裕的家庭。他们都从那里派往中国，然后再被调回战略情报局总部。她在那里成为登记处的负责人并被授予公众服务一等勋章，嘉奖令中指出她有"强大的内驱力和天生的快乐"。

查尔德烹饪事业的转折点来自于丈夫驻外事务处的工作调动，1948 年，他被派往巴黎。保罗·查尔德是一个狂热的美食家，而对这对夫妇来讲能够驻扎在法国就像是天堂一样，他们经常一起出去吃饭。"在尝了一口法国菜之后，我就完全被迷住了，"朱莉娅回忆道，"我从未吃过如此美味的菜肴，甚至不知道有这样的食物存在。法国人对用餐每个细节的高度关注让我感到很不可思议。我之前从没喝过这么美味的葡萄酒，而且对它们一无所知。这简直就是一种完全崭新的生活体验。"

通常情况下，查尔德总是寻求将单纯的热情上升到认真研究的高度，只做一名全职太太肯定不是她的心愿。"我想要的是能够吸引我并使我一直着迷的事情，"她解释道，"烹饪的地位在法国上升到如此严肃认真的程度，即使是普通的厨师也会为自己的职业而感到自豪，这一切深深地吸引了我。"

之后，她选择去一家著名的蓝带烹饪学校进修。"我 32 岁时开始学习烹饪，在那之前，我只懂得品尝食物。"查尔德同时也开始学习法语，并且或多或少已经掌握了一些。怀着极大的热情和决心，她陆续向马克斯·巴那德（Max Bugnard）和其他厨师私下讨教，并且加入了美食圈里的女性烹饪俱乐部（Cercle des Gourmettes）。

在俱乐部里，她遇到了西蒙·贝克（Simone Beck）和路易塞特·贝尔托勒（Louisette Bertholle），她们萌生了一个在巴黎创办一家针对外国侨民的烹饪学校的想法。她们把它命名为"三个美食家的学校"（L'Ecole des Trois Gourmandes）。正是从这里开始，她们开始雄心勃勃地有了为美国读者编写一本权威的法国美食指南的计划，其成果就是一本厚达 734 页的名为《掌握烹饪法国菜的艺术》（*Mastering the Art of French Cooking*）的百科全书最终问世。

这本巨著中对法国菜的制作细节和精度的描述堪称传奇，但该书的页数却使负责代理对外发行的霍顿·米夫林公司的出版商们有些纠结。最终他们给三位作者支付了 750 美元的违约金，拒绝了她们的出版请求。最后，书籍由阿尔弗雷德·克诺夫（Alfred A.Knopf）出版社对外发行，1961 年该书对外出版并迅速成为畅销书。贝克成为了查尔德终生的挚友，并且与她一起共同编写了其他的作品。但是，在三人中，只有朱莉娅·查尔德由于这项工作实现了真正意义上的功成名就。

这本书出版之后，查尔德通过自己在报纸和杂志上撰写的烹饪文章而声名鹊起。恰好这时，她参加了一个电视上的书评审查小组节目，这给了总部在波士顿的电视台 WGBH（波士顿公众电视台）一个很好的创意，邀请她作为特邀嘉宾来主持一档 30 分钟的烹饪美食节目。人们本来就对一个由新人处理观众不太了解的主题成功预期值不高。然而，该节目在 1962 年第一次播出后，观众的反应却相当踊跃。朱莉娅·查尔德的出场费很快就从每档节目 50 美元上升到 200 美元以上的天价。观众彻底被这个在电视上直播烹饪节目的活泼女人及其幽默感迷住了。这档叫作《法国厨师》的节目在 96 家美国电视台同步播出，并且最终因朱莉娅·查尔德出色的表现获得了艾美奖。

这档节目催生出另一本大受欢迎的书籍——1968 年出版的《法国厨师食谱》（*French Chef Cookbook*）。从那时起，越来越多的书籍编写和电视拍摄工作蜂拥而至。查尔德重新恢复到原来工作的状态，继续与西蒙·贝克一起合作，但与贝尔托勒的关系却彻底恶化。其结果是《掌握烹饪法国菜的艺术》第二卷于 1971 年出版，紧接着是《朱莉娅·查尔德的厨房》（*From Julia Child's Kitchen*）一书的对外发行。这些书的内容完全基于她的电视节目，而不像如今的许多电视衍生产品类的烹饪书籍，其食谱写得也相当详细。查尔德近乎说教式的主持风格使其看上去与其他那些出现在电视上的厨师们明显不同，这种特殊的风格后来被英国电视美食节目厨师迪莉娅·史密斯（第 19 章）所效仿，她非常喜欢查尔德，并且将她在电视上所做的工作看成是一种教育。

查尔德还与丈夫紧密合作，后者帮她的书籍拍摄照片，并且继续为她量身设计厨房演播室，以确保能与她达到的不同寻常的高度相匹配。他还在马萨诸塞州的家中特别设计了一个厨房，这个厨房后来竟然成了一间令人印象深刻的电视演播室，同时也保留了家里厨房的功能，在整个 20 世纪 90 年代，它都一直出现在她的电视节目中，所有的内部装饰都被完整地保存下来，并在华盛顿特区的国家博物馆里展出。

朱莉娅·查尔德已经成为美国的电视名厨，并在 1989 年用书籍和视频形式出版了她的创意作品《进行烹饪的方法》（*Way to Cook*）。她还结交了新的拍档雅克·佩平（Jacques Pepin）—— 一位凭自己的本事打拼出来的名厨和电视明星。

查尔德既堪称平民百姓的楷模，也深受专业的厨师们尊崇。早在 1966 年，她就出现在《时代》杂志的封面上，并被标以一个醒目的标题《掌勺的女人》。1981 年，她为了提升同胞们对美食美酒的鉴别能力而发起了一场新的运动，与著名的酿酒师罗伯特·蒙达维（Robert Mondavi）和理查德·格拉夫（Richard Graff）一起成立了美国葡萄酒与美食学院。

查尔德的不同凡响既体现在如何抓住大众的想象力，同时也体现在她对待渗入流行文化的具体方式上，因此获得了美食爱好者的高度认同。她屡屡成为喜剧小品的主角，经常出现在《周六夜现场》（The Saturday Night Live）和《天才老爹》（The Cosby Show）的电视节目中，甚至还出了一部基于自己电视烹饪节目的音乐剧《祝你胃口好！》（Bon Appetit！），她还曾在一系列儿童电视节目中参加演出或成为被扮演的角色。查尔德喜欢这种爆发式的宣传，甚至对这种拙劣的模仿也乐在其中，但她却对一个名为"朱莉和朱莉娅计划"的烹饪博客极为反感，后来这个博客所用的题材被改编成了一本名为《朱莉和朱莉娅：365 天，524 个食谱，1 间朱莉·鲍威尔的公寓小厨房》（Julie and Julia：365 Days，524 Recipes，1 Tiny Apartment Kitchen）的畅销书。这本书后来被拍成了轰动一时的电影——《朱莉和朱莉娅》（Julie and Julia），由梅丽尔·斯特里普（Meryl Streep）惟妙惟肖地扮演了朱莉娅·查尔德。查尔德的信徒鲍威尔着手按照《掌握烹饪法国菜的艺术》一书的每个菜谱来制作每道菜，并在一年的时间里记录整个过程，查尔德认为这只不过是在玩噱头，所以非常厌恶这个计划。

查尔德对此所表现出的直率，就如同她对另外一些事情所表示出的反感一样。有一次她谈到美国菜的时候这样说："如果一个国家的面包尝起来就像舒洁（Kleenex）纸巾那样难以下咽，还怎么能被称之为伟大呢？"查尔德对饮食减肥和健康食品始终持怀疑态度。她认为："只有在你等待牛排烹饪时才是吃减肥食品的时间。"她的观点是适量吃好喝好，远比一时流行的节食要更为可取。对抱怨她食谱中的菜肴过于油腻的批评家们，她这样回应道："我宁愿吃一匙鲁斯巧克力蛋糕，也不愿意去尝试三碗吉露果冻。"素食者对她以下这一尖锐的观点也不太认同："我不认为纯素食主义是一种健康的生活方式。我经常想，素食主义者对吃晚餐会有期待吗，曾经有过吗？"

然而，她并不完全支持油腻的法国烹饪方式。在晚年，她倾向于在烹饪时少用高脂肪食品和红肉，并且尝试做一些比较简单易做的菜式。在 2001 年之前，朱莉娅·查尔德搬到加利福尼亚的蒙特西托，并且在著名的葡萄酒产区纳帕谷亲手建立了自己唯一直接参与的餐厅——朱莉娅的厨房。她的丈夫保罗在数次中风后被送到了一间疗养院，于 1994 年去世；她的挚友和合作者西蒙·贝克也于 2002 年去世。随后，查尔德也决定搬进一家养老院，并于 2004 年去世，享年 91 岁，当时离她 92 岁生日还差几天。在她生前，查尔德还获得过众多的奖项，包括非常珍贵的法国荣誉勋章和美国总统自由勋章。

在她去世后上映了一部关于她生平的电视纪录片，片名是《朱莉娅·查尔德！最受美国人喜爱的大厨》（ *Julia Child* ！ *America's Favorite Chef* ）。片中对她的评价非常客观，因为她在很多方面是一个不太受欢迎而且非常特立独行的人，但几乎总保持着一个传统法国厨师的本色。也许，正是这种矛盾才能解释这么古怪的人为何具有如此深远的影响力。

以下菜谱节选自朱莉娅撰写的《掌握烹饪法国菜的艺术》一书，2001 年由克诺夫出版社对外出版发行。

勃艮第红酒炖牛肉
Boeuf Bourguignon

6 人份

材料

· 175 克培根
· 1 大勺橄榄油或食用油
· 1350 克精瘦炖牛肉，切成 5 厘米的块状
· 1 个胡萝卜，切成丝
· 1 个洋葱，切成丝
· 1 小匙盐
· 1/4 小匙胡椒
· 2 大勺面粉
· 750 毫升浓郁醇厚的红葡萄酒，如基安蒂

· 500~750 毫升牛肉高汤或者罐装牛肉清汤
· 1 大勺番茄膏
· 2 瓣大蒜，捣碎
· 半小匙百里香
· 1 片月桂叶
· 焯过的培根皮
· 18~24 个白色小洋葱，炖熟了备用
· 450 克用黄油和香芹煎过的新鲜蘑菇

做法

◆ 将培根去皮，切成肉块（条状）、1 厘米厚、4 厘米长。将培根皮和块放在 1500 毫升的水里煮 10 分钟，沥干。

◆ 将烤箱预热至 230℃。

◆ 把培根放在油里用中火煎 2~3 分钟直至变成淡褐色，用漏勺搭在旁边的一个盘子上，将深煎盘加热。用纸巾将炖牛肉擦干，如果有水分则它的颜色不会变成褐色。开始在热油和培根油里煎，一次几块，直到两面都变成褐色，将其加到培根中。

◆ 在相同的培根油中，将蔬菜丝放入并煎至褐色。倒出煎出的脂肪油。把牛肉和培根重新放入深煎盘内并撒上一些盐和胡椒，然后翻动牛肉并撒上面粉以包裹住牛肉块的外表。将深煎盘放入预热好的烤箱中烤大约 4 分钟。翻动牛肉块并将其重新放入烤箱内继续加热 4 分钟。这个过程会使面粉变成褐色而且在肉的外表覆盖上一层薄的脆皮。取出深煎盘，把烤箱温度调至 170℃。

◆ 加入葡萄酒和足够的高汤或清汤浸过牛肉后进行搅拌，再往锅里添加番茄酱、大蒜、香草和培根皮，改用文火煨。然后盖上盖子并且将预热好的烤箱设在下三分之一处。调节加热的温度，慢慢地煨 2.5~ 3 小时。当用叉子可以轻松地分开牛肉时说明肉已经熟了。

◆ 在煨牛肉的间隙，准备洋葱和蘑菇，并把它们放在一边备用。

◆ 当肉质变软，将深煎盘里的全部汤料倒入一个平底锅的筛网上。把深煎盘洗干净，然后将牛肉和培根重新放入深煎盘内。将煮熟的洋葱和蘑菇均匀地放在肉的上面。

◆ 给肉汁脱脂。用小火将肉汁煨一到两分钟，把渗出的浮油去除，你应该剩下约 625 毫升肉汁且稠度足以裹住勺子。如果肉汁太稀薄，需要快速再煮一下。如果太稠，则需要加入几汤匙的高汤或罐装的清汤，仔细地品尝一下后进行适当地调味，把肉汁淋在牛肉和蔬菜上面。该酱汁在此节点之前可以提前做好。

如果即时上菜

◆ 请将深煎盘盖上盖子炖 2~3 分钟，用酱汁在肉和蔬菜上浇上几遍。可以直接连着深煎盘一起上，或者将炖汁放在一个盘子里，周围放上土豆、面条或米饭，再装饰一些香芹。

如果稍候上菜

◆ 当炖牛肉冷却之后，盖上锅盖冷藏。在上菜前的大约 15~20 分钟，把深煎盘拿出用小火慢慢加热 10 分钟，偶尔用肉汁在牛肉和蔬菜上涂一下。

红酒鸡
Coq au vin

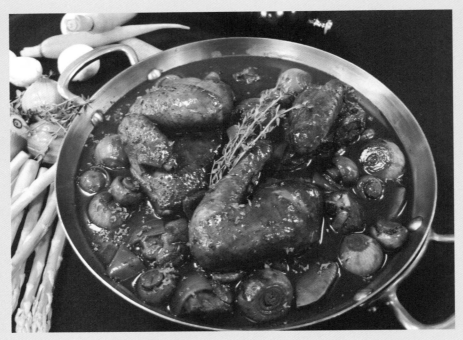

福楼亚洲行政总厨蔡继德（Andy Choy）烹制

6人份

材料

· 80~110克大块的瘦培根
· 2大勺无盐黄油
· 1100~1300克鸡肉块
· 半小匙盐，加上额外的调料
· 半小匙胡椒粉，再加上额外的

调料

· 62毫升法国白兰地
· 750毫升浓郁的红酒，如勃艮第、博若莱、罗纳河谷或基安蒂红葡萄酒
· 250~500毫升鸡肉高汤或牛肉清汤
· 半勺番茄膏

- 2 瓣大蒜，捣碎
- 1/4 小匙百里香叶
- 1 片月桂叶
- 12~24 个红酒焖洋葱

- 225 克炒蘑菇
- 3 大勺中筋面粉
- 2 大勺软化的黄油
- 新鲜香芹叶

做 法

◆ 把培根去皮并切成 1 厘米宽和 2.5 厘米长的肉片，放入 1900 毫升的水里煮 10 分钟，用冷水冲洗之后沥干。

◆ 在一个厚底炖锅或者荷兰锅里，用黄油慢慢地煎培根直到它变成浅褐色（温度达到 127℃），然后将肉移到旁边的餐盘上。

◆ 将鸡肉彻底沥干水分，放在炖锅中用热油炸至棕色。

◆ 用盐和胡椒给鸡肉调味，将培根放回炖锅内与鸡放在一起。盖上盖子，慢慢炖（温度为 150℃）10 分钟，而后把鸡肉翻转一次。

◆ 打开盖子，倒入白兰地。用火柴将白兰地点燃。将炖锅来回摇晃几秒钟，直到火焰燃尽。

◆ 将红酒倒入锅中。添加足够的高汤或清汤将鸡肉全部浸没。加入番茄酱、大蒜和香草并进行搅拌。把锅放到一个小火上炖。盖上锅盖，焖 20~25 分钟，或者直到鸡肉变嫩，用叉子可以轻易地刺入肉中时，把鸡肉捞至旁边的一个餐盘中。

◆ 在炖鸡肉的同时，准备洋葱和蘑菇。

◆ 用文火将炖锅中的鸡肉汁煨 1~2 分钟，撇去浮上来的脂肪。然后迅速转成大火，快速地加热，使肉汁浓缩至 560 毫升。调味，熄火，将月桂叶取出丢掉。

◆ 在一个揉好的面团里掺入黄油和面粉（黄油面糊）。用打蛋器将面糊打成液体状。拿到小火上煨，不断地搅拌 1~2 分钟。使酱汁达到足够的浓稠程度可以轻轻地挂在木勺的表面。

◆ 把鸡肉放入炖锅里，将蘑菇和洋葱放在四周，并浇上酱汁。如果这道菜不是立即上的话，在酱汁上面覆上一层或者用小块黄油点缀一下。不加盖子放在一边不超过 1 小时或者加盖冷却并冷藏直到需要的时候。

◆ 在快要上菜时，把炖锅拿到小火上煨，把肉汁涂在鸡肉上。盖上锅盖，文火焖至 45 分钟，直到鸡肉熟透。

◆ 用炖锅直接上菜，或者用一个盘子盛放，最后用香芹装饰一下。

巧克力慕斯
Chocolate Mousse

8 人份

材 料

· 170 克已融化的苦中带甜或者半甜的巧克力

· 22 毫升浓咖啡

· 85 克无盐黄油

· 3 个蛋黄

· 250 毫升多脂奶油

· 3 个蛋白

· 33 克细糖

· 鲜奶油

做 法

◆ 将软化的黄油与巧克力和咖啡混合在一起，然后陆续打入蛋黄。将奶油加冰打发使表面有光线轨迹的效果，将蛋清打到软性发泡。在打发蛋清的同时，在里面加一匙糖，持续打发使变硬并隆起。用刮板将巧克力混合液和打发的淡奶油混合在一起，装入一个大碗中。加盖冷藏数小时后，可以用发泡鲜奶油进行装饰。

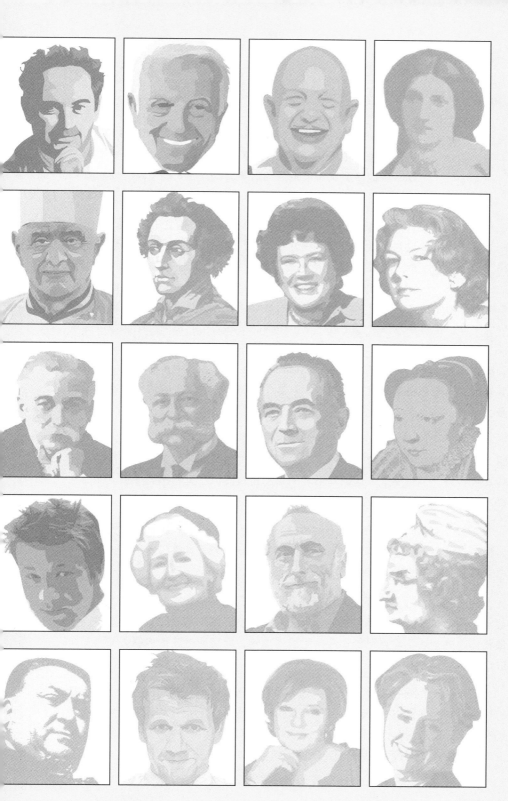

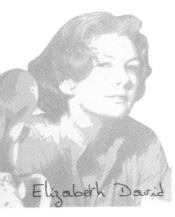

Elizabeth David

伊丽莎白·大卫（Elizabeth David）（1913—1992）现在仍然是一位广受专业厨师、美食作家和美食爱好者尊敬的人物，她被广泛认为是英国走出第二次世界大战阴霾时彻底改变当时国民对食物和烹饪态度的人。

我们可以毫不夸张地说，在她的影响之下美食的写作方法被彻底地改变。在许多方面，她对英国食物的这种影响与同时期美国的詹姆斯·比尔德（第3章）非常类似，尽管他远比大卫更加亲民并且不太认同她对公众宣传的厌恶，但大卫和比尔德都是自学成才，而且都是烹饪书籍的热心读者。虽然大卫从未从事过专业厨房的工作，但是比尔德却经营过一家小型食品贸易公司。然而，她非常清楚该如何烹制出美味佳肴，虽然她缺乏专业经验并时不时地反映在自己的食谱上。名厨和美食作家奈杰尔·斯莱特（Nigel Slater）曾经说过："很少有人敢提及的一件事是她的一些食谱实际上行不通的。"然而，仍然有许多人虔诚地遵循着她的食谱。

大卫是一个内心复杂、自我矛盾和令人鼓舞的女人，作为当时的名人和电视大厨，她显得与众不同。就个人而言，她对其觉得志同道合的人显得非常热情而且颇具吸引力，但对那些未达到其标准的人却显得固执己见和不屑一顾。然而在这样一个时代，尽可能吸引更多观众的注意被认为是非常令人满意的。

大卫是那种只对中产阶级趋炎附势感兴趣的人，其行事风格被人认为极为势利。据说，她也不太讨人喜欢，虽然她经常与最亲密的人发生口角，但仍然有一些忠实的朋友整天围着她转。

大卫性格中矛盾的一面还体现在作为一个整日宣扬复杂菜式优点的女人，她却经常享用简单的食物。她对来自于地中海的"乡巴佬"菜式印象极为深刻，然而最初，她完全看不起自己国家工人阶级的食物，而更愿意花很多钱去品尝简单的进口食品。

大卫有充分的理由看不起那些英国战后经济低迷时期被作为民族食品广为扩散的糟糕食物。直到1954年，定量配给的政策依然生效，而在这段时间内粮食短缺仍在持续。面对这种情况玛格丽特·帕滕（见第14章）的态度更加爽朗些，但大卫却不太满意，她对20世纪50年代和60年代初的食物十分反感。这一时期的食品不仅极其普通而且通常质量也比较差。

在大卫之前的食谱作家不是专业厨师，就是像伊莎贝拉·比顿、玛格丽特·帕滕那样被喻为"家政专家"的知名人士，而她不属于以上两种，她书中所涉及的内容远远超出了食谱的范围，她用自己的笔触精心绘制了一幅图像，告诉人们这个国家的食物是如何被生产和烹饪出来的。

事实上，大卫的笔触非常细腻，唤起了人们对这个时期的国家和食物的色、香、味、形、环境氛围的兴趣。大卫从不谈论她的读者，她期望他们有足够的理解能力并能感受自己的作品，同时还必须具备一定的语言能力，因为她拒绝提供文中引用的一些外国短语的英文翻译。她的传记作者丽莎·钱尼（Lisa Chaney）写道："她首先是一位作家，其次才是一位以食物为主题的作家。"

对大卫而言有一点非常明确，她的作品从来不会让人感觉乏味，因为其中总是充满了奇闻轶事和愤世嫉俗的辛辣点评。1986 年，她在英国《闲话报》（*Tatler*）的一篇文章里斥责了一种当时颇受欢迎的厨房小玩意："我认为压蒜器既可笑又可悲，它呈现出的效果与购买者当初所期望的想法恰恰相反，将大蒜里的汁挤出来并不能减少辣味，相反还加剧了这种刺激性气味。我一直想弄清，曾经用过这个糟糕工具的人难道没有注意到这点，并且立即产生一种想将其扔进垃圾桶的冲动。"

虽然大卫向来都毫不犹豫地批评行业里的一些明星，但在她的一些著作里都对同一本书做了引用的旁注，这本书就是由弗尔南多·普安（见第 17 章）所著的《我的美食》（*Ma Gastronomie*），其被视为现代法国烹饪的一部经典之作："这是一本非常糟糕的书。"她经常这样向别人介绍。

大卫不仅向读者介绍了菜肴出自哪个国家，还介绍了生产这些菜肴的特定地区。这是基于烹饪风土条件下的法国概念，也是基于适用于种植葡萄的土壤或区域的概念，人们通过菜肴及葡萄酒的产地来源、奇异特性和历史渊源来区分品质。这种对产地的概念从法国开始向外传播，并且人们可以骄傲地宣布，如这道菜是由英国的食品制造工匠做的。

1950 年，当大卫的第一本书《地中海美食》（*Mediterranean Food*）出版时，它看起来更像是一本异域故事，其中提到的地点和饮食方式对英国公众而言是完全陌生的。除了药房工作人员几乎没人知道橄榄油是一种不可或缺的烹饪原料，而且大蒜的作用也被无形地夸大了，尽管在那时的英国大部分地区几乎不可能吃到这些。

在 20 世纪 50 年代的英国，尽管像西葫芦和茄子这样的很平常的蔬菜也是很稀有的，但她在书中经常提到它们。她在书里描写了"新鲜的蔬菜、罗勒、柠檬、杏、羊肉饭佐葡萄干和松子、成熟的青无花果、希腊产白羊奶酪、浓稠的土耳其咖啡、孜然烤肉串、早餐蜂蜜和酸奶、玫瑰花瓣果酱……"除了羊肉之外，她写到的这些食材中没有一种能在当时的英国买到或是唾手可得。

大卫的书中包含食谱，但那只是其教育普及的一部分。她想让读者了解更多关于食物的来龙去脉和自己一贯坚持的观点。这里有一个极佳的例子，首次出版于 1951 年的《源自法国地方的美食》（*French Provincial Cooking*）一书中有这样一段描述："没有人能解释为什么英国人认为把一杯红酒添加到汤羹或炖菜里就是鲁莽的、另类的奢侈行为，而同时他们又把钱大把地花在瓶装酱汁、肉汤、鸡粉、番茄酱和人工调味剂上。如果每个厨房都配有用于烹饪调味的红酒、白葡萄酒和不贵的波特酒，那么数以百计的商店橱柜就将彻底告别商业瓶装酱料和人工合成香料。"

在这里需要提出一些显而易见的观点。第一，使用红酒做菜在那时的英国来讲确实相当奢侈，不论它算是一种"鲁莽"的奢侈行为还是另一个问题。第二，很明显，大卫只是对一小部分中产阶级观众发表了这样的言论，因为更多的民众甚至不知道酒可以或应该被用于烹饪。第三，如今，用酒做菜已经变得非常普遍，因为即使在最黑暗的英国时期，大卫和她的追随者们也已经占了上风：几乎每个人都承认，葡萄酒可以进入食品加工的领域。

这本被证明具有高度影响力的书也在提醒读者，享受美味的食物未必需要经历非常复杂的制作过程。她非常赞赏名厨埃斯科菲耶（见第 9 章）提醒读者在烹饪食物的过程中避免"不必要的复杂化和过度细化"的做法，并且提醒他们一些著名的法国菜从来没有被当作家常便饭，而是专门为节日而保留的菜肴。她在书中没有提到一种法国南部的招牌菜——法式海产什烩，并对外声称："如果被告知永远吃不到法式海产什烩，我也不认为自己有什么损失。"

大卫不仅对英国人的饮食方式产生了重要的影响，其影响力甚至扩展到了美国，她说服了整整一代人将其厨房作为家庭的中心，而不是把自己食物加工生产的地方隐藏在某个角落里。她把大餐桌视为中心装饰品，周围摆放的开放架上陈列着各种坛坛罐罐、装水果和蔬菜的碗、葡萄酒层架、书籍以及一处用于存放自己雪茄的地方。虽然那时抽烟会引起公众的反感，但仍然有许多专业大厨有很严重的烟瘾。事实上，正如我们所看到的，她对厨房的影响力一直延续到了 1965 年，当时她在切尔西开了一家厨具店，这家店成为她的追随者们经常光顾和表达敬意的地方。

大卫的生活，尤其是她的早年生活充满了戏剧性，但她当然不高兴对此进行公开谈论。在她看来，她的书里包含了人们需要了解她的一切。然而，与她有关的两本传记和一部名为《食谱中的生活》（ *A Life in Recipes* ）的电视剧让她感到极度不适。即使如此，其中一本由阿耳特弥斯·库珀(Artemis Cooper)撰写的传记——《餐桌上的著作》（ *Writing at the Kitchen Table* ）还是获得了大卫的授权。

1913 年，大卫出生在苏塞克斯郡(Sussex Downs)一个上层中产阶级家庭里，当时正值第一次世界大战之前。她的父亲鲁珀特·格温（ Rupert Gwynne ）是一个保守的国会议员。她有三个姐妹，大卫排行第二。她们曾经雇用过一个家庭教师，后来三人都被送到寄宿学校就读，之后便沿着为自己这个阶层的人所铺设的路坦途前行。同样，就像在那个时期的通常情况一样，尽管一家人有办法吃到很好的东西，但他们都对烹饪食物没什么兴趣。

因此，年轻的伊丽莎白对于烹饪也没有过多关注的内在动机。然而，她 17 岁时被送到巴黎学习法国文学和绘画。两年后，她前往慕尼黑学习德语，她还介绍自己曾旅行探访过住在马耳他的姐姐。这些经历使她成为一个游历甚广且受过良好教育的年轻女性，与那个年代里同性别、同阶层、同年龄的大多数社会成员迥然不同。

正是在巴黎罗伯托家寄宿的那段日子里，大卫开始对食物产生了兴趣。"他们的食物非常可口，而且一点儿也不油腻或是很大份。"她后来回忆道。她在其大部分记忆里都在幸福地回忆"各色靓汤装扮得像彩色的夏装，有珊瑚色、象牙色或淡绿色，还有米饭和番茄沙拉"。

年轻的伊丽莎白对这家人的女儿丹尼斯印象尤其深刻。她将其描述为"自己见过的最好吃的女孩。她担任一位世界著名的巴黎外科医生的秘书，并且每天都会回家吃午餐，她在津津有味地吃完两份食物的同时，总会讲一些老板打理生意方面的可怕细节来取悦我们"。

19 岁时，有人送了她一本由希尔达·勒耶尔（ Hilda Leyel ）所著的《高雅的烹饪艺术——唤起沉睡的东部地中海和阿拉伯世界美食》（ *The Gentle Art of*

Cookery）的烹饪书。大卫说："如果我用比顿夫人的标准来代替勒耶尔夫人的奇妙食谱，我可能永远都学不会做饭。"她是一个异常独立的年轻女子。起初，她想成为一个画家，然后又将兴趣转向了戏剧，并在摄政公园开放剧院找了份工作。在这里，她开始独自住在一所公寓里，不仅要给自己煮东西吃，有时还要为朋友做饭。她的马耳他之旅为自己提供了一个逃离单调的伦敦生活的机会。"在那些日子里，"她写道，"由于马耳他的食物非常便宜，饮料也是免税的，所以很容易就能找到乐趣，而且非常好玩。"

她的生活中也不乏一些高潮迭起的爱情，她25岁时陷入了与行为不检的有妇之夫查尔斯·吉布森·科恩（Charles Gibson Cowan）的一段极其严重的绯闻事件中。1939年，在一个非常糟糕的时机，他们决定购买一艘小船并通过法国水道前往地中海。此时，第二次世界大战正在酝酿之中，但是他们则有另外的打算。开始一切都很顺利，但他们到达意大利时船被扣押了。因为这对落魄情侣抵达时恰逢意大利对英国宣战，他们被怀疑是间谍而被驱逐到希腊。最终，他们的行程在抵达希腊群岛的锡罗斯后告一段落，他们在那里的一个波西米亚外籍社区里偶遇了一些名人，如作家劳伦斯·德雷尔（Lawrence Durrell）和诺曼·道格拉斯（Norman Douglas）等。

随后，纳粹入侵了希腊，他们被迫再次过着颠沛流离的生活。这次，两人经过一个临时避难所——克里特岛，最终逃到了埃及首都开罗。在开罗，大卫积极投入到对战争的服务中，在外交部的信息参考图书馆里工作。很快，她在一个兼收并蓄并且富有创造性的侨居社区中找到了自己新的庇护者诺曼·道格拉斯（Norman Douglas），据描述他是一个"被控涉嫌猥亵未成年男孩后逃亡欧洲的老花花公子。"

这个新相好也对食物有兴趣。在开罗，大卫发现原来旧情人的魅力很快就荡然无存，于是便和科恩分手。不久之后，她与一位印度骑兵军官安东尼（Anthony，通常被称为托尼）步入了一段形式上的婚姻。在婚后8个月，他被任命为中校并派往印度。他的新婚妻子反而很乐意看到丈夫离开，并且这也宣告了这段婚姻的结束，虽然她之后一直保留着他的姓氏。

战争结束后，大卫回到了英国，但在归来之后对单调的生活感到非常沮丧。她在伦敦与老情人乔治·拉萨尔（George Lassalle）旧情复燃，两个人一同住在瓦伊河畔罗斯的一个酒店里。这纯粹是段痛苦的经历，因为1946~1947年恰好遇到一个极端的冬天，食物均限量供应，洪水淹没了土地，而她每天被困在酒店里吃着可怕的食物。

大卫写到这段经历时说："我不再工作，苦恼每天都做些什么，并且开始生动描述地中海和中东的烹饪美食来激烈地对抗当时那些糟糕的、单调乏味的、冷漠无情的食物……譬如说像杏子、橄榄和黄油、大米和柠檬、油和杏仁等。后来我才意识到，在 1947 年的英国，这些话都有些不太得体。"

在拉萨尔的鼓励下，大卫开始把自己的想法写在报纸上，这成为她第一本书《地中海美食》（*A book of Mediterranean Food*）的基础素材。在该书出版之前，她曾在杂志上发表一些文章而开始涉足美食写作。1949 年，出版商约翰·莱曼（John Lehmann）给她预支了 1 100 英镑作为《地中海美食》一书的稿费。她的编辑吉尔·诺曼（Jill Norman）在其去世后写道："这本书完全不同于以前任何一本类似的书，它不仅详细地描述了鲜为人知的食材和美味佳肴，而且风格非常新颖。正如很多人一样，我也被她作品所展现的魅力和描述的闲适的市场和餐厅或食物的形式和纹理而深深地吸引。"这本书于第二年正式出版。

尽管她得过轻微的中风，但对于大卫而言，20 世纪 50 年代是一个极端高产的时期。她一共完成了 5 部著作，并且还在"旅游时尚"杂志上撰写了大量有关美食的文章。在后来的几十年里，大卫的写作效率明显放慢。她的第一本书看上去很独特，因为其中夹带了很多由约翰·明顿（John Minton）创作的插图。后来，人们在收集她的私人文件时发现，其实她非常讨厌这些插图。她在私人信件中写道："我必须告诉你，我从来没有在意过约翰·明顿帮我在书中画的插图。因为它们看上去实在太过凌乱，让我现在仍然感到与 1950 年时一样尴尬。"

这样说至少是不太礼貌的，但她并没有公开发表过自己的这个观点。之后，她似乎与食物摄影师安东尼·丹尼（Anthony Denny）关系相处得不错，那时展示的经过专业摄影的美食照片也颇受人们欢迎。

《法国地方美食》（*French Provincial Cooking*）一书于 1960 年出版，被众多读者认为是大卫最好的作品。这本代表作在许多方面印证了大卫的知识深度和被其热情感染的诀窍。她还出版了新闻报道作品合集，如《一个煎蛋和一杯酒》（*An Omelette and a Glass of Wine*）就无形中让人了解到她对美食的大致的兴趣范围，使其能将大部分的精力都集中在对地中海食物的研究上。

在之后的生活中，她的兴趣更加偏向于学术范畴，并且开始潜心研究自己国家的美食。由这种兴趣而引发出的一部引人瞩目的作品便是《英国厨房的香料、盐和芳香剂》（*Spices，Salt and Aromatics in the English Kitchen*），紧随其后的是首版于 1977 年的《英国面包和酵母类食品》（*English Bread and Yeast Cookery*）。她的最后一本书《寒冷岁月的收获》（*Harvest of the Cold Months*）在其死后得以出版，这是一部关于用冰制作美食的重要学术作品。

1963 年，大卫 49 岁时突发脑溢血。这对她来说是一次非常严重的打击，尽管她最终恢复了，但其味觉和性欲都遭到摧毁性地破坏。两年后，大卫在伦敦创建了伊丽莎白·大卫小餐馆，它一开业就取得了空前的成功，她将法国的炊具引入了英国，使其自那时起便广受欢迎。然而，大卫与她的合作伙伴产生了合作纠纷，这家店在 1973 年被卖给了另一个零售商，并且最终发展成了一家小型餐饮连锁商号。

直到 20 世纪 60 年代末，大卫在英国饮食界仍然是一位广受尊敬的人物，但她大师的光环随着电视大厨的崛起而日渐褪去。虽然如此，但对那些资深的食物爱好者而言，大卫仍然具有极大的影响力。1979 年，她成为艾伦·戴维森的出版物《美食小提议》（*Petits Propos Culinaires*）的赞助人，而反过来，这也使其在两年后有机会推出了首个牛津美食研讨会。

1977 年她首次获得的官方认可以大英帝国奖的形式出现；不久之后，她又被法国授予骑士勋章；稍后的 1986 年，她还获得了"大英帝国指挥官"的称号。奇怪的是，她只获得了一个美食作家类的奖项，就是在 1982 年获得的英国皇家学会特别会员资格，而这是一个让她比获得其他荣誉更感到高兴的头衔。

伊丽莎白·大卫于 1992 年去世。英国《每日电讯报》（*Daily Telegraph*）在讣告中提道："大卫夫人的烹饪书籍已经从塔斯马尼亚到外赫布里底群岛的所有家庭的厨房货架上赢得了一席之地。它们无论是作为厨房里的常用手册还是语言犀利的散文，在出版后均极具感染力。"

横跨大西洋的《纽约时报》也加入了虚情假意的阿谀奉承之列，引用了美国厨师爱丽丝·沃特斯（见第 20 章）的一段话，她说大卫"是自己最大的灵感来源"。"当我回去拜读她的书籍时，"沃特斯女士说，"我觉得我在抄袭。因为我从她的书里可以感受到其对烹饪研究的深度，以至于每次阅读时都会感到有些尴尬。"

食谱

　　下面所选的第一个食谱展示了大卫如何将一道家常菜做得更为精致。第二个食谱——煎蛋卷，则表明她也会推荐一些简单易做但又令人满意的菜肴。而第三个食谱包含了她所提供的菜肴的制作说明，完全从纯技术层面上升到了彻底掌握菜式来龙去脉和理解食谱的制作指引的高度。

意大利肉酱面
Spaghetti Bolognese

6 人份

材 料

- 225 克绞碎的瘦牛肉
- 115 克鸡肝
- 85 克生火腿（肥瘦搭配）
- 1 根胡萝卜
- 1 头洋葱
- 1 小块芹菜
- 3 小匙浓缩番茄酱
- 1 杯白葡萄酒
- 2 杯高汤或水
- 黄油
- 盐和胡椒
- 豆蔻

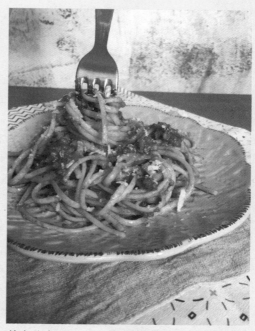

美食公众号"Ange1美味健康厨房"《天使厨房：四季西餐》作者钟乐乐烹制

做 法

　　◆ 把培根或火腿切成碎片，用一个小平底锅倒大约 15 克黄油慢慢加热使之变为褐色。加洋葱、胡萝卜、芹菜碎炒。当它们变色之后，把绞碎的牛肉放进去，然后把它不断地翻炒直到两面变为均匀的褐色。加入切碎的鸡肝，两三分钟后再加番茄酱和白葡萄酒。用盐（考虑到火腿或熏肉相对有些咸度）、胡椒、肉豆蔻屑来进行调味，并添加高汤或水。

◆ 盖上锅盖，用文火煨 30~40 分钟。一些博洛尼亚的厨师会加一杯奶油或牛奶，这使得它更加的醇和。另一传统一些的做法是添加一些母鸡遗腹卵。把它们与鸡肝一同加进去，当调味汁做好的时候会形成金色的小气泡。如果肉酱和意大利细面或者意大利干面一起上，就在一个加热的盘子上把热的意大利面和肉酱拌在一起，使意大利面与肉酱完全混合，在上菜之前再加一大块黄油。把磨碎的奶酪均匀地洒在上面。

* 摘自：《意大利菜》，企鹅经典丛书，1999 年，包含了由朱莉娅·查尔德所做的介绍。

煎蛋卷
Omelettes

大家都知道，要想做出一个完美的煎蛋卷只有一个可靠的食谱：你自己的。然而对于仍在实验阶段摸索的人而言，我在这里提出以下几点建议，我想对于那些经常会遭遇失败，连 20 年煎蛋用的旧铁锅都没碰过水并且才从橱柜中拿出来的人而言也许会有所帮助。

◆ 鸡蛋不用打发的方式，用两个叉子不停地用力搅拌即可。美味的"煎蛋卷"一词所传递的"简单"和"新鲜"，只有人们始终将鸡蛋视作这道菜最重要的部分才能真正做到。填料是其次的，应该在整个煎蛋卷中占据非常小的比例，它要轻轻地躺在煎蛋卷的中心，而不是几乎要撑裂开。它应该提供两个不同的味道和口感：煎蛋外层和里面纯正的鸡蛋味和煮熟的黄油味道，还有就是里面软而稀的，带有第二种调味的奶酪、火腿、蘑菇或新鲜香草的味道。

◆ 就锅而言，直径 25 厘米的煎蛋锅可以做三个或四个煎蛋卷。在煎蛋之前要先将鸡蛋搅拌好，如上所述，用两个叉子，再添加少许盐和胡椒来调味。加入 15 克黄油。先热一下锅，但不要把油温烧得太高。然后调至最高火，放入黄油待其融化，在其变色时倒入鸡蛋。

◆ 添加填充物，确保全部已嵌入煎蛋卷中。将平底锅向你的方向倾斜并用叉子或小铲从边缘处把它慢慢卷起来。现在再把锅向你的反方向倾斜,将未凝固的煎蛋卷挪入你为其留好的空间。

◆ 当表面上仍然有一小块未凝固的部分时,煎蛋卷就算完成了。用餐叉或铲刀折三下,将锅以一定的角度倾斜,并且使煎蛋卷滑入旁边的餐盘中。这个盘子应该是加温过的,但只需一点点温度,或者可以再继续烹饪一下煎蛋卷。

◆ 一个煎蛋卷用不着小题大做。主要的错误就是投入太多的填充物,使其做得过于复杂,像奶油酱鹅肝或龙虾这样的东西是不合适的。事实上,在各个方面的适度把握就是有关做煎蛋卷最好的建议。使用调味汁和其他辅料没太大必要,只要上菜时在加热的煎蛋卷盘上或者在煎蛋卷上额外放一些融化的黄油即可。

香草煎蛋卷

准备好一汤匙切碎的香菜、龙蒿、细香葱,如果可能再来一些香芹。用盐和胡椒将其中一半与鸡蛋混合在一起,而另一半在鸡蛋下锅时再放入。如果你喜欢,在菜端上餐桌之前可以把一些黄油放在煎蛋卷上面。

番茄煎蛋卷

将一个番茄剥皮后切成小块,用大火在黄油中加油超过一分钟。当煎蛋卷放入锅中时,用盐和胡椒调味。

培根煎蛋卷

在放在锅里的煎蛋卷里添加一匙切碎的培根,需要事先将培根软化一分钟左右;注意不要在煎蛋卷里放太多盐,够一个人吃即可。

* 摘自:伊丽莎白·大卫所著的《伊丽莎白·大卫的餐桌》,18 世纪经典古籍全文资料库,2011 年出版。

龙蒿鸡
Chicken with Tarragon

这位法国家庭主妇将切碎的新鲜猪肉或纯猪肉香肠碎肉与鸡蛋和香草塞入一只又肥又大的鸡肚子中。再将其与蔬菜和一把香草放在一起煮,其呈现的结果就是被喻为好国王的纳瓦拉亨利五世所希望的大锅鸡,他希望自己的臣民们能在每个星期天都可以吃到这样的美味。或者，还是这位家庭主妇不加任何填料来烹饪这只鸡，只是在上菜时配一碟米饭和奶油汁；或者，如果是一只丰满的童子鸡，她会把它抹上黄油烤，并且把它放在常见的长椭圆盘上，在每一端放上一簇豆瓣菜，然后配上一个盛装黄油汁的单独调味汁碟。农夫的妻子在面对一只不再下蛋的老母鸡时，会给这只鸡去骨（如果她继承了祖母的食谱，并且有一种制作健康食物的感觉），在里面塞入丰富的猪肉和牛肉，甚至有时在特殊场合下还配有松露，用文火在酒和小牛蹄里慢慢地煨这只鸡来制作一种清澈透明和香浓美味的胶状物，以便老母鸡最终变成一个适合庆典和节日享用的上好肉冻卷。

4 人份

材 料

· 1000 克鸡肉
· 30 克黄油
· 1 大勺龙蒿叶

· 半瓣大蒜，切碎
· 白兰地
· 奶油酱（可选）

做 法

◆ 在烹制一只丰满的烤鸡时，将龙蒿叶、碎蒜、盐和胡椒与黄油揉捏在一起。把这些放入外面涂有橄榄油的鸡腹腔内。将鸡放在一个烤盘的网架上进行烘烤。在 200℃的高温里烤 45 分钟或者在一个 180℃的中温里烤一个小时应该足够了，烤到一半时间将它翻动一下；那些有大烤架的人可以尝试进行烧烤，大约需要 20 分钟，这一方式会使你有种在炭烧烤鸡的感觉，但是你必须要不停地观察和小心地翻动烤鸡，以确保鸡爪可以跟鸡胸烤得一样好。

◆ 当鸡做好了之后，在一个长柄汤勺里加热一小杯白兰地，将其点燃，倒在鸡肉上并且旋转，使火焰迅速地传播，尽可能久地持续燃烧。再将鸡放回到温度较低的烤箱内（150℃）烤 5 分钟，在此期间白兰地沙司会烤熟并失去其原有的味道。如果你喜欢，可以按照菜谱的原始做法（取自米歇尔老妈的巴黎餐厅）那样，加上几勺奶油酱。菜谱上添加的是马德拉酱，尽管传统的做法很好，但在我看来完全没必要这么复杂。

* 摘自：伊丽莎白·大卫所著的《伊丽莎白·大卫的餐桌》，18 世纪经典古籍全文资料库，2011 年出版。

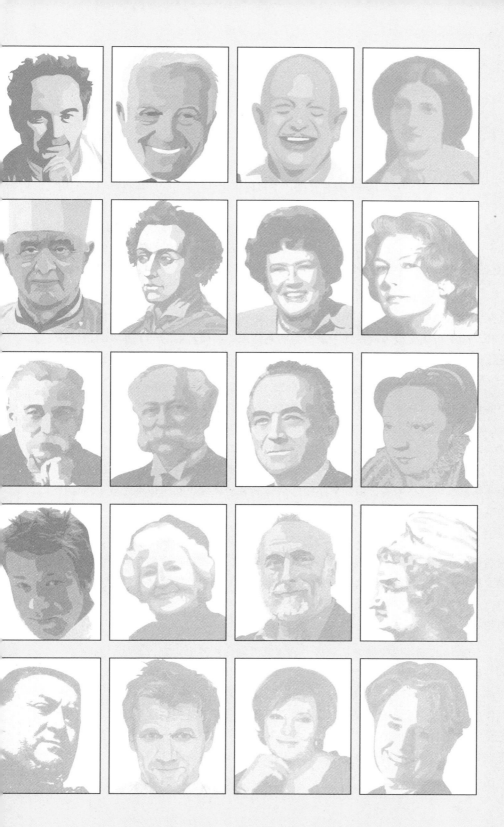

烹饪大师

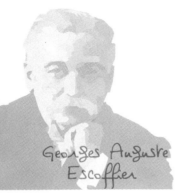

身材矮小的乔治斯·奥古斯特·埃斯科菲耶（Georges Auguste Escoffier）出生于 1846 年，一般人不太提他的名字而习惯于用姓来称呼他。他可以说是 19 世纪晚期最具影响力的厨师，其于 20 世纪初达到自己职业生涯的顶峰，当时他被《拉鲁斯美食大全》（*Larousse Gastronomique*）喻为历史上最好的厨师："王者厨师，厨师之王。"而这个头衔也曾因同样的理由授予了早些时候的安东尼·卡勒姆（第 6 章）。

埃斯科菲耶在卡勒姆创新的基础上又做了大量工作，并且有充分的理由被视为是高级烹饪大师之一，这种烹饪方法被公认为主要出现在法国餐厅高端市场里极为复杂而丰富的菜肴制作上。然而，他的一个伟大的目标就是让这些菜肴和加工食谱尽可能简化，人们可以在家庭厨房里轻松地做出这些菜。

据说，埃斯科菲耶在其一生中共创造 10 000 个了令人惊叹的食谱。他对自己的食谱总是持有高卢人从不谦虚的态度。他在介绍《现代烹饪艺术完全指南》（*Complete Guide To The Art of Modern Cookery*）一书时写道："作为一名从业超过 40 年的厨师，我曾负责编写过成千上万的菜单，其中一些菜肴已经成为经典并且是现代最受食客欢迎的。我可以有把握地说，尽管有些人经过一段时间的工作能够非常熟练地做出菜肴，但如果不经历漫长的劳动和深思熟虑很难完成一份像样的菜单，结果也一定会差强人意。"

他不仅是一位完美主义者，并且还对人们的某些新奇要求不屑一顾，强调如果食物过于标新立异，往往会导致"众口难调"，现实是："具有营养价值的食物数量相对较少，它们组合出的菜肴数量也不是无限的，凭厨师通过艺术或自然的方法所处理的原材料数量绝对比不上大众的突发奇想。"换句话说，人们要面对创新存在局限的现实。

埃斯科菲耶始终坚持遵从和努力创建菜肴制作的基本规则，并从"妈妈酱"的分类系统或从菜肴后续制作中所需的原料方面开始着手。在他的著作《烹饪基础》（*Fonds de Cuisine*）中，他写道："在烹饪方面，尽管是惯例的程序也应该在菜肴制作中始终坚持原料的重要性，我觉得有必要在一开始就提到这项工作，并且就这个问题予以格外的重视。事实上，原料是一切美食的基础，至少在法国烹饪中是这样的。没有它，我们将一事无成。如果一个人所拥有的原料是好的，那剩下的工作就容易多了；另一方面，如果原料不好或比较平庸，就别指望会出现任何让人满意的结果。"

埃斯科菲耶最著名的书应当是 1903 年出版的《烹饪指南》（*Le Guide Culinaire*），其已成为专业厨房的圣经。在几十年后的 1934 年，他又出版了《我的私房菜》（*Ma Cuisine*）一书，其对业余厨师同样具有影响力。然而，埃斯科菲耶做出的成就并未结束，他彻底改变了专业厨房的组织和食品服务的方式，而这一切现在都被认为是理所当然的。例如，零点菜单就是埃斯科菲耶的一个创造，而且他就是那个以某种自助形式上菜的方式将经典法式风格最后予以终结的厨师。他喜欢拉鲁斯（俄罗斯）式的上菜服务方式，而实际上，这种服务方式早在一个世纪前就被引入到了西欧，但却始终未能流行起来。俄罗斯的服务方式则运用了一个按顺序上菜的系统，这样餐桌上就不会堆满盘子而显得过于拥挤，以至于让客人无法品尝到最佳温度的菜肴，并且使前后之间的食物不匹配。

此外，埃斯科菲耶因为一直坚持创造更为人道的工作条件而闻名遐迩，此举大大改善了厨师这个等级的员工的生活。当时在他那个年代，厨师不仅地位卑微，而且经常受辱挨骂。他的工作核心是将厨师行业变成像消防队一样的组织，并以厨师帮而著称。

在他之前的时代，厨房里挤满了独立制作每道菜的厨师或小团队，这样会导致大量重复劳动和传菜速度慢。埃斯科菲耶意识到这项工作可以简化成流水线的形式，如果厨师专注于食品生产加工的各个方面，以确保每道菜的各种组成部分都是由掌握精确食材知识的专业厨师进行制作，这种新形式的团队合作便能高效地制作出更美味的食物。

这一过程通常由一名大厨来负责菜肴的最终装盘和展示定型，埃斯科菲耶认为这一点至关重要。他对菜肴的造型总是精雕细琢、事必躬亲，他不仅对食物的外观特别关注，而且对食物的盛器、餐具、杯具、餐台布置也格外讲究。回到厨房，他还亲自参与了烹饪器具的改进设计。作为此项工作的意外收获，他还将常见的长柄平底锅引进到英国的厨房。

他是从厨师行业成长起来的，非常清楚厨师恶劣的工作条件。这些条件对厨师的健康持续不断地造成了极大的危害，以至于他们经常靠大量饮酒来缓解压力。埃斯科菲耶招募了一名医生来帮助设计一款有益健康的、以青稞为主料的饮料，提供给所有在厨房里工作的厨师饮用，积极尝试劝说他们不要饮酒。他从不喝酒，也从不像许多同行那样抽烟，他担心这样做会对味蕾产生干扰。

厨师长可能往往对待下属很粗暴，习惯对他们大喊大叫而不是轻言细语，说脏话也是司空见惯的事，人们容忍了这种对初级厨工毫不掩饰且横加欺凌的文化。然而，埃斯科菲耶禁止在厨房说脏话，并要求员工严格地自我控制，在工作时不得随意乱发脾气。在控制厨师行为的同时，他还坚持抓清洁卫生，并且鼓励员工在厨房内、外均应做一个衣着整洁、举止文雅的公民。年轻的厨师还被鼓励去学习更多的美食烹饪知识，并且让其去各种学会参加培训。

埃斯科菲耶是一位真正意义上的机会主义者，他千方百计地利用自己的名声和那个年代的名流来使菜肴和餐厅都变得极为时髦。像许多伟大的厨师一样，他所受的教育也极为有限，但在厨师工作上却经历过严格的训练。

1846 年，埃斯科菲耶出生在卢贝新城（Villeneuve-Loubet）的一个小村庄里，这个村庄离尼斯和普罗旺斯不远，他的父亲是一名铁匠。更重要的是，他的祖母在其年幼时便已对他进行了早期的烹饪启蒙指导，并将自己对美食的热情也传递给了他。

埃斯科菲耶到 12 岁时离开了学校，13 岁便开始在叔叔的法国餐厅里工作。虽然他在学校展现出了一定的艺术潜力，但追求实际的埃斯科菲耶家族出于就业前景的考虑认为他应该学做生意。为叔叔工作并不是一个轻松的选择，他开始从底层干起，经历了一段艰苦的学徒生涯。在成为一个调味汁助手（一个初级的调味汁制作岗位）之前，他一直被要求擦地板和洗盆子。他也曾上过夜校。埃斯科菲耶后来说，这段有点严酷的学徒经历给自己的职业生涯奠定了坚实的基础。

在 19 岁时，埃斯科菲耶就表现出一名大厨的潜力并在叔叔的餐厅厨房里进步神速。这时，他恰好获得了一个去法国首都巴黎并在最著名的一家餐馆——小红磨坊里工作的机会。他开始担任副厨师长，3 年后被任命为主厨。

1870 年，普法战争开始，与埃斯科菲耶年纪相仿的年轻人都被征召入伍。他也告别了餐厅开始接受军事训练，那时在军界根据个人才艺进行岗位分配并不多见，但军方还是认为他在厨房里可以为战争作出更大的贡献，于是将其任命为厨师长。

这不仅是一个体验大众餐饮需求的机会，而且还可以研究和开发食品保存和罐装的技术，以确保食物在最低准备需求的条件下及时地被运往前线。似乎并没有结果表明埃斯科菲耶在调味方面所做出的成果，但他却被认为是罐装加工生产的先驱之一（我们将在接下来的第 10 章讨论其他先驱者）。

他在战争结束后回到了小红磨坊餐厅，而后又陆续跳槽到巴黎另外一些著名的餐馆。1871 年，他在戛纳开设了自己的餐厅，命名为锦鸡（The Golden Pheasant）。然而，真正使他一举成名的却是其在巴黎皇家宫殿酒店舍韦古屋餐厅盛大宴会上所展示的成品，而其中很多场合的活动都是由政府举办的。

埃斯科菲耶从那里离开后又去了同样时尚的莫雅古屋餐厅，后来在瑞士结识了最终改变其职业生涯的人——瑞士酒店老板凯撒·里兹，他任命埃斯科菲耶全面负责运营卢塞恩国家大饭店的厨房。身为瑞士公民的里兹是一位酒店经营管理大师，而埃斯科菲耶则是厨房里的大师，他们一起组成了一支强大无比的团队。

1890 年，两人一起从瑞士搬到了伦敦，并且用 8 年的时间迎来了萨沃伊饭店（Savoy Hotel）的春天。里兹是饭店的总经理，而埃斯科菲耶担任餐厅服务的总负责人。埃斯科菲耶正是在萨沃伊饭店创造了自己最著名的食谱之一：梅尔芭蜜桃冰淇淋，这是一款为了庆祝澳大利亚歌手内莉·梅尔芭（Nellie Melba）下榻饭店而专门设计的甜品。埃斯科菲耶是一个狂热的歌剧爱好者，他想用一款适合的烹饪美食来表达对歌星艺术才华的敬意。在欣赏完她表演的《罗恩格林天鹅骑士》之后，他设计了一款甜品，将蜜桃放在一个用冰淇淋做的基底上面，装入一个形状如天鹅一般的冰制盛器里。这道成品会覆盖一层糖粉，并在最上面放上一些树莓酱。

这位伟大的厨师总是重复着这种投机取巧的做法，在许多场合将名人和美食巧妙地结合在一起。例如，他的名菜来自黎明的青蛙腿就是以威尔士亲王命名的。因此可以这样说，他作为一个以做名人噱头菜的先驱，直到现在仍然大名鼎鼎。

然而，埃斯科菲耶在萨沃伊饭店的好日子却因为他和里兹因遭到价值 3 400 英镑的葡萄酒与烈酒丢失以及他收受供应商贿赂的指控而彻底宣告结束。埃斯科菲耶因为这件事而备感屈辱，但里兹却不失时机地于 1898 年重振旗鼓，在巴黎新开了家在当时来讲最前沿的里兹饭店（Ritz Hotel）。设计师可可·香奈儿（Coco Chanel）把那里当成了自己的家，整整住了 30 年。里兹又把埃斯科菲耶从伦敦带回巴黎，并到了他的饭店工作。里兹饭店尤其是在美食方面很快就获得了成功。它还成为了时尚人士享用下午茶的绝佳之所，这桩使埃斯科菲耶感觉有点儿犯难的生意进展发生了变化。"人们怎么可能在吃完果酱、蛋糕和甜点之后，还能在两个小时后有胃口享用一顿被称作'三餐之王'的丰盛晚宴呢？"他问道，"他们怎么可能静静地品鉴美食、烹饪或葡萄酒呢？"

埃斯科菲耶在里兹饭店工作的时间比较短暂，他后来又回到了英国首都并到豪华的卡尔顿酒店工作，一干就是 30 年。凯撒·里兹似乎很久之后才对萨沃伊的伤心往事有所反应，他在 1901 年遭受了严重的精神问题并在不久之后退休。这次轮到埃斯科菲耶绝境反弹，他不但使卡尔顿厨房誉满全球，而且还开始了自己的写作生涯，编撰出版了第二本书《烹饪指南》（ *Guide Culinaire* ），紧随其后又陆续出版了 8 本关于美食烹饪的著作。

埃斯科菲耶在卡尔顿酒店工作期间一个有趣的插曲，他曾经担任越南革命家胡志明的糕点厨师。胡志明曾长期在伦敦流亡，后来回国推翻了法国殖民者的统治，并成为越南这个小国家的主席，使强大的美国陷入持久的越南战争之中。

卡尔顿酒店允许埃斯科菲耶从事其他工作，以提升他和酒店的声誉。1904 年，德国人拥有的汉堡美国邮轮公司力邀他为乘客创建一个餐厅服务机构，并称之为丽思·卡尔顿餐厅（Ritz–Carlton Restaurants）。这间餐厅不久便成为一段传奇故事的发生地，当时正值第一次世界大战前不久，德国皇帝威廉二世（the Kaiser Emperor William II）曾乘坐皇帝号邮轮旅行，并且品尝了埃斯科菲耶制作的美食。人们普遍认为，凯撒曾这样对他说："我是德国的皇帝，但你是厨师中的皇帝。"

埃斯科菲耶一直负责卡尔顿的厨房到 1919 年，他那时已经 73 岁，计划退休并与妻子一起去蒙特卡洛。然而，这些计划却因为他意外地获得了寡妇珍·吉罗克斯（Jean Giroix）授予的艾米塔基酒店股份而化为泡影，她曾经是他年轻时在巴黎小红磨坊餐厅工作时的同事。如果这些还不足以说明埃斯科菲耶的成就，那么他开设的另一间位于蒙特卡洛的里维埃拉酒店应该足以让他的职业生涯画上一个完美的句号。

1920 年，埃斯科菲耶成为第一位获得骑士军团勋章的厨师。1928 年，他又被授予军官荣誉勋章，也是第一位获得此项殊荣的厨师。1935 年，埃斯科菲耶在他的妻子去世后不久的几天里去世，享年 89 岁。为了纪念他一生辛劳所作出的巨大贡献，人们在他的出生地卢贝新城创建了一座纪念馆。

埃斯科菲耶的名字已经成为美食的代名词，致力于美食烹饪的埃斯科菲耶社团现已遍布全球。如果他能看到这一切变为现实，肯定会非常欣慰，因为其一生废寝忘食的工作终于得到了大众的认可。人们对埃斯科菲耶保持的最持久的敬意便是，当顾客进入餐厅并拿起菜单，一个人可以每天都能看到相同的情形，而这一服务模式正是效仿了这位伟大厨师所制定的服务规范，而且食单的做法也同样受到他的深远影响。换句话说，现代餐厅服务的各个方面几乎均保留了乔治斯·奥古斯特·埃斯科菲耶的印记。

埃斯科菲耶冗长的传奇故事是源于用经典的乳酪面粉糊制作的"母酱",其是烹饪很多菜的基本材料,主要有棕色、灰白色和白色三种类型。以下给出了用于烩菜的棕色酱汁的制作方法。

食谱

棕色黄油面糊
Brown Roux

成品 454 克。

材 料

· 225 克纯净黄油
· 250 克优质面粉

做 法

◆ 把面粉和黄油在厚底的炖锅里混合,并把它放在小火上或在一个中温炉里加热。反复搅动混合物,以致热量可以在整个面酱里均匀地分布。

◆ 制作棕色酱汁的具体时间不能精准地确定,因为其取决于烹饪的火力。火越大,则烹饪所需的时间越短。棕色酱汁变成鲜亮的浅棕色时就煮熟了,而且会散发出一种像榛子般的香味,还具有烤面粉的特殊香气。

◆ 棕色酱汁不可以加热得太快,这一点是非常重要的。事实上,在面粉的不同组成元素中,只有淀粉充当着黏稠的作用。

◆ 淀粉包含于小的细胞中,受到严格的限制,但有气孔足以让液体和脂肪物质在其间渗透。在中火和渗进黄油的影响下,细胞被膨胀的淀粉冲破,而后者与黄油完全结合在一起形成了一个团,当加热时可以吸收 6 倍于其重量的液体。

◆ 当一开始就用非常高的温度进行加热时,淀粉就会在枯萎的细胞里被烧掉,以致膨胀只会出现在部分未被烧毁的淀粉中。

◆ 凝聚的作用因此而遭到破坏,所以需要两三倍量的面糊来获得所需的一致性。然而酱汁中这么多面糊完全无法透气,从而阻碍了它除去泡沫而变得透明。同时,纤维素和被烧坏的淀粉会导致酱汁产生一种苦涩的味道,没有方法可以将其去除。

◆ 从上面的流程接着往下，淀粉是面粉不同成分中唯一可以影响酱汁黏稠度的，在制作面糊时无论是从纯粹的淀粉中或是同类的物质中提取都各有优点，如细淀粉、葛根粉。只是由于习惯的原因面粉仍然被用作面糊的黏稠元素，事实上，我建议做出改变所产生的优点在并不遥远的时间里会更加被人们所理解，因为这也是烹饪大师法夫雷（Favre）在他的字典里所建议的。

◆ 用纯淀粉精制而成的面糊——在这种情况下淀粉和黄油的量相当于老办法所需面粉和黄油量的一半——与用浓味多汁的棕色高汤、西班牙调味汁或用一小时熬出的褐高汤的传统方法相比，这种酱会更清澈、更鲜亮，比至少需要3天才能除去泡沫的旧流程效率更高。

* 摘自：乔治斯·奥古斯特·埃斯科菲耶所著的《埃斯科菲耶食谱》和《烹饪艺术指南》：主要针对鉴赏家、厨师和美食家，共征集了2973个食谱，由皇冠出版公司于2000年对外出版发行。

英式炒鸡
Poulets Sautéed（Sautes Chicken）

现代菜谱为读者提供了关于数量、烹饪时间和烤箱温度的具体细节。埃斯科菲耶和其同时代的人采用了更高程度的食物制作知识，因此排除了烹饪过程中的一些细节，反而将精力主要聚焦于制作的方法上。埃斯科菲耶从如何制作某一类型的食物开始给出一个通用的解释，而后再给出若干个可以应用一般原则制作特定菜肴的食谱。这里列举的例子是炒鸡，其建议鸡肉应该"按照皇后的标准"（à la Reine），意思是中等大小、肉质肥嫩。原来的配方如下：

◆ 准备下锅煎的鸡肉应该按以下步骤加工：先清空内脏，彻底清洗，将鸡腿切下——这是一件非常简单的事，因为只要把大腿骨分开就可以了。在把鸡皮去掉之后，切下胫骨关节下面的爪子，剪掉指甲。剔掉关节上的胫骨，去除大腿骨。

◆ 在第一个关节处切下翅根：在鸡胸处切出圆形，使每个翅根与一部分鸡翅相连，最后从中间将胸口分开。如果鸡比较小就保留整个部分，反之则切成两半。

◆ 鸡身仍然存在。把它分切成两半，然后把两边均修剪整齐。

◆ 在把它们放进锅里烹饪之前，适度地用盐和胡椒给鸡肉调一下味。无论是什么特定要求的菜谱，制作炒鸡脯的原则总是应该按照如下流程：

◆ 选择一个足以放下整只鸡的煎锅，放入两盎司的澄清黄油加热；或者，根据情况放一半黄油和一半提纯油。当被选择的油变热时，放入鸡肉块；让它们很快上色，不时地翻炒，使两面受热均匀。现在盖上锅盖，将其放入一个足够热的烤炉内将其彻底烤熟。肉质比较嫩的部位如鸡翅和鸡胸，在烤几分钟之后就可以取出，然后保温；但是鸡腿肉质比较紧实，所以至少要多烹饪七或八分钟。

◆ 当所有的碎肉块都熟了之后，将其取出；沥干油分，将某种酒、蘑菇蒸煮液或鸡肉高汤放入煎锅。这个步骤正如我已经指出的，它是必不可少的程序的一部分，可以彻底溶解部分凝固在煎锅底部的肉汁。

◆ 将溶解液浓缩一半，再加上食谱中给出的调味汁。把鸡肉、爪子、翅根和腿放到这个调味汁中，再煮几分钟。这时再把其他部分即翅膀和鸡胸，加入进去，当调味汁明显减少时停止加热。当鸡肉块完全煮熟时，显然不必再用调味汁加热了，因为前者已经变硬。在上菜前的几分钟，将鸡肉块按照以下的顺序放入一个深的主菜盘内（配备一个相应的盖子）：鸡身、鸡爪和翅根放在底部，上面再放鸡腿和鸡胸，最后再放鸡翅。

◆ 然后根据食谱的指引完成调味汁的制作，倒在鸡肉块的上面。

一些鸡肉在烹饪时并没有着色。也就是说，鸡肉只是在黄油中变硬而并未变成褐色，而烹饪如上所述已经在烤箱内完成。在这种情况下，溶解液应该是白色的，就像补充的调味汁颜色一样，而后者是用奶油制作而成。

该方法可以应用于以下一些炒鸡的菜式中。

大公爵炒鸡
Poulet Sauté Archiduc

做 法

◆ 将鸡肉块炸一下而不用等其变色，也就是只让鸡肉受热后变硬。添加 115克用黄油煎过的洋葱，然后将洋葱和鸡肉块放在一起烹饪。

◆ 将鸡肉块取出，并放入盘中，盖上盘子以保温。用一小杯白兰地甜酒浸润

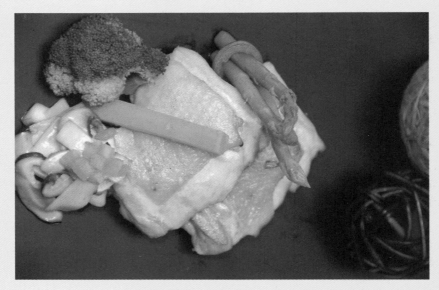

北京新侨诺富特饭店春晓餐厅技术顾问朱江烹制

一下洋葱，使后者缩小，另外加上 100 毫升鲜奶油和 100 毫升白沙司，然后过筛
一遍。

◆ 减少这种调味料以使其达到一种硬稠度；完成烹饪之后，将其从火上拿开，
用 43 克黄油、四分之一柠檬榨的汁和一小匙马德拉酒倒在鸡肉上面。

◆ 在上面放上 10 片松露然后上菜。

甜点
Desserts

埃斯科菲耶拥有大量的甜点食谱目录。与他所创造的经典法国菜齐名的还有
他所有的英语经典食谱，如罗里波莉布丁、大米布丁和圣诞布丁。他的其中一个
甜点食谱现在仍然很流行，如曾经被视为看起来很复杂但做起来其实很简单的禧
年樱桃，下面列出就是以其原本的形式展现的菜谱。

禧年樱桃
Jubilee Cherries

做　法

◆ 樱桃取籽后用糖浆浸泡，并把它们倒入一个小的鼓形容器中。减少糖浆并用一点儿葛根粉使其变稠，而后用冷水稀释；用一大勺的葛根粉配上 285 毫升的浆汁，用黏稠的浆汁覆盖樱桃；将一咖啡匙加热的樱桃白兰地倒入每个鼓形容器中，当上菜时需要打上一些灯光。

* 摘自：乔治斯·奥古斯特·埃斯科菲耶所著的《埃斯科菲耶食谱》和《烹饪艺术指南》，主要针对鉴赏家、厨师和美食家，共征集了 2 973 个食谱，由皇冠出版公司于 2000 年对外出版发行。

梅尔巴蜜桃冰淇淋
Peach Melba

这是基于埃斯科菲耶为了庆祝歌唱家内莉·梅尔巴夫人而创造的甜品配方，但以现代的形式展现出来可以供 4 个人食用。

材　料

· 710 毫升水
· 96 克糖
· 一个柠檬皮，撕成条
· 1 个香子兰豆荚，纵向劈开
· 125 毫升加 2 大勺桃味杜松子酒
· 4 个中等大小、还未完全成熟的桃子

· 香草冰淇淋
· 新鲜的薄荷枝，作为点缀装饰
制作树莓酱（出品 1 杯；250 毫升）：
· 1175 毫升新鲜的树莓
· 100 克糖
· 1 大勺新鲜的柠檬汁

做 法

◆ 把桃子捣成浆，将水、糖、柠檬皮和香子兰豆荚放入一个足够放桃子液体并覆盖所有添加物的平底锅。把混合物高温煮沸，搅拌以使糖溶解。将火调小，添加 125 毫升桃味杜松子酒、桃浆及桃子。盖上锅盖并用文火煨直至桃子变软，而且可以用一把小刀刺破，主要根据桃子的大小，一般需 10~15 分钟。

◆ 将桃肉用一把漏勺从浆液里移走，并把它们放在一个盘子上冷却。桃子可以在冰箱里存放 3 天。在上菜前，把水果沿着茎端切成两半并且移除凹陷的部分，小心翼翼地脱去或剥去果皮并且将其丢弃。

◆ 将柠檬皮和香子兰豆荚从浆液中去除丢弃。然后把锅放在大火上加热，并且浓缩浆液至 180 毫升，冷却至室温后再添加剩下的 2 大勺桃味杜松子酒。将浆液存储起来放在冰箱里一周。

◆ 制作树莓酱，先冲洗一下莓子并把它们和糖一起放入一个小的平底锅里。将锅放在中火上加热直至莓子软化并开始裂开，大约需要 10 分钟。将混合物通过细孔筛用力滤一下，丢弃其中的种子。在调味汁中加入柠檬汁，并且加盖冷藏 3 天。

◆ 对甜点进行装盘，将冰淇淋放入一个碗里或是一个大的高脚杯内。在顶部放上 2 个煮过的半个桃子，用勺子舀一些浆液淋在冰淇淋上，然后把树莓酱洒在桃子上。如果你喜欢，可以用薄荷枝进行装饰点缀。然后立即上菜。

* 摘自：乔治斯·奥古斯特·埃斯科菲耶所著的《埃斯科菲耶食谱》和《烹饪艺术指南》，主要针对鉴赏家、厨师和美食家，共征集了 2973 个食谱，由皇冠出版公司于 2000 年对外出版发行。

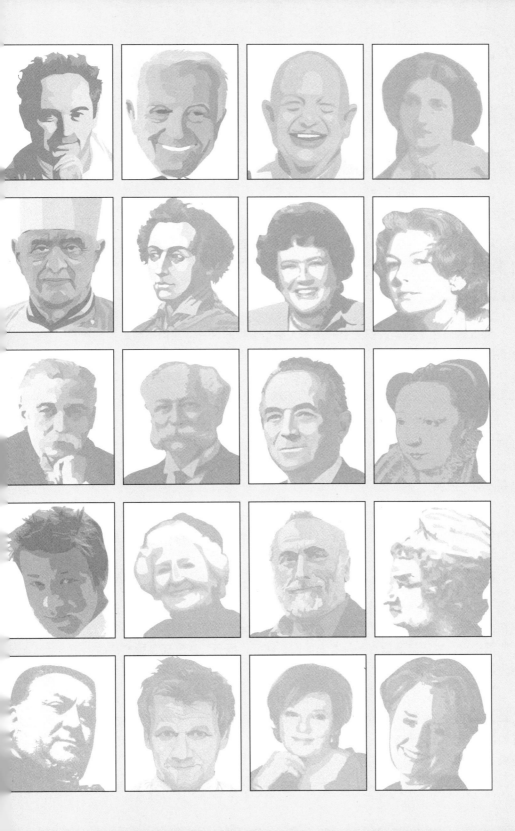

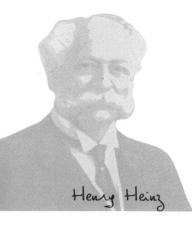

Henry Heinz

亨利·约翰·海因茨（Henry John Heinz，1844—1919）作为罐头食品和调味汁的创新者和生产者在食品工业发展中占有重要的地位，同样知名的还有其属下亨式公司的罐头和瓶装产品。

海因茨创造了一个食品制造业帝国，其现已遍布全世界，总销售额超过 100 亿美元，雇用了大约 32 500 名员工。他的天赋并不仅仅在于发明食品防腐剂，而在于营销和赋予产品老少咸宜的吸引力，而这也成为 20 世纪食品消费的重要组成部分。

海因茨出生之前，人们关心的头等大事是食物的保存，他们不确定那些食物是否能撑到无法预知的收成季节。他们同样也面临着季节性食物供应和交通限制等问题。在现代食物保存技术被采用之前，像盐和卤水这样的防腐剂，甚至包括用皮革和瓷器做的贮存容器已经被使用了几个世纪。

在 19 世纪发生的一切使这些食物贮存处理过程被提升到一个崭新的高度，它彻底改变了成千上万人的饮食选择，使人们第一次可以吃到不合时令的食品，能在长途旅行时带上各种各样的食物。在瓶装和罐装技术被引进之前，这些选择简直是不可想象的。

20 世纪，人们在食品包装和保存方面迎来了革命性的发展。随着便利食品市场的日益发展，人们有时准备一顿饭只需打开一个罐头、解冻一个半成品的蔬菜或用微波炉加热一下成品的菜肴就可以了。

亨利·海因茨是该领域的先驱者和最早意识到便利食品市场具有巨大潜力的人之一。亨氏食品公司也被证明是最具有国际头脑的美国食品制造商，并且将公司在美国以外的地区所生产和销售的网络拓展得比任何前辈都要广。事实上，在一些国家里，亨氏产品成为一种著名的固定商品，很多购买亨氏品牌产品的人都认为自己是从本地的生产者那里购买的，而不是从一个美国大型连锁企业购买的。

1875 年，亨利·海因茨开始涉足食品生意，他很快意识到人们真正想要的是多样化。他还认识到，使用添加剂可以将平凡的日常菜肴变为令人兴奋的美食。正如所有的营销天才那样，他不仅明白人们想要什么，而且还能预测他们的潜在需求。

结果，他成功地创造了客户甚至事先没有想过的自己需求的食品。如今，最著名的亨氏产品是番茄酱，它在所有的快餐机构里几乎无处不在。番茄酱已经证明了其作为添加剂具有的多功能性，并且成为超出亨氏想象的调味品。

19 世纪末，当海因茨进入食品行业时，他迅速察觉到当时正是食品和饮料行业发生重要转变的时刻。美味的便利食品发展得异常迅猛，而且美国人对这些产品的渴望几乎快要爆炸了。当时有一种新品层出不穷的扩散势头，如可口可乐（1886）、随后在 1853 年首次推出的薯片以及在 19 世纪 70 年代面世的口香糖，这些新品在不断快速发展。之后，还有由詹姆斯·迦勒（James Caleb）于 1863 年研发出来的早餐麦片，也由约翰·哈维·凯洛格（John Harvey Kellogg）带到一个新的高度。

1869 年，一家由约瑟夫·坎贝尔（Joseph Campbell）和亚伯拉罕·安德森（Abraham Anderson）创办的小公司开始生产罐装番茄汤和其他一些食品。1876 年，公司变更为约瑟夫·坎贝尔食品加工公司，后来在汤这个领域里成为亨氏最大的竞争对手，但在两位食品加工巨头的争霸中，亨氏公司在其他地方都占据明显的优势。尽管坎贝尔赢得了先机，但亨氏很快就赶超上来。

我们在研究亨利·海因茨对食品加工业的发展所作的贡献时，让我们快速地回顾一下包装和加工食品的起源。如果没有别人的开创性工作，海因茨可能只会在母亲的花园里刨地收菜并想办法保存它们；更有可能的是，也许他会接管父亲的制砖业生意，那是他开始工作生涯的地方。

尼古拉·阿佩尔（Nicolas Appert）是一个法国的糖果商，他被誉为发明用罐装方法防止食品腐败的第一人。他发现，所有食物都可以通过将其放在密封瓶子里来保存。在装瓶之前，需要先把食物煮熟并且尽可能将密封罐子里的空气都抽出来，而这种用铁丝圈固定软木瓶塞的方式与如今香槟瓶子的密封方式基本一样：密封条以下就是奶酪和石灰的混合物，之后瓶子会被浸没在沸水中。1810 年，阿佩尔出版了一本书，书中详细地介绍了这个过程，还创建了一间工厂来生产和保存食物。

布赖恩·德沃肯（Bryan Dorkin）在英格兰时也以同样的方式积极探索，但他提出的想法是将煮熟的食物放在金属罐子里。他开发的这个产品最终使其成为一名海军供应商，另外两位企业家——奥古斯特·德·海涅（Auguste de Heine）和彼得·杜兰德（Peter Durand）则拿到了生产铁和锡罐头食品容器的专利。

这样看来，早期的英国公司对阿佩尔用玻璃罐装贮存食物的方法加以改进，因为玻璃罐装的方式随时存在破损的风险。杜兰德在伦敦创建了一个罐头食品制造工厂，并于 1813 年也开始向海军批量供应。

当时，人们还不知道引起食品腐败的原因是由于微生物，而加热的过程正好消灭了细菌。这些先驱者虽然取得了一些成果，但从科学角度却不理解这是如何实现的。最终，这一发现是由一个名叫路易·巴斯德（Louis Pasteur）的人完成的，他给这一加热过程起名为巴氏灭菌法。

1819 年，食品罐头才抵达美国，但一开始其影响甚微。直到南北战争时期，美国人才对军事罐头食品供应产生巨大的需求。美国最终成为这个市场中最大的玩家，但却花费了相当漫长的时间才找准了方向。食品罐头的价格并不便宜，因而此应用受到了限制。

例如，海军一般只会将罐头食品用于紧急情况的供应，在其应用期间，还会产生其他一些由于装罐前准备不足引起的食物变质腐败的问题。罐头食品的另一个质量问题是手工制作的粗糙罐子极易生锈。

随着机械制作罐头技术的引进，事情开始有了转机，这种技术先在美国进行了应用，然后在 19 世纪 60 年代末传到欧洲。美国人从欧洲人手中接过了这项开创性的工作并开始引进一些新产品（如炼乳），使罐头食物的应用范围进一步地得以扩大。在 19 世纪末，麻省理工学院的研究人员发现了改进罐头质量和瓶装食物的方法。开罐器的发明也大大提高了罐头对家庭消费者的吸引力。

然而，直到 20 世纪 60 年代，铝制罐头技术才被引进，从而大大降低了罐头食品的重量。10 年后，撕盖和拉环盖的发明，使罐装食品变得更加便利。

直到 19 世纪 80 年代，罐头食品才被当作是一种主流产品。迄今为止，人们一直存在对通过工业技术加工的罐头和瓶装食物在味道和安全性上的担忧。此外，这些食品的包装看上去并不吸引人。有些公司倾向于使用不透明的绿色瓶子和外表比较天然的罐头。当亨利·海因茨首次进入瓶装辣根酱生意时，他做的其中一件事是就用透明的玻璃瓶取而代之，这样会让食物看起来更加开胃一些。他很快就发现展示是销售的关键，并且着手设计各种各样的瓶子来吸引食品商店里顾客的目光。

海因茨正如他的名字所暗示的那样，出生在一个德国移民家庭，父母均是卡尔斯塔德的移民。他是定居在宾夕法尼亚州匹兹堡市的这个家庭里的 8 个孩子之一。年轻的亨利很早便表现出对做生意和食物的兴趣。6 岁时，他便帮助母亲在家里的花园种植蔬菜。8 岁时，他就开始向邻居出售蔬菜，挎着一个小篮子到处叫卖。9 岁时，他已经会种植、研磨和装瓶出售自己生产的辣根酱，并表现出对研磨山葵特有的天赋。他的父母在其 10 岁时便意识到其积极主动和特有的能力，给他分了一小片大约四分之三英亩的土地来种植蔬菜，他很快就实现了从提兜小贩到手推车商贩的身份转变。

两年后，他种植的面积达到三英亩半，并且开始使用一辆马车来将自己的产品送往当地的杂货店。17 岁时，海因茨每年可以从这个生意中挣到 2 400 美元，这个数字在当时来讲令人印象非常深刻。

很明显，海因茨家族成员中已经有一位冉冉升起的企业家明星，但信奉新教的父母却坚决认为他更适合教堂的生活，于是他在 14 岁时被送到阿勒格尼神学院就读。

教会所传授的理念可能会在上课时间占据他的思想，但却并没有阻止年轻的亨利（被家人称为哈利）去从事他的副业。最终，父母不得不承认，亨利不太适合这个专业，于是他转到匹兹堡的达夫商学院簿记类专业就读。从那时起，他继续帮助父亲打理制砖生意。21 岁时，他便获得足够的钱将自己变成了合伙人，同时将打理蔬菜生意作为副业。

亨利·海因茨与父亲一起工作 4 年之后，他决定开创真正属于自己的生意，也就是瓶装辣根酱。1869 年，业务量剧增，亨利认为自己已经赚够了钱并能组建一个稳定的家庭。他娶了莎拉·斯隆·杨格（Sarah Sloan Young）—— 一个爱尔兰移民的年轻女儿。他们陆续生了 5 个孩子，一个孩子在出生之后不久便夭折了，两个儿子后来均参与了父亲的生意。后来，他的太太莎拉·海因茨于 1894 年患上肺炎后病逝，她的去世也标志着他的一段 25 年的婚姻画上了句号。

他结婚那年也正好是亨氏·诺布尔公司成立之年。海因茨当时 25 岁，并且急于扩张自己的生意。他与一位匹兹堡的富家子克拉伦斯·诺布尔（L.Clarence Noble）合作，由其提供扩大经营所需的资本。海因茨在成功开发了辣根酱菜的基础上，又增加了芹菜酱和泡菜以及各种各样以"锚牌"命名的其他产品。新公司宣布旗下生产的腌制食品和其他瓶装产品均"纯正优质"。作为食品加工厂经理的海因茨还在匹兹堡亲自上阵担任首席推销员，诺布尔和他的兄弟则专注于伍德斯托克、伊利诺伊州和圣路易斯的销售业务，并且负责公司的财务。由于业务的快速增长，他们随后又在圣路易斯和芝加哥分别创办了一家食醋加工厂和一个仓库。

到了 1875 年，该公司每年生产的泡菜达到了 15 000 桶，并且设计发明了自己的设备，看上去注定要变得越来越强大。然而受到宏观经济的影响，一场暴风雨突如其来。1873 年，随着美国最大的银行之一库克公司宣告破产，恐慌席卷了整个金融体系。亨氏·诺布尔公司并未受到直接的冲击，但却在两年后受到了破产波及的负面影响。虽然 1875 年辣根获得了丰收，但其最终价格却暴跌。由于公司在收获季节来临之前便以商定的价格做出了购买承诺，公司只得按照比最终成品价格还高的价钱来购买原材料。制作泡菜的其他原材料价格也开始下跌，最终导致公司被迫破产。到 1877 年为止，一切都结束了。

然而，海因茨并不是一个愿意接受失败的人，他调集家里的财力资源重新恢复了公司的业务。海因茨像许多遭受过挫折的成功企业家一样，从哪里跌倒就从哪里爬起来。例如，雷·克洛克（第 11 章）在购买麦当劳之前也濒临破产。他仔细研究失败的生意，并从挫折中获取成功之道，而不是在困难面前屈服。

作为一个没有偿清债务的破产者，海因茨无法成立自己的公司，但是他选择加入了由表弟弗雷德里克（Frederick）和哥哥约翰（John）创建的 F & J 亨氏公司（F & J Heinz）。该公司的业务不断地扩大，海因茨开始着手实施一个海外销售计划，联系德国的亲友，并且成功地让伦敦排名第一的食品商店——福登梅生公司（Fortnum & Mason）接受了他的货物。随后成立的一个英国代表处也于 1896 年对外开业，这是第一个在美国之外设立的公司机构。紧随其后的 1905 年，他们又创建了一家英国工厂。然而，在这一切发生之前的 1888 年，海因茨成功还清了所有的债务，并且通过购买亲戚的股份重新创办了以自己名字命名的亨氏公司（H. J. Heinz Company）。

1890 年，位于匹兹堡北岸亨氏公司核心区域的工厂开始动工建设，并于 1898 年竣工。在此期间，许多其他的方便食品工厂也陆续创办，但海因茨的天分主要在于营销。他很快便因为制作上等的酱菜、番茄酱、芥末和醋成为家喻户晓的酱菜大王。

海因茨看上去似乎对促销有着无穷无尽的热情。1900 年，他下令在纽约树立一块最大的电动广告，由 1 200 盏灯照亮一个 40 英尺长的绿色泡菜。他还要求运载工具上也必须有其产品的广告，为此，他找了 200 匹合乎要求的黑马来运送货物。

他的另一个宣传妙计是在 1893 年的芝加哥世界博览会上引进了著名的"泡菜别针"，100 万枚别针被送出并成为收藏家们的至爱之物，此举极大地提升了他们促销产品的受欢迎程度。而且海因茨还提出了如今被广泛采用的工厂实地参观来提升公司的形象，让尽可能多的人近距离观察整个酱菜的生产过程。

海因茨深谙产品包装和品牌宣传之道。他的货物在杂货店货架上辨识度极高。1896 年，他提出了一个品牌口号"亨氏 57 变"，这个听起来有点儿奇怪但却非常高效的营销方法直到如今还被广泛地使用。这个口号在提出时其实并不准确，因为实际上亨氏公司已经生产出 60 多个品种的产品。关于这个口号有很多解释，但听上去最靠谱的一种是他在参观一家纽约鞋店时看到一个促销广告上写着"21种风格"，并从中受到启发，他喜欢用数字表示的方式来展示自己的商品。但是，为什么选择"57"这个数字呢？他后来解释说，他喜欢 7 的读音，因为这一数字对"所有年龄段的人来说都有潜在的心理影响和持久的意义"。至于数字 5，人们并没有找到为什么海因茨选择它的满意解释，但将"57"这个数字归结为具有一种近乎神秘的意义，而且公众似乎也非常喜欢。

如果将公司的成功纯粹归功于营销，那就大错特错了，因为海因茨也十分精通食品加工，而且意识到加工食品在许多情况下不需要过多添加任何色素或防腐剂。他的做法使许多同行感到震惊，因为他竟然成为 1906 年纯净食品和药物法案的狂热支持者，这个法案中提到的生产标准在许多人看来不切实际，并且会导致不必要的昂贵开支。海因茨对此持有不同的观点，并且开始大力宣扬和践行食品加工生产卫生标准。最终，他的公司所执行的食品卫生手册成为了整个行业的标准。

海因茨也是一位非常传统而且具有家长作风的雇主。他的工厂以条件好而著称，并且还向工人提供各种免费服务，包括医疗护理、体育设施和学习课程。一位工会领导者哈利·谢尔曼（Harry Sherman）——美国电气工人兄弟会的总书记在参观完亨氏工厂后，说这里是"工人们的乌托邦"。

海因茨在其供应商和客户中也保持着良好的声誉。他最喜欢的格言之一是："公正地处理与卖方的关系，让他还想把商品卖给你。"按照现代管理的说法，所有这一切使亨氏公司成为了一家具有"职业伦理的公司"，而且运转得非常不错。随着公司的成长，创始人变得非常富有，其所有与财富相关的包括巨大的豪宅和以其名字向某些主要的学习机构进行的捐款。在伊迪丝·沃顿（Edith Warton）的著名自传里将海茵茨、亨利·克莱·弗里克（Henry Clay Frick）和安德鲁·卡内基（Andrew Carnegie）都描述成"匹兹堡的领主"。

在海因茨的一生中，公司最成功的产品应属番茄酱，其占据了世界上一半多的市场份额，一直是亨氏公司的标志性产品，每年在全球销售 6.5 亿瓶。番茄制品在亨氏公司生产的其他产品中占有很大的比例，其已成为世界上最大的番茄加工制造商。海因茨发起的公司国际化扩张，就是在世界上任何一个有人居住的地方驻扎，并成为这些区域市场的绝对领导者。

今天，亨氏公司已遍布 200 个国家，产品超过 60 00 个品种，据公司介绍，其中有 150 个品牌在 50 多个国家长期占据着销售数量第一或第二的位置。亨氏食品公司的业务已远远超出了罐头食品领域，并且通过外部收购和内部研发开始涉足冷冻食品、干货和婴儿食物领域。亨氏公司也有保健食品生产线，其中包括于 1999 年售出的减肥食品生产线。

亨利·海因茨于 1919 年去世，享年 74 岁。他去世时，该公司已经拥有了 25 家工厂，并且雇用了 6 500 名工人。他的继承人是他的儿子霍华德（Howard），其亲眼目睹了公司在 20 世纪 30 年代经济萧条时期所经历的一切波折，并且将业务逐步扩展至婴儿食品和即食汤领域。霍华德·海因茨的儿子杰克（Jack）也是个精明的商人，他不但很好地继承了生意，而且还将公司成功运作上市。

直到 1969 年，亨氏公司才由一位非家族成员接管并主持大局，伯特·古金（Burt Gookin）被任命为 CEO，而杰克·海因茨担任董事长直到于 1987 年去世。正是在这一时间点上，该公司首次出现了一位非美国籍董事长——安东尼·奥莱利（Tony O'Reilly）——一位爱尔兰人。董事会成员里也不再有姓海因茨的人。

如今，亨氏公司也许不再像曾经辉煌时期那样占据食品行业的霸主地位，但它仍然是世界上最重要的食物制造商之一，并且在许多方面与众不同。虽然亨利·海因茨已于 1919 年在匹兹堡去世，但他对食品发展所产生的深远影响远超过任何一个食品加工商。时至今日，他的名字还时常被人们提起。

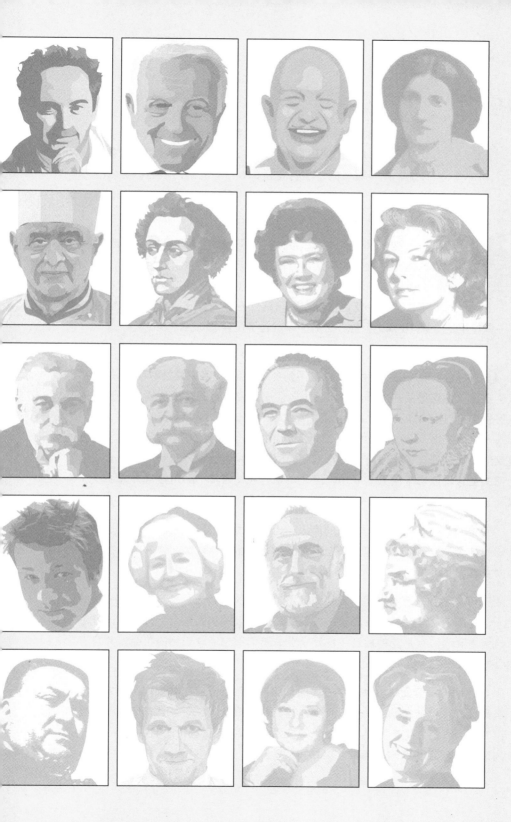

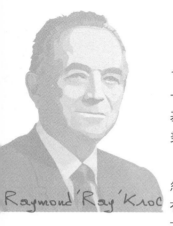

正是雷或雷蒙德·阿诺德·克洛克（Raymond Arnold Kroc，1902—1984）这个人将麦当劳快餐连锁店改头换面，变成了世界一流、举世瞩目的食品行业领头者，它的金色拱门标志差不多与基督教的十字架一样家喻户晓。然而，这就能使克洛克成为一个美食大师吗？

要给出这个答案，我们可以先换一个角度，询问我们能否忽略一个对全球的饮食习惯和餐厅的生产方式产生较之任何人都有过之而无不及的影响的人。要找出指责他工作结果的人可能并不难，其中就包括对在罗马建立麦当劳分公司感到非常恼火的卡罗·佩特里尼（第 15 章），他在之后愤然发起了慢食运动。

有一点经常会被人们说起，克洛克的天分就在于将亨利·福特（Henry Ford）过去改变汽车工业的生产技术应用到食品行业。克洛克总是喜欢这样开玩笑，宣称自己"把汉堡放在了装配流水线上"。这种说法遭到了广泛质疑，因为美国快餐生意的创始人是沃尔特·安德森（Walter Anderson）和埃德加·沃尔多·"比利"·英格拉姆（Edgar Waldo "Billy" Ingram），后者于 1921 年创立了白色城堡汉堡公司，建立了一个可以广泛复制的原型，并为快餐行业制定了标准。虽然他们的生意均取得了巨大的成功，但公司业务增长因其不愿用融资方式承担债务以及通过特许经营来扩大规模而受到严重约束。

克洛克是一个善于强行推销的商人，也是精通生产技术的大师。正是这两种技能的结合使麦当劳成为如今举世瞩目的公司，而白色城堡却依然局限在美国的国内发展。

这件事的简单事实就是，克洛克既不是公司的革新者，甚至也不是公司的创始人，他的名字与公司的品牌没有任何关联。从最贴切的意义上来说，他就是一个机会主义者。克洛克捕捉到了快餐企业先驱们都未能意识到的机会，并且下定决心把这些机会最终变为了现实。

虽然他并没有受过食品科学方面的训练，但他全力以赴地工作并努力创办了一家完全生产标准食品的企业，其制作的食物品质从阿拉斯加到安卡拉都始终如一。"我们有科学生产和供应汉堡包的技术。"克洛克说。作为汉堡核心部分的牛肉馅饼被限定了精确的标准，肉饼重 1.6 盎司，直径 3.875 英寸，脂肪含量低于 19%。

克洛克继续在芝加哥郊区建立了一个工厂实验室，他正是在那里设计出了自己认为最完美的炸薯条，这是一种细长而温和的深度油炸产品，在塞入一个圆锥形的纸板箱之后，油脂便会所剩无几。

除了食品生产技术，克洛克还设置了严格的服务标准，这意味着任何顾客在 5 分钟内没有拿到自己订的食物就可以退款。克洛克在坚持清洁卫生方面可谓一丝不苟，他经常在未打招呼的前提下造访各个门店，到了之后做的第一件事就是检查洗手间、厨房地板、工作人员制服的卫生标准。他时常教导员工，如果他们"有时间靠一会儿，就有时间打扫卫生"。

克洛克十分确信客户不太愿意会到一家肮脏的餐厅吃饭，现在这一点在大部分快餐运营管理的手册中得到了重视和强调。克洛克门店的操作手册竟然达到了 75 页。

与克洛克所处的时代一样，现在也有标准产品，但许多人会说，其味道就像从生产线上输出的标准化产品一样，这恰好是许多美食爱好者对麦当劳比较排斥的重点。我们没必要一直纠结这是否算得上美食，但值得考虑的一个问题是，如果数以百万计的人每周中的每天都到麦当劳餐厅里点汉堡，他们如果不吃巨无霸或这个店里的其他食品，那还能吃些什么呢？我们可以想象的是这种替代的食物也一定不太有营养，而且也无法达到像麦当劳餐厅的食物那么低廉的价格。

一旦运营标准化餐厅的综合系统完全到位，人们使用的最常见的方式就是靠特许经营来进行扩张。克洛克并非是提出这种观点的第一人，但他却再次成为这个领域里世界领先的专家之一。事实上，19 世纪 50 年代，胜家缝纫机公司在美国便开了特许经营的先河，他们通过出售特许经营权来售卖自己生产的机器。第二次世界大战后，特许经营迅速在快餐行业蔓延，最著名的就是 20 世纪 50 年代的邓肯甜甜圈，其被认为是最成功的快餐特许经营案例。

雷·克洛克明白，这样看上去要比创新效果好得多。他从未声称自己是一个特许经营的创新者或是汉堡包的发明者，但他坚称"只是比别人更认真地对待这件事"。事实上，克洛克甚至不是麦当劳的创立者，也就是说麦当劳是由莫里斯·麦克唐纳（Maurice McDonald）和理查德·麦克唐纳（Richard McDonald）两兄弟创立的。1930 年，兄弟俩在离开新罕布什尔州之后便被好莱坞所诱惑。然而，他们并没有在演艺事业方面有所收获，但却成功地在洛杉矶以东 55 公里的圣贝纳迪诺创办了一家简易的汽车餐厅。

他们的餐厅迎合了身处郊区的美国人在第二次世界大战后迫切期待繁荣的生活和改变环境的需求。这代人凡事寻求即时满足和方便快捷，尤其是对食物。雷·克洛克明白，美国人并不一定想在家吃饭，他们如果有足够的经济条件则更愿意外出就餐。那些昂贵而正式的餐厅并不是他们寻找的目标，经济实惠、服务快捷且氛围轻松的地方更受美国人的青睐。

虽然这代人最希望得到的东西与父母想要的完全不同，但他们的父母也希望尝试一些新的经历和新的行为方式，于是吃快餐便成为当时风行的一种现象。乐啤露、风味冰淇淋和大男孩连锁店已经在市场上崭露头角，而汉堡王（又称为速食汉堡王）已经成为汉堡连锁店市场里的领导者。

克洛克的商业天赋使其敏锐地意识到，食物本身并不能对一家餐厅的成功起到决定性的作用。一家餐厅需要营销，他意识到营销需要反映出美国梦里所描绘的更美好的生活。这一切听起来很模糊，但克洛克说出来却很有道理："推销的定义就是让客户按照你的意思去做。"麦当劳勾勒出了一幅美国进步人士用餐方式的经典图像。

1954 年，克洛克遇到了麦当劳餐厅之后突然有了一种顿悟。"事情肯定会在这里发生，我告诉自己，"他在与别人合著的自传里这样写道，"这是我见过的最了不起的销售。"

他看到一个非常繁忙的餐厅，只有一份非常精简的 9 类食物的菜单，主要为客人提供汉堡、薯条、奶昔和馅饼。店里没有座位，也没有餐具和刀叉，客人消费的所有食物都是用纸张和塑料包装的。餐厅里食物的价格非常低廉，一个汉堡15 美分，一份薯条只需 10 美分。服务非常快捷，食物只需约一分钟就能做好。克洛克回忆道："我在 1954 年那天看到这家餐厅整个运营情况时，感觉就像牛顿突然被爱达荷的马铃薯砸中脑袋一样豁然开朗。"他努力消化着这些信息："那天晚上，我在汽车旅馆的房间里对白天的所见所闻认真地思考了很久，脑海中突然涌现了在全国各地的交通要塞地段开设麦当劳连锁餐厅的想法。"

克洛克对食品行业并不陌生，因为他曾访问过很多餐厅推销由莉莉—特利普制杯公司生产的纸杯。他是天生干推销员的料，这份工作做得如鱼得水。37 岁时，他确信自己可以做得更好，便向雇主提出辞职并自己创业。促使他做出这个决定与一位名叫厄尔·普林斯（Earl Prince）的客户有关，他发明了一种 5 轴奶昔搅拌机，它被称为王子城堡多功能搅拌机。普林斯将独家销售代理权授予他之后，克洛克接下来花了 17 年穿越美国全境，不知疲倦地向配有冷饮柜台的餐厅和杂货店推销这款搅拌器。他在这个国家里到处推销时，克洛克观察到这些餐厅和杂货店的实际运营情况。"我自认为是厨房用具的行家，"克洛克说，"我引以为豪的是能够分辨广受欢迎和注定失败的经营模式。"他从不羞于对自己的客户们说出管理中存在的失误。

最初，在搅拌机销量直线下滑的那段时间里麦当劳餐厅引起了他的注意，这家餐厅一下订购了 8 台搅拌机。恰巧，他发现餐厅老板的特许经营代理商——比尔·坦斯利（Bill Tansley）正好不想干了，于是赶紧表明自己想要接手。起初，他只认为这将是一个向特许经销商推销搅拌机的好方法。

麦当劳当时一共有 8 家餐厅，包括在凤凰城和萨克拉门托的两家特许加盟店，挣的钱少得可怜。克洛克清楚生意本来可以做得更好，但麦克唐纳兄弟俩似乎更满足于轻松地做些有的赚的小买卖。

克洛克相信麦克唐纳兄弟如果扩张门店，业务必定会疯狂增长，因此他给了他们一个提议："你们为什么不开一系列这样的连锁店呢？"麦克唐纳兄弟均表示反对。因为麦当劳特许经营的凤凰城和萨克拉门托两间加盟店已经被证明无利可图，对他们而言并没有太大的收获。克洛克对他们的运营模式非常钦佩，但又觉得他们缺乏雄心抱负，以至于无法充分利用他们已经蓄积的潜力。"麦克唐纳兄弟，"他在书中写道，"和我的想法完全不同。我一直想让麦当劳做到最大、最强，而他们只是满足于现状，不想为了顾客更多的需求而冒任何不必要的风险"。

另一方面，他对于麦当劳未来的发展有着清晰的愿景，决心不轻易放过这个机会。他意识到，要想让两兄弟与他合作需要为他们提供一个不带任何负面影响而且有足够利益的方案。所以他提出这样一个方案：他将麦当劳加盟店总销售额的 0.5% 给麦克唐纳兄弟，而自己则保留 1.4%。1.4% 里包含所有的营销和管理费用，而麦克唐纳兄弟的份额将不会扣除这些费用。每项特许经营权的报价仅为 950 美元。麦克唐纳兄弟不会承担任何风险，所以他们爽快地接受了。

这是一个巨大的赌博，克洛克当时每年通过出售搅拌机可以轻松地获得 12 000 美元的收入，但由于来自汉密尔顿布瑞奇品牌的竞争压力，搅拌机的市场份额正在逐步被蚕食，生意也一落千丈。克洛克当时已经 52 岁，他回忆道："我患有糖尿病和初期关节炎，并且在早年的推销生涯里还摘掉了胆囊和大部分甲状腺，但我始终相信，生命中最好的时光还在后头。"

克洛克具备推销人员天生的激情和乐观。像许多美国人一样，他也来自一个有着强烈上进心的捷克斯洛伐克移民家庭，他随家人迁徙到芝加哥，并在奥克帕克长大。作为伟大销售员的典型代表之一，他十几岁时便开始在家门口摆摊卖柠檬水。年仅 15 岁时的他还曾谎报年龄，顺利成为第一次世界大战时的一名救护车司机。他在军队里的一个学员好友就是之后与其试图做生意的华特·迪士尼（Walter Disney）。战争结束后，他曾经为到底要当一个推销员还是爵士音乐家而犹豫不决。对于后者而言，他具备一些才华，而对于前者来说，他可谓是才华横溢。1922 年他加入了莉莉—特利普公司并开始销售纸杯之后，终于找到了个人的发展方向。

他做了 30 年的推销员，这段经历可以被看作是其为麦当劳的成功所做的前期准备。克洛克的第一家店开在芝加哥郊区的德斯普兰斯，于 1955 年 4 月 15 日对外营业，第一年便获得了 366.12 美元的利润。克洛克是一个凡事亲力亲为的老板，作为首批雇员之一的弗瑞德·特纳（Fred Turner）起初负责制作汉堡包，后来成为克洛克的得力助手，被克洛克当作自己的儿子一样。一年之内，克洛克已经售出了 18 项特许经营权。

然而，他并没有挣到什么钱，因为扣除费用后的利润相当微薄。然而，业务却在迅速地扩大；到了 1958 年，有 79 项特许经营权被售出。从表面上看，这一定可以大赚一笔，但事实上，到了 1960 年，更多的店开张并且总销售额已经达到 7 500 万美元时，克洛克也仅仅挣到了 159 000 美元。

与麦克唐纳兄弟事先订立的协议将他逼入了一条绝路，即使继续扩张门店也将不会对克洛克的财富状况有任何帮助。然而，他已经设法招募了前风味冰淇淋素汉堡店的财务主管哈利·索恩本（Harry Sonneborn）来为自己工作，而且每周支付其 100 美元的薪水。他管理团队中的成员之一琼·马蒂诺（June Martino），曾经是他在做多功能搅拌机销售生意时的秘书。虽然雇员们的工作量不断地增加，但克洛克根本无法给他们涨工资，所以他只能给他们公司 30% 的股份。另 22% 的股份早在 1961 年时就给了保险公司，以换取 150 万美元的贷款。

当 200 多家麦当劳店开张时，他与麦克唐纳兄弟的关系开始恶化，连锁店里的各种标准明显低于克洛克的预期，他担心会玷污麦当劳的品牌。此外，他们还将特许经营权出售给了伊利诺伊州库克县的一个直接竞争对手。克洛克希望对麦当劳食品的原有配方进行调整，但是却遭到麦克唐纳兄弟的坚决反对。克洛克意识到如果想让自己的计划成功，他必须买下创始人的全部股份以确保麦当劳品牌名称的合法使用权。收购股份的报价是 270 万美元。回想起来，这似乎是一个令人难以置信的低价，但对于仍在创业的克洛克来讲仍然是一个天文数字。克洛克已经身负债务，而且债务扣除吃掉了相当一部分的利润。

收购的谈判进行得并不友好，因为在最后一刻，麦克唐纳兄弟坚持这笔交易中不包括原来最初设立在圣贝纳迪诺的餐厅。克洛克不得不做出让步，但他对自己属下的一名员工说："我通常不是那种会报复的人，但是这一次我要让这些混账吃不了兜着走。"因为麦克唐纳兄弟出售了自己名字的品牌使用权，他们不得不重新将这间餐厅命名为大 M。克洛克在一街之外报复性地开了一家麦当劳连锁餐厅，迅速把他的对手逼到破产。

更重要的是，克洛克现在已经完全控制了整个公司，并且可以按照自己的意愿来运营。幸运的是，索恩本很快向他展示了如何摆脱阻碍公司发展的财务困境的专业能力。1956 年，一家名为特许经营现实公司的子公司成立，其目的是全力收购或租赁有潜力位置的物业，再反过来将其租赁给那些加盟商。为此，这些加盟商必须拿出销售额的 20% 来支付初始加盟费。如果象征性的租金低于计划销售目标，初始加盟费可能会上升到销售额的 40% 或采取租赁付款的方式。此举奠定了麦当劳的财富基础，第一次彻底给克洛克在特许经营方面打开了局面。克洛克开始乘坐自己的小型飞机，把自己的主要时间精力放在寻找集中在城郊居民区的潜力店址上。

雷·克洛克的目标是在美国开设 1 000 家餐厅，这个目标早已被肯德基连锁店达成。1965 年，他仅仅在处理完与麦克唐纳兄弟交易 4 年后，就已经在 44 个州开了 700 多家餐厅，公司一跃成为首个在纽约证券交易所上市的快餐连锁店。

克洛克意识到，成功的关键是自己要与特许加盟商成为真诚的合作伙伴。他曾说过："我的信念是，必须帮助个体运营商在各方面取得成功。因为他们的成功才会确保我的成功，但是我不会把他们当作客户对待。"这些加盟商对母公司同样投入了极大的热情，许多菜单如巨无霸、鱼柳堡和烟肉蛋汉堡等主要创新都是采纳了加盟商的积极建议而研发出来的。

其中一个特许加盟商在华盛顿提出了塑造麦当劳叔叔品牌形象的想法。克洛克是个足够精明的生意人，第一眼就认定这是个好主意并予以采纳。此外，在他接管了整个公司之后，他非常注重对于麦当劳客户权益的保护，他曾经向华特·迪士尼询问是否可以在他的主题公园里设置连锁快餐店。迪士尼喜欢这个想法，但坚持园区里炸薯条的价格要从 10 美分提升到 15 美分来获得更大的利润。克洛克拒绝了，因为他认为这损害了忠诚客户的利益。

公司扩张的主要驱动力来自强势的广告策划活动。麦当劳第一个全国性的广告发起于 1967 年，花费了当时年销售总额的 1%，这是一个前所未有的数字。到了 1972 年，全美总共有 2 200 家麦当劳店，销售额超过 10 亿美元，这使麦当劳一举成为全美国最大的快餐连锁店。

早在 1967 年，克洛克就意识到麦当劳在美国面临着市场饱和的危险，开始谨慎地实施海外的扩张计划，先是邻国的加拿大，然后到了欧洲。麦当劳走出国门让公司如履薄冰，它既要满足所在国当地市场的需求，同时又要保证其在美国严谨的运营系统不出现偏差。

麦当劳必须坚持连锁店的基本运营模式，但也允许其在各国的当地门店做出适应性的变化。例如，在德国的麦当劳，公司不得出售酒精饮品的政策被打破，可以在店里售卖啤酒。在菲律宾，意大利细面也被放入了菜单。在挪威，本地人对三文鱼的热爱也得到了满足，在当地的连锁店里可以买到一种名为麦乐客的三文鱼柳三明治。在伊斯兰国家，麦当劳被转换成一家清真餐厅。麦当劳餐厅投放到各国的当地市场中时，销售人员煞费苦心地确保这种典型的美国产品不被看作格格不入的舶来品。例如，在日本，该公司的名字就使用了日本的假名发音（Makudonaldo）。麦当劳在中国市场起名时也对其做了相应改变，麦克唐纳中文名字的粤语发音实际就是麦当劳（Macdonlo）。

中国现在是麦当劳公司中业务增长最快的市场，麦当劳公司三分之二的收益都来自海外。

克洛克持续经营着公司，直至 1974 年才辞去 CEO 的职务。然而，他保留了董事长以及高级董事的头衔，直至 1984 年死于心脏衰竭，享年 81 岁。在克洛克的晚年，他终于圆了自己一辈子的梦想——成为一个非常富有的人，积累的财富估计有 5 亿美元，他还用其中一部分购买了圣地亚哥教士棒球队。

当克洛克从运营公司的位置上退休时，他已经让麦当劳在许多方面都达到成功的巅峰。尽管在他离开之后，公司仍然有过可观的扩张，但麦当劳金色拱门的光环已经开始逐渐地消退。该公司成为人们普遍所称的"垃圾食品"的代名词，它出售的食物缺乏品位和营养价值，运营管理上缺乏克洛克高度重视的一致性。其雇佣模式和做事方式也受到人们广泛地批评，事实上，现在在"麦当劳工作"经常被认为是收入很低且毫无前途的就业形式。

现在，麦当劳大约有 170 万名雇员。公司的特许加盟商中也出现了一些不和谐的声音，他们批评麦当劳的大肆扩张已经威胁到了自己的生计。

麦当劳公司一直在很多方面努力改进，甚至将沙拉作为其产品组合的一部分，成功开发了更高档的麦咖啡经营项目。餐厅的内部装饰被修改了一次又一次，最近，麦当劳甚至试图搭上绿色环保的潮流。例如，在美国，麦当劳最近的创新之一就是提供电池为电动汽车充电。

这些为了改变公司形象所做的努力仍然未能平息对麦当劳的众多批评。然而，人们大部分对麦当劳的指责均来自那些永远不想甚至从未进过麦当劳餐厅的人，而不是来自六大洲 119 个国家 4 700 万每天光顾麦当劳的客人。2011 年 3 月，赛百味三明治连锁宣称旗下运营管理了 33 749 家分店，与麦当劳的 32 737 家分店相比，终于在全球加盟店的数量上超越了麦当劳。然而，赛百味仍然未能像它的竞争对手那样成为国际知名品牌，而且其销售额与麦当劳连锁相比还存在巨大的差距。

现在，提供这些食品的快餐店和国际品牌连锁店比比皆是，并且每天都有数以百万计的顾客光顾。他们中许多人的企业组织形式和经营实践模式均受到雷·克洛克的深远影响。像许多企业家一样，他不是一个真正的创新者，当然也不是一个发明家，但是他对好的主意有敏锐的嗅觉，而且有在实践中应用的诀窍，这也意味着他掌握了如何将这些想法变成有利可图的生意的能力。

如果克洛克还活着，当对手在蚕食麦当劳的市场份额时，公司这位极度活跃并且痴迷销售的领头人可能会挠破自己的头皮。他并不像本书中列举的其他大多数美食大师那样，他的重点不是在如何生产制作更好的食物上，而是在想如何千方百计地做好销售。在他的世界里，最好的食品来自一个成功的配方，其本质在于其复制的能力，即使是对那些最不熟练的厨师而言也是如此。然而，克洛克就像书中提到的其他大厨那样有着追求完美的心魔。他说："完美是非常难以实现的，同时，完美也是我的麦当劳餐厅所追求的，其他的一切对我来说都是次要的。"

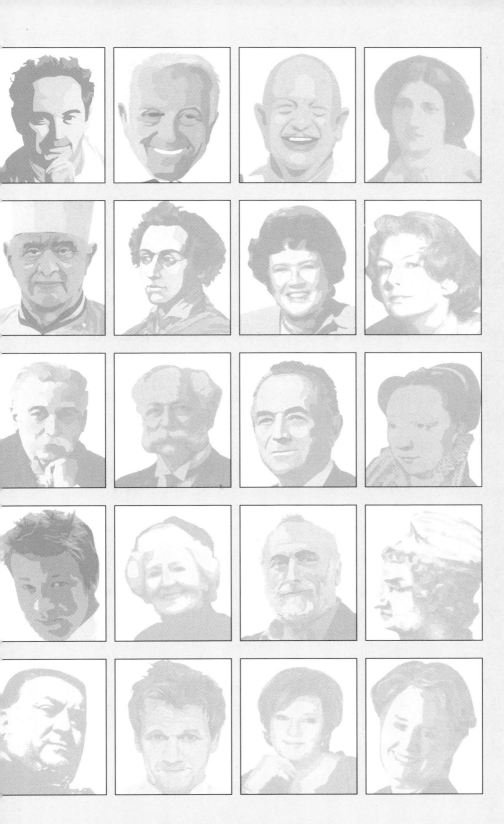

法式烹饪之母

Catherine de Medici

在说英语的国家中，人们都习惯凯瑟琳·玛丽亚·罗莫拉·迪·洛伦佐·德·梅第奇（1519—1589）简称其为凯瑟琳·德·梅第奇（Catherine de Medici），她将自己祖国意大利的高级烹饪方式引入法国，从而使法国人的饮食习惯产生了革命性的变化。

人们一开始对其是著名梅第奇家族后裔的这种说法并没有当真，直到18世纪法国作家通过不懈努力逐渐挖掘出法国烹饪发展的整个历程时才使真相大白于天下。当然，在那时，这些作家普遍认为法国菜已经远远超过欧洲任何一个国家的菜系，而且在他们眼中欧洲就是当时世界的美食中心。如果这是事实，那么应该是凯瑟琳奠定了法国菜的主导地位，并且这种地位一直保持到20世纪后半叶法国烹饪达到鼎盛时期，她被称为史上最重要的烹饪运动先驱之一。如今，尽管这种说法已经饱受质疑，但《牛津食品指南》（*Oxford Companion to Food*）的主编艾伦·戴维森（Alan Davidson）仍站在凯瑟琳的一边，认为其创造了一个最伟大的"食品神话"。

然而，有很多专业人士却对此持反对意见。1754年，在迪尼·狄德罗（Denis Diderot）出版的著名百科全书中，谢瓦利埃·德·若古（Le Chevalier de Jaucourt）就凯瑟琳对法国烹饪发展所作的贡献褒贬参半，他在书中写道："正是意大利人使法国人充分了解到进餐的艺术，而很多国王认为这种过分的行为应予以抑制。意大利人从罗马人那里继承了烹饪的艺术，他们将精美的食物带给了法国人。亨利二世统治时期，许多来自遥远阿尔卑斯山的大厨开始涌入法国，纷纷在凯瑟琳·德·梅第奇的王宫里效力。法国人非常擅长对每道菜进行精细地调味，很快便超越了这些外来的厨师，并将他们远远地甩在后面。从那时起，他们成功赢得了什么是最重要的挑战，并且因自己在烹饪调味方面无人能及的知识而引以为豪，开始主宰横贯南北的整个王国。

这里我们有一种被搁置已久但却在18世纪得到普遍认同的观点，即以凯瑟琳·德·梅第奇为代表的意大利人应该对法国菜的革新做过贡献，但实际上却是法国人自己完成了此次创举。有趣的是，我们注意到关于凯瑟琳·德·梅第奇对于法国烹饪贡献的说法多来自法国，而不是意大利，这个观点被一些人兴高采烈地采纳了，尤其是那些喜欢把和法国人的明争暗斗当作全民消遣的英国人。

大多数对凯瑟琳所起的作用的争议，主要源于其所处年代对改变法国烹饪的书面记录寥寥无几。除此之外，也有证据表明，在她到法国之前，法国人（主要指法国贵族）已经在享用精致可口的各色美食了。

然而，有些情况看上去让人难以置信，出于某种不可告人的原因，法国美食作家们合谋臆想出一位外国人是如何塑造出他们的民族美食的。相反，法国烹饪权威部门从维护凯瑟琳的角度声明，他们倾向于以一种不太情愿的方式，而不是以不切实际的赞美来接受这种说法。这位年轻的意大利女孩于 1533 年抵达法国，当时只有 14 岁，嫁给了国王法兰西斯一世（King Francis I）的第二个儿子——来自法国奥尔良的亨利。

在接下来的 50 多年里，凯瑟琳一直在法国生活，后来成了整个国家最著名的皇后之一。正是因为她对法国烹饪的贡献，才使我们如此关注她，但她更为人所知的是对残酷的宗教战争的介入，以及将科学和艺术多方面（特别是芭蕾舞）引进其第二故乡。她在其中所扮演的角色颇具争议，每当人们提及是她教会了法国人享用这些美味佳肴时，毫无疑问都带有很大程度的夸张成分。

在凯瑟琳抵达法国之前，就已经出现了大量有关众多厨师制作精致美食的烹饪文献。然而，在欧洲烹饪领域的领袖中，法国厨师并没有得到应有的认同。另一方面，意大利在那时却因美食而享有盛誉。那个我们认为深受文艺复兴影响的意大利虽然还没有变为统一的国家，但从 14 世纪开始其城市佛罗伦萨就一直处于凯瑟琳的家人——梅第奇家族的庇护之下。文艺复兴时期对艺术产生了重要影响，但是新派运动却影响到社会活动的方方面面。意大利人开创了许多我们现在称之为优雅的生活方式的东西，这一切不仅反映在令人叹为观止的建筑和花园景观以及食物上，还反映在对新食物的搜寻以及令来访意大利的外国人感到惊奇不已的错综复杂的食品摆设方法上。

在意大利，人们对烹饪书籍已经司空见惯，而且在 16 世纪早期，第一所现代烹饪学院就是在佛罗伦萨创立。凯瑟琳恰好来自这股文艺复兴运动的核心地带，当这股风潮刮到法国时，她也在同一时期抵达了法国宫廷。

我们有足够的证据表明，那时法国人出版的烹饪书主要受到德国烹饪的影响，而非意大利。如果说有什么区别的话，就是在食物的展示和进餐方式上可以看出，法国烹饪的风格受意大利的影响最为明显。因此，凯瑟琳也许只是对食物摆设产生过积极的影响。随后，安东尼·卡勒姆（参阅第 6 章）在两个世纪之后对展示菜肴做出了新的尝试和突破，最终使出品的装盘点缀成为制作一道精致菜肴的关键所在。顺带提一下，卡勒姆也认同是凯瑟琳将意大利菜引进了法国。

凯瑟琳出生在佛罗伦萨，父亲是洛伦佐二世·德·梅第奇（Lorenzo II de Medici），母亲玛德莱娜·德·拉·图尔·奥弗涅（Madeleine de la Tour d'Auvergne）是法国公主，她的祖父就是"伟大的洛伦佐一世"。虽然她来自这个大家庭，但在出生后不久便成了孤儿，这一巨大的变故瞬间将其置于略显窘迫的境地。尽管遭受了这次挫折，她仍然在一个被奢华氛围包围的城市中长大，这里的人们对举止礼仪和文化修养极其重视，而她则一直在欧洲统治地位的意大利权贵家庭的呵护之下。

对这样一个家庭来讲，一个年纪轻轻的女儿嫁给一位王子并不奇怪，但没想到的是她所嫁的最终竟然成了国王。亨利一世和他的未婚妻一样，在他们1533年完婚时也才只有14岁。他是法兰西斯一世的二儿子，在哥哥因打网球神秘死亡之后于1547年继承了王位。

凯瑟琳嫁到法国后，立刻便引起了丈夫的反感，因为她长得并不漂亮，而且也没什么钱。这种结合只是为了政治联姻。亨利的父亲这样安排，只是为了取悦凯瑟琳的叔叔——教皇克莱门特七世（Pope Clement VII），而当这个计划眼看就要如愿以偿时，教皇却在他们婚后不久便去世了。

因此，亨利一世在很大程度上忽视了她的存在，并且时常炫耀他与比自己年长的情妇戴安娜·德·普瓦捷（Diana de Poitiers）的关系，戴安娜实际上已经成了除了名义外真正的皇后。普瓦捷可能出于对自己地位的绝对信心，竟然坚持与亨利和凯瑟琳同睡在一起以孕育子嗣。法国宫廷上下也瞧不起凯瑟琳，因为她很长一段时间都未能为皇室生出一个王位继承人。她也不太受法国公众欢迎，他们管她叫"意大利食品杂货商"。她的地位岌岌可危，但这一切都在她生下孩子后彻底发生了改变。她最后为丈夫生下了10个孩子，其中三个儿子成为法国国王，一个女儿当了王后。

在丈夫在世时，凯瑟琳在皇室里相当孤立，而且在第二故乡举目无亲。凯瑟琳从陪同自己到法国的意大利随从和朋友那里学到了很多，其中就有来自佛罗伦萨受雇于梅第奇超级厨房的大厨，他们很快就发现，法国的烹饪条件相当原始。美食似乎是贪吃的凯瑟琳能让人眼前一亮的领域，她举办了华丽的宴会，并以此向丈夫证明自己并非一无是处。她有一条在1549年举办宴会的惊人纪录，宴会上布置了由 30 只孔雀、33 只野鸡、21 只天鹅、20 只鹤、66 只珍珠鸡、30 只阉鸡、99 只鹌鹑和一批精挑细选的野兔、家兔和猪肉做的菜肴，而这个宴会总共只有 50 位客人参加。

凯瑟琳经常被宴会的盛大规模搞得眼花缭乱。这根本就不是因为法国菜不够精致，而是由于其上菜方式仍然遵循着中世纪的传统，在厨房的组织方面缺乏规程。凯瑟琳的传记作家珍·奥里厄（Jean Orieux）曾经这样写道："佛罗伦萨人对法国古老的中世纪传统烹饪进行了变革，而且以现代法式烹饪的全新面貌呈现给了世人。"意大利人还带来许多在家乡颇受人们欢迎的蔬菜，如洋蓟、豆类、花椰菜、豌豆和番茄，这些意大利菜式让当时的法国人眼前一亮。

这些佛罗伦萨的厨师还成功地将一些经典菜式引进法国，如洋葱汤、鸭胸配香橙汁等，以及一些经典的法式酱汁，如鸡蛋黄油酱和法式奶酪酱。但让人印象最深刻的还是意大利小吃，佛罗伦萨不仅因冰冻果子露和冰淇淋远近闻名，而且还有很多如蜜饯和迷你果馅饼等精美的甜点，这些给那些从未品尝过此类食物的人留下非常深刻的印象。

此外，人们对是否由凯瑟琳或其随从将这些食物引进法国，以及其是否在相当长的一段时间里才被人们所接受仍然存在着很大争议。因为也有可能不是由凯瑟琳，而是由其同胞将意大利菜引进法国。例如，据说她将冰淇淋和冰冻果子露引进皇室，但却是另一个住在巴黎的西西里岛人弗兰西斯科·普罗科皮奥（Francisco Procopio）在法国开了第一间冰淇淋店。可以肯定的是，即使这些菜肴和食品还没有在意大利流行，但在法国，意大利当时备受欢迎的美食也已逐渐成为一种饮食新风尚，而此时凯瑟琳所产生的影响纯粹只是一种巧合而已。

凯瑟琳影响了法国贵族的饮食习惯，她逐渐将其普及给大众的做法很少受到争议。虽然凯瑟琳不是一个女权主义者，但却坚持倡导妇女应当被允许参加皇室盛大的宴会，于是她们不必在大型活动举办之际局限在自己的后宫中。

她将整个法国皇室宴会布置得高雅华丽，让人感到眼花缭乱，换掉平淡无奇的桌面布置，取而代之的是精心设计的银器和玻璃器皿，这些东西在意大利皇宫中司空见惯，但在法国却从来没人见过。她将用叉子吃饭的方式带入了法国，并加上一直被沿用至今的勺子和小刀。此外，她还引入一种将美味佳肴与甜品分开上的概念。以往那种司空见惯的做法可以追溯到中世纪，将所有食物一起堆上桌。在意大利，最显著的区别在于对上菜时间的把控。这种在今天看来非常特别的做法，直到 19 世纪晚期在伟大的厨师埃斯科菲耶的影响（详见第 9 章）下，才真正形成一种崭新的独立上菜的制度。

凯瑟琳的丈夫亨利二世于 1559 年去世，她在其后 30 年成为摄政王后，并在 3 个傀儡儿子统治期间掌握着相当大的权力。那时，她已经 40 岁，过着极度失意的生活。现在，她终于可以去做一些在丈夫统治期间想都不敢想的事，第一件事就是驱逐丈夫的情妇戴安娜。最具争议的是，她在看起来永远没有终结的胡格诺派教徒和天主教徒之间的战争中发挥着重要的作用。但从另外一个比较轻松的角度来看，她因为经常在皇室中组织策划奢华的宴会、舞会和戏剧表演而闻名遐迩，并为后来达到鼎盛的路易十四树立了榜样。

1589 年 1 月 5 日，凯瑟琳在恬静的睡眠中安然去世。她因在 1572 年圣巴托洛缪大屠杀中残害新教徒而广受非议，而人们对她的评价却比较友善。至于她对法国菜的贡献这点，仍然有较多的争议。虽然有种越来越明显的趋势要将其对法国菜发展的影响完全排除在外，但有足够的证据表明她确实对此产生了积极的影响。

许多以凯瑟琳名字命名的菜肴一直留存至今。据说下面的第一道菜是其自己发明的，但却赋予了崭新的现代形式。

食谱

凯瑟琳香梨
Pears Catherine

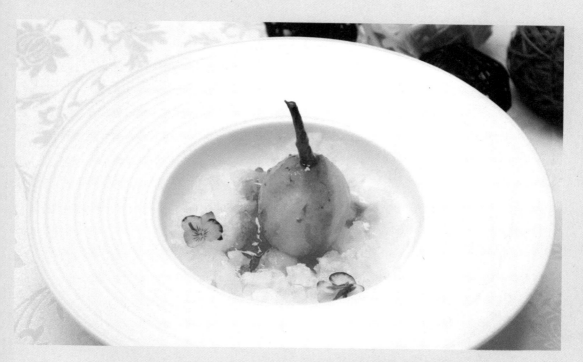

北京新侨诺富特饭店春晓餐厅厨师长吕强烹制

材 料

· 1000 克糖
· 1 小匙香草精

· 6~8 只香梨
· 950 毫升树莓或黑莓
· 2 大勺樱桃酒
· 3 大勺杏仁，切碎

做 法

◆ 制作糖浆，将 900 毫升的糖溶解于 1065 毫升的水中并煮沸。过滤，加入香草并通过几层薄纱进行过滤。把糖浆倒入一个干净的锅里，通过水煮直至梨变软，但注意不要煮太久以致变成糊状。

◆ 在一个搅拌碗里，把树莓或黑莓碾碎。将剩余的糖也加进去，在充分搅拌后用筛网滤一下，再在樱桃酒中进行调和。上桌，用勺子舀浆果泥放在香梨上并洒上一些杏仁酱。

梅第奇冰冻甜点
Bombe Medicis

据说这道菜是在凯瑟琳 70 岁大寿时制作的，不久之后她便去世。据传闻，她当时说："在品尝了如此奇妙的美食之后，一个人可以安然确定天堂正等待着我们。"

8~12 人份

材 料

· 950 毫升梨或橙片
· 425 毫升桃子，去皮后切成小方块

· 125 毫升樱桃酒
· 1800 克糖
· 6 只大桃子，去皮，切成一半
· 32 个蛋黄
· 1 小匙香草精
· 750 毫升甜奶油，打硬

做 法

◆ 将装有冰块的冰冻甜点模具或陶碗排成一列并且放入冰箱的冷冻格里，直到凝固。在一个小碗里，将切成小块的桃子放在樱桃酒里浸泡 1~2 小时。在一个小平底锅里，将 340 克的糖溶于 475 毫升的水中，并加热煮沸。在这个糖浆中，用文火将切成一半的桃子煮到完全软透，然后沥干并把桃子捣成泥。

◆ 在一个平底锅，将剩余的糖溶解于 1 升的水中并加热煮沸。在一个大的双层锅顶部，但不是用热水，把糖浆和蛋黄混合在一起，用搅拌器进行充分地搅拌，直到混合物达到较厚的黏稠度，再用细筛将其滤进碗里。加入香草精并继续搅拌，直到混合物完全冷却。再往混合物中加入桃泥和切成块的桃子，然后添加相同体积的奶油。将其放入一个石头或陶瓷容器里充分地进行搅拌，加盖并冷藏，直到完全冰冷（约需 4~5 小时）。

◆ 当搅拌好的混合物完全变冷，倒入冰冻甜点的中心。将模具封好，让它居于冰箱冷冻格的中央，直到其完全变成固体状（2~3 小时）。

凯瑟琳沙拉
Insalata di Caterina

据传闻这是她最喜欢的沙拉。

4~6 人份

材　料

· 混合沙拉菜叶
· 软托斯卡纳佩科里诺干酪（羊奶奶酪）
· 煮熟的鸡蛋（人均半个）

· 油浸鳀鱼片
· 刺山柑
· 醋
· 橄榄油
· 盐和胡椒

做　法

◆ 将不同种类（至少 3 种）的沙拉菜叶冲洗干净，沥干并放在一个大沙拉碗（木制碗在制作这道经典菜式比较理想）。

◆ 添加切成小方块的佩科里诺干酪、鳀鱼片和一些刺山柑。轻轻地撒上盐和胡椒，用油和醋进行调味，拌匀即可食用，可以用楔形的熟鸡蛋进行装饰。

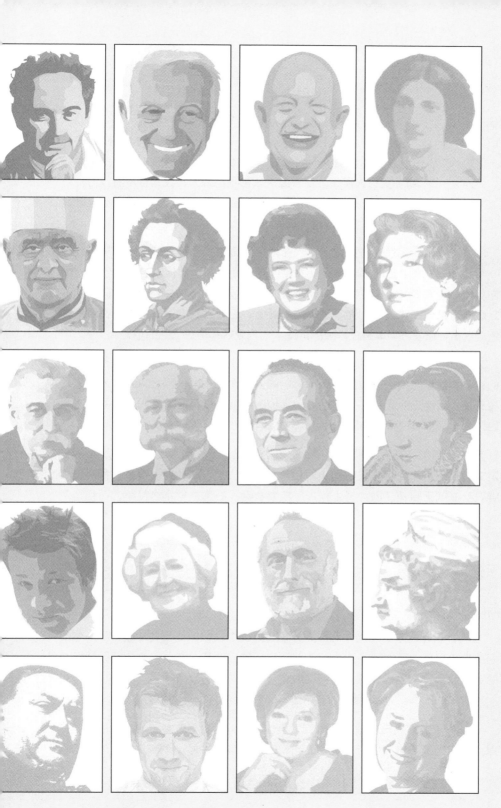

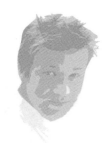

Jamie Oliver

杰米·奥利弗（Jamie Oliver）这个将头发刻意向上梳起的坏小子，其昵称比他的全名詹姆斯·特雷弗·奥利弗（James Trevor Oliver）更为人所知。他看起来非常平易近人，让人很难将其与他自称的大厨头衔联系起来。事实上，他的烹饪技艺并不能完全诠释其对美食大师排名的卓越贡献。

无法形容杰米·奥利弗的烹饪风格，他绝对算不上是一位能与本书中其他美食家相提并论的烹调发明家。其他大厨都花了大量时间在餐厅里烧菜做饭，但从来没有哪个餐厅拥有过像杰米这样的全职主厨。这并不是想故意诋毁杰米·奥利弗不是一个好厨师，但同样也难以断定他曾在厨房的特色美食烹饪研发方面取得过辉煌的成就。他把天赋都用在了别的地方。

对他而言，天才这一头衔并不夸张，因为很难在同一时代找出另一个曾对人们的饮食和烹饪习惯产生过如此深远影响的人，他几乎以一己之力将健康饮食的问题直接上升为一个全民热议的话题。人们围绕着他取得的成绩和夸张的语言风格的讨论常常带着过激的感情色彩，倾向于贬低他真正获得的成就。

他一直坚信，烹饪必须从选用上等食材开始，而这个看上去显而易见的美食定式却被热衷于使用微波炉和食用包装食品的一代人所抛弃。很多人都对使用新鲜农产品缺乏自信，因为将生料加工成熟食远没有想象得那么简单，而且非常耗时。

这恰恰反映出杰米的天赋所在。他熟谙人们在烹饪替代品层出不穷的时代普遍缺乏信心和懒得下厨的心理，运用自己的智慧、亲和随意的方式和销售大师的能力来解决这个难题，成功游说那些不情愿的买家去购买之前从未想过购买的东西。

也许，只有杰米的同胞才能够充分领会这种个性如何促使其冲破英国人与美食间的重重阻碍，背井离乡去为那些并不富裕的人做菜。谈到自己工薪阶层所聚居的英国北部罗瑟勒姆为改变人们的饮食习惯而做出的众所周知的努力，杰米说道："他们总认为，为你的家人做顿饭是上流社会的人才能奢望的事。"

以往，著名的英国厨师总是操着上流社会的口音，刻意与普通大众的生活方式保持一定距离。这些名厨在电视上亮相时好像来自另外一个奢华的星球，但杰米却截然不同,总是努力去做一个普通人。他总是带点儿让人半信半疑且不太真实的"伦敦方言"——一种伦敦工薪阶层的口音,经常随口说出一些诸如"万人迷小朱比"这样听上去朗朗上口的押韵句,用这样一种非常另类的方式与那些自认为对烹饪和美食毫无兴趣的人紧密联系起来。

他在电视上一举成名之后,便充分利用自己的声望去改进英国人的饮食习惯,然后再将其推广至美国,尤其是那里的年轻人。他还亲自为培训餐厅招募新员工,将那些从未想过在这个领域发展的人领进厨师行业中。在其平易近人和无忧无虑的外表下,他其实是一位在餐饮业中做得风生水起的高明经营者。

学厨绝非一件易事,漫长的学徒生涯通常伴随着餐厅老板和主厨的残酷剥削,他们只在意自己的利益,并且总是想方设法从那些薪水微薄的员工那里榨取更多的利益。

然而,杰米·奥利弗不仅非常幸运地拥有像热纳罗·卡塔洛(Gennaro Contaldo)这样的导师,他们直到现在还在一起工作,他自己的运气也帮了大忙,使他由伦敦享誉盛名的河畔咖啡馆 [当时餐厅由两位已故的名厨罗斯·格雷(Rose Grey)和露丝·罗杰斯(Ruth Rogers)打理] 一名卑微的副厨师长一夜成名,摇身一变成为一位家喻户晓的电视明星。这一切都源于节目制片人在餐厅拍摄一期美食节目时的意外发现,凭借电视人敏锐的嗅觉,他很快就看出奥利弗身上具有非常吸引人的荧幕个性魅力。

奥利弗从厨房到录影棚的跨越并没有花太多时间,杰米从《原味主厨》(*Nakeadd Chef*)系列节目开始正式拉开电视节目生涯的序幕。有趣的是,他花了许多年来解释这些:第一,"原味主厨"这个头衔并不属于他个人;第二,原汁原味不是说厨师,而是指食物——将菜式制作步骤去繁就简后,力争简单到人人都可以轻松搞定。

在这个通信发达的年代里,一个相对缺乏经验的厨师竟然能够一夜成名的故事成为街头巷尾热议的话题,而杰米·奥利弗的独特个性和天生才华使其在荧幕上极具魅力。有些人怀疑他扮演的这个角色完全就是为了电视节目的收视目标而精心打造的,因此可信度极低。

在等级思想严重的英国,人们对杰米这样一个工薪阶层出身并带有口音的人产生一定兴趣完全可以理解。真实的情况是,杰米·奥利弗 1975 年出生于一个中产阶级家庭（好吧，也许对于那些喜欢吹毛求疵的人而言，他的家庭确切来讲应该属于中产偏下的阶层），父母经营着一家非常成功的美食酒吧餐厅，名字叫"板球手"，位于伦敦市郊的苏塞克斯。正是在这里，他进入厨房的世界里，用他自己的说法，他七八岁就开始帮工，11岁时就成为一名"不错的蔬菜初加工厨师"，这意味着他已经可以熟练地切配和清洗那些即将烹饪的蔬菜。

在父亲密切的关注之下，杰米从小就受到严格的职业培训，他待在厨房里的时间越来越长。13岁时，他就已经可以和厨师长一起并肩工作。然而，患有失读和多动症使他变成一个在学业上需要"特殊关照"的孩子。16岁时，他除了艺术得了"A"，地理得了"C"之外，其他科目的成绩都是"O"。

杰米在学业上完全看不到未来，但他却意外地发现自己真正的兴趣在烹饪上。他毅然选择了去伦敦威斯敏斯特西敏寺饮食学院进修餐饮专业，那是一所为业界培养未来大厨的伦敦著名的全日制学校。毕业之后，他前往法国开始了自己的学徒生涯，并在安东尼奥·卡鲁齐奥经营的尼尔大街餐厅成为其中一名饼房厨师。这家装潢别致且颇受好评的意大利餐馆位于伦敦市中心，杰米那时正好在著名的意大利主厨卡塔洛麾下工作。后来，他从那里转到另一家做意大利菜非常出名的河畔咖啡馆，并在当上电视大厨之前又在格雷和罗杰的厨房里工作了3年半。

换句话说，杰米·奥利弗在上电视节目并向观众传授烹饪技巧之前，只在这两个厨房里做了不到10年的专业厨师。这位昔日的副主厨很快便发现自己的运气实在是太好了，他先在1999年获邀亲自为英国前首相托尼·布莱尔（Tony Blair）烹饪了晚餐，之后又锁定了一单担任塞恩斯伯里食品连锁超市代言人的价值上百万的交易。

难怪那些经历了漫长学徒生涯并认为理应如此的大厨们明显对杰米·奥利弗所取得的成功嗤之以鼻，认为他只是在作秀，表演一些没有专业技术深度的小把戏。然而他们忽略了一点，作秀才是杰米真正的强项。《原味厨师》美食系列节目由于受到杰米健谈风格的影响，取得了不同凡响的收视效果。其他厨师都在强调菜肴制作时的精确度，而在他嘴里则全变了味，如"扔一些"或"抓一把"香料。他为自己辩解道："我一直努力想让每个人都能轻松烹饪，这就表明你可能会犯错误，我也可能犯错误，但完全没有关系。"

这个想法使食谱看起来不再那么令人生畏，而是显得简单易行。人们在收看《原味厨师》节目的同时再去阅读配套书中的这些食谱，对于初次下厨的新手而言显然更有帮助，虽然这样做出的菜一定会有不尽如人意的差距，但至少他们可以准确地知道自己该做些什么。《原味厨师》的读者已经学会不必太在意调味，杰米已经比学校教得更多。很明显，意大利美食仍然对他产生了重要的影响，尽管他后来对英国食品的兴趣日益强烈。

杰米潜移默化地影响其追随者们花更多的钱来获得新鲜或有机农产品，使用原生橄榄油，购买之前从未考虑过的刚宰杀的新鲜肉类。"一般而言，"奥利弗在《杰米的晚餐》（*Jamie's Dinner*）一书的引言中写道，"便宜没好货，所有这一切都要归结到你对价值的认知。只想买最便宜的食物？还是多花点儿钱去买那些味道更好、闻起来更香的食物，让你感觉更加物有所值呢？"

如果有人批评杰米的食谱并不是其独创的，他也只得乖乖认同，但也免不了为自己辩驳几句。所谓天下文章一大抄，所有厨师都是在前人菜谱的基础上加以修改和完善才形成自己的创作。这就是菜肴烹饪的发展方式，也是生活中的一个简单的事实。天才在于与时俱进，当面对一个非专业观众时，教授的方法就显然极为重要了。杰米是一个投机取巧的大师，经常在烹饪时提供一些走捷径的方法，将那些不必要的复杂步骤统统去掉。例如，他经常建议，不要做奶油酱汁，因为太耗时费力，可以换成法式酸奶油。虽然东西不同，但两者其实味道差不多。

然而，最重要的是，杰米·奥利弗已经成为一名美食活动家，他很快就站出来为自己在这个问题上的"说教"竭力辩解，并且担心有些人会认为自己只是在"夸夸其谈"。然而他坚称："我们现在到了历史上的一个关键阶段。我们生产和烹饪食物的方式将会从根本上影响到下一代的成长。要么我们改变天然的食品加工方式，要么像科幻小说一样进行食品批量生产。"

杰米·奥利弗第一个大力推广的活动就是 2002 年提议创建十五基金会（the Fifteen Foundation）。当时的想法是创办 15 家完全由新手厨师主理的餐厅，来帮助那些来自弱势家庭背景的年轻人进入餐饮业。这个想法不但对名为《杰米厨房》的电视真人秀而言没有任何不利影响，而且还是一个非常理想的节目题材。

当然，这个想法并不出奇。因为餐厅厨房吸引那些出身弱势群体、缺乏正式资格的孩子前来学徒的传统由来已久。厨师在岗位上接受培训是一种传统的学徒方式，甚至吸引曾经有犯罪前科的孩子前来学厨的情况也越来越多。那些非常熟悉专业厨房的人会告诉你，在后厨中吸毒、酗酒和赌博的现象很常见。然而，奥利弗所发起的运动中有一个目的最终可以算是真正达到了。它激励了许多年轻人考虑从事餐饮业并将其作为一种理想的职业，并向他们展示了这样一种既不是出于无奈也不会让人感到寒酸的就业选择。第一家十五餐厅在伦敦开设，并很快在阿姆斯特丹、康沃尔和墨尔本催生出了类似的连锁项目，应该说这些餐厅不只是简单意义上由空想社会改良家凭空臆造的项目，它们提供了非常美味的食物。

与 2004 年起发起的一项更具雄心的运动相比，十五基金会发起的运动只能算是个泡影，这场运动彻底改变了英国学校孩子们的用餐方式。学校提供膳食的传统在英国由来已久，最早可追溯到 19 世纪 70 年代，那时人们就已经采取了相应措施来应对贫困儿童营养不良的情况。

1944 年，英国政府强制规定学校必须以象征性收费的方式供应餐食，以改善儿童的饮食状况。随着时间的推移，这些饭菜的味道、品质遭到了极大的非议，特别是人们对供应的餐食营养价值的批评声更是不绝于耳。杰米·奥利弗认为自己可以为此做些什么，并着手证明不必花费太多就可以提供质量更好和营养更高的食物。有一次，他背上摄像机，自愿接管伦敦东南部格林威治一所学校的厨房，并亲自示范这一切是如何做到的。从那里开始，他持续接管了整个地区的学校供餐系统。这个项目实施的整个过程于 2005 年在电视节目上播出后获得了巨大的反响，共有 271 677 人在网上签署了一份请愿书要求上佳学校伙食计划能得以推广。政府被迫做出快速反应，承诺提供更多的现金对厨房员工加以培训。18 个月后，一个后续的电视节目播出，这个项目不但继续保持了人们对改善学校伙食的关注，而且还带来了总额高达 6.5 亿英镑的额外公众投资。

一道非常普及却饱受非议的冻菜——火鸡肉麻花的制造商，最终羞愧地退出了市场，同时这一切还唤起了人们对那些带有误导名称的油炸和不健康食物的警觉意识。一个在格林威治进行的研究表明，受到这场运动的积极影响，学生的无故缺勤率（主要是因病）下降了 15%，并且有额外的证据表明它对间接提高学习成绩也起到相应的作用。

然而，人们对新配餐管理方式的抱怨也铺天盖地。那些从小就吃麦当劳快餐长大的孩子很难适应这种微妙的口味变化，许多学生退掉了学校的伙食。同样发现很难适应这种变化的还有在学校厨房工作的员工，他们原本并没有真正去烧饭做菜，而仅仅只是解冻和油炸食材。而对此种管理方式感到不合理的真正导火索来自于一项研究表明，上佳学校伙食计划的主要受益者并非那些来自贫困家庭享受免费伙食的孩子，而是那些富家子弟，越不富裕的人就越有可能退出这个营养膳食计划。

2010 年，英国新的联合政府突然下调了因此项饮食运动而采用的学校膳食最低营养标准。作为原本这个营养膳食计划最大支持者的《每日镜报》（*Daily Mirror*）撰文："此举完全是给学校提供垃圾食品大开了绿灯。"

杰米·奥利弗很快意识到，如果学校膳食达不到这个标准，学生们还不如回家吃饭更好些。于是，他推出了食品部。这次他把相机带到了英国北部城市罗瑟勒姆，在那里开办了每周烹饪班，后来将其转化成了一本非常简单的食谱畅销书——《杰米的食品部》（*Jamie's Ministry of Food*）。

由此，这也在美国也催生了一个类似的项目，杰米在被誉为"最胖美国城市"的弗吉尼亚州的亨廷顿建立一个新的校餐计划（第 20 章介绍的爱丽丝·沃特斯也曾参与类似活动，但没有出现在电视节目上）。他在这里遇到的挑战与在英国遇到的一样令人望而生畏，并出现了褒贬不一的结果。2011 年，一个类似的为小学生设立的校餐计划在洛杉矶被提出时，立即被当地政府以有可能出现争议为借口而强行中断。质疑的声音不止于此，甚至在新的校餐计划实施之前，电视访谈节目主持人大卫·莱特曼（David Letterman）就在节目中告诉杰米，他的计划一定会在美国遭遇失败，因为只有减肥药才能使体重真正降下去。

这个项目的最终结果仍然是在美国出局，在罗瑟勒姆的情形也大同小异，但这两项规划所引起的公众注意力和激发的热议就其本身而言已经大获成功。因为这些项目并不仅仅在电视节目上引人注目，同时还会带来其他有益的结果，并非所有在电视上出现的东西都对你没有帮助。然而，有个引起争议的例子可能会让不少喜欢他的人多少感到有些不太舒服。2001 年，杰米的《快乐时光》（*Happy Day's Live*）巡回表演在电视上播出，大厨从炉灶旁一下跳到架子鼓旁边，表演竟然将流行音乐与烹饪混搭在一起，顿时让很多人看得一头雾水。

杰米的表演技巧有时会让人很难想起他其实是相当敬业的厨师，并且拥有一个雇用超过 2 000 人的商业帝国。他通过上电视节目、出食谱、开商店、做名人代言、开办杂志、经营 14 家意大利餐馆和投资更多的项目（十五连锁餐厅并非是盈利性的）早已成为千万富翁。

杰米·奥利弗获得过许多荣誉，其中包括英国皇室对他工作的认可。2010 年，他获得著名的 TED 大奖，以表彰其对人类社会所做出的改变。"杰米·奥利弗正在改变我们培养孩子和我们自己的方式"，组织者对其所取得的成就给出了这样的评价。尽管有一些吹毛求疵的批评，但这个简单的声明陈述的却是事实。正是因为他所做的工作吸引了批评、刺激了辩论，而辩论本身又激发了人们深度的热议。最起码，这使人们重新去审视是否有一种更好的方法来养活长期放弃了自给自足饮食的富裕国家，带有悲剧性讽刺意义的是，我们现在的营养水平竟然又回到那个缺衣少食的年代，而杰米用自己的智慧、风格和一些相当好的营养美食积极参与了这场辩论。

下面列举了三个最能说明奥利弗菜肴制作方式的典型食谱，而且它们都会以一种口语化的方式在此重现。意大利肉卷菜谱将会神奇地显示一个异常复杂的烹饪过程经过简化调整后竟然不会在味道上有任何的变化，尽管有人确信这样的方法应该会节外生枝并发生一些更为有趣的事情。然而一个初出茅庐的厨师竟然真的可以轻而易举地制作爱尔啤酒烩牛肉，这正是杰米·奥利弗所强烈推荐给初学者们的那类菜式。至于黄油布丁小圆面包，则是对传统黄油布丁面包的制作方法进行了巧妙的调整，使其口感更为丰富、更贴近菜肴原味并且制作更加高效。

以下这些食谱均可在网站 www.jamieoliver.com 中查询到。

食 谱

极品意大利干酪菠菜面卷
Awesome Spinach and Ricotta Cannelloni

杰米·奥利弗在介绍里这样写道："这是一道口味清淡而且超级美味的意大利面卷，为了避开制作奶油酱汁的复杂过程，我特意向你推荐一种更好吃而且更易做的替代方法。你所要做的就是往意大利面卷里填满乳清干酪和菠菜，使其内部不会都是空气。这道菜的奇妙之处在于外表酥脆焦黄，但底部却仍然绵软温润。相信你一定会喜欢它的！"

材　料

· 2块黄油
· 橄榄油
· 2瓣大蒜，去皮，切片
· 一大把新鲜马郁兰或牛至，大致切碎即可
· 1/4个肉豆蔻，磨碎
· 8把菠菜，彻底清洗干净
· 一小把新鲜罗勒，将秸秆切碎，叶子撕开
· 2罐400克高品质梨形番茄，

切碎

· 海盐和现磨黑胡椒粉
· 少许糖
· 400克疏松的意大利乳清奶酪
· 2把现磨帕尔玛干酪
· 16个意大利面卷
· 200克马苏里拉干酪，切碎

白汁：
· 500毫升的桶装法式酸奶油
· 3条凤尾鱼，细细切碎
· 2把现磨帕尔玛干酪

做 法

◆ 将烤箱预热至 180℃，然后找一个适合能够单层放下整个面卷的金属烘烤托盘或耐热的菜盘。这样你就可以在上面完全抹上酱汁并且放上适量的香脆佐料。当我在家做这道菜的时候只会使用一个平底锅，从而节省了后续的大量洗涤。把你的金属托盘或平底锅放在大火上，添加一些黄油、少许橄榄油、几片儿大蒜瓣、一小把马郁兰、牛至和磨碎的肉豆蔻。当锅热了之后，大蒜也应该变软了。这时可以把菠菜尽可能多地放入平底锅，并不断地翻转它，待其很快软松之后，你就可以继续添加直到放入所有的菠菜。当菜熟了时，菠菜中的水分也会随之挥发掉。通过这种烹饪方法，你不会失去菜肴里任何的营养成分，就如同在水里煮一样。

◆ 5分钟后，将菠菜装入一个大碗里，待凉。把锅重新放到火上，加一点橄榄油、那些切好的大蒜、罗勒茎和番茄，然后在空的番茄罐头中注入冷水后将其倒入锅中。煮沸，转成小火，加入适量的盐、胡椒和糖，再用文火煮大约10分钟，直到你感觉番茄酱已经变成黏稠的糊状。然后把锅从火上拿开，并加入罗勒叶。

◆ 这时菠菜应该已经冷却了，所以有些液体会渗出来，将其倒回碗里。将切碎的菠菜放回碗里和汁液混合在一起，再添加意大利乳清奶酪和帕尔玛干酪，然后使用裱花袋将混合物挤在意大利面卷上。你可以动手做一个自己的裱花袋，找一个三明治袋，并将菠菜混合物倒入袋子的角落。然后拧上袋口，并将下面的一角切开，小心地将填充料挤压到每一块意大利面卷上，做法真的非常容易。

◆ 将意大利面卷放在锅里的番茄酱上，或者你可以把番茄酱倒进你的耐热菜盘上，而后将意大利面卷再放在上面。接下来是制作白汁，将法式酸奶油与凤尾鱼和2把帕尔玛干酪搅拌在一起，并放入少许盐和胡椒粉，然后用少量水将其稀释，直至你能用汤匙将其舀起来放在意大利面卷上。淋上橄榄油，洒上剩余的帕尔玛干酪和马苏里拉干酪块，烘焙20~25分钟直至变成金黄色并且表面起泡。

*摘自：《杰米·奥利弗的晚餐》一书，2004年由企鹅图书公司出版。

爱尔啤酒烩牛肉
Beef and Ale Stew

杰米·奥利弗在介绍里这样写道："你一定会喜欢上这道小火烩菜，因为它不仅制作简单，而且还品质如一。只要将肉切成大约2厘米的块状，就像通常超

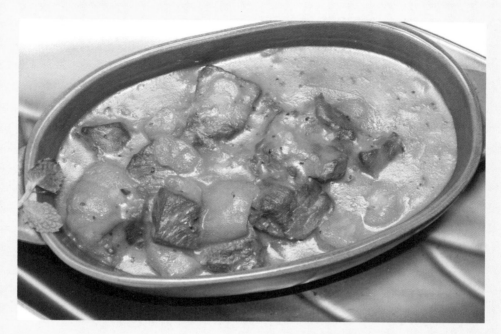

北京新侨诺富特饭店春晓餐厅技术顾问朱江烹制

市里打包的大小。烩菜的食谱通常会告诉你应该将肉煎熟，但我做了大量的测试发现即使不将肉煎熟也一样好吃和香嫩，所以我将这道流程从菜谱中删除了。"

4~6 人份

材 料

· 3 片新鲜或干的月桂叶

· 500 克牛肉，切成块

· 500 毫升啤酒（吉尼斯黑啤酒或烈性啤酒）

· 2 根芹菜

· 2 个中等大小的洋葱

· 2 个胡萝卜

· 橄榄油

· 满满 1 大勺普通面粉

· 400 克罐装番茄，切碎

· 精盐和现磨的黑胡椒粉

做 法

◆ 如果使用烤箱来做烩肉，要预热到 180℃。将芹菜去根后切成段，洋葱去皮剁碎，胡萝卜去皮后纵向切条并剁碎。把深煎盘放在中火上加热，并将所有的蔬菜和月桂叶放入深煎盘中，倒入 2 滴橄榄油，煎上 10 分钟。

◆ 加入肉和面粉，再倒入酒和罐装番茄，进行充分的搅拌，然后放入一勺精盐（如果使用食盐可以稍微放少一些）和一些现磨的胡椒粉。烧开后，盖上盖，放在炉上或烤箱里慢慢焖 3 小时，最后将锅盖揭开继续用文火煨或焖烤半小钟。当熟了的时候，肉质应该鲜香可口。记得在上菜时一定要将月桂叶去掉，并尝一下是否需要再撒上一些盐和胡椒。当然你可以就这样吃，或者再往烩肉里加一些可爱的意大利饺子。

* 摘自：杰米·奥利弗所著的《杰米的食品内阁：任何人都可以在 24 小时内学会做饭》一书，2008 年由迈克尔·约瑟夫出版社对外出版发行。

面包黄油布丁
Bun and Butter Pudding

6 人份

材 料

· 600 毫升半脱脂牛奶
· 600 毫升鲜奶油
· 1 个香子兰豆荚
· 4 只中等大小的鸡蛋，最好是土鸡蛋

· 170 克砂糖
· 6 片味道不同的十字面包，切成两半并涂上一些黄油
· 3 大勺白兰地
· 少量的杏干，切碎
· 1 个橙皮
· 少许糖粉

做 法

◆ 将烤箱预热至 170℃。首先是制作奶油蛋羹，将牛奶和奶油放在锅里煮沸。

把香子兰豆荚纵剖一半，刮出细黑的籽并放入锅中。在鸡蛋中加糖打匀，然后放入牛奶和奶油进行搅拌，最后去除香子兰豆荚皮。

◆ 把十字面包一半浸入搅拌物中，然后放进一个耐热餐盘。在上面淋上一些白兰地，再撒上一些杏子和橙皮。将奶油蛋羹滤一下，然后把面包在里面浸上至少 15 分钟。

◆ 把布丁放在烧焗盘上，往底盘里加上一半热水，然后烘焙大约 45 分钟。当熟了的时候，在上面会形成一层薄薄的皮，但里面还未完全凝固。最后撒些糖粉就可以端上餐桌了。

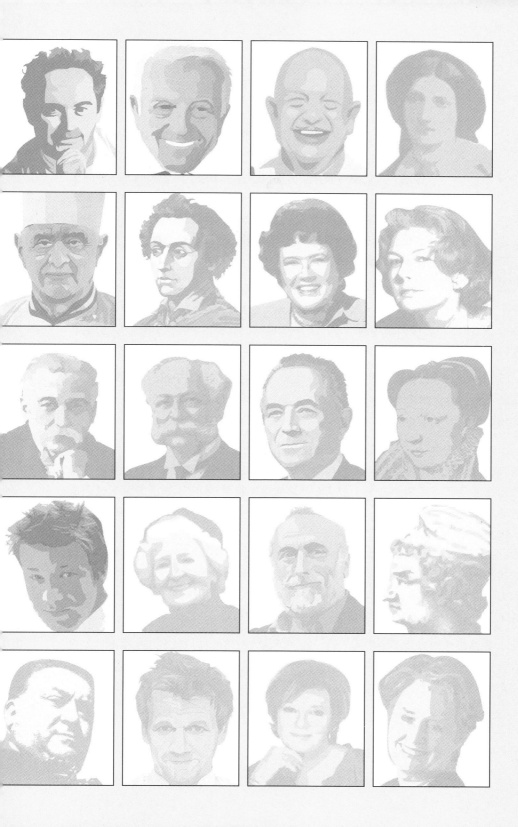

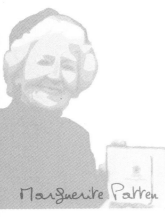

希尔达·埃尔希·玛格丽特·帕滕（Hilda Elsie Marguerite Patten）生于 1915 年[1]，虽然已经年过九旬，但身体仍然非常硬朗，人们都习惯称她为玛格丽特·帕滕。这位英国烹饪界的女强人坚持认为自己仅仅是一位家政专家而已，其撰写的美食烹饪书籍数量高居英国第一，她也毫无疑问地被誉为厨艺天才。帕滕创作的食谱共有 165 本，销售额超过 1 700 万英镑，食谱卡片的销售总量突破了 5 个亿。

帕滕一直以来还雄心勃勃地想成为一名食物历史学家，她撰写的一本名为《百年英国烹饪》（A Century of British Cooking）的书于 2001 年出版，书中通过对过去一个世纪的食谱的研究，揭示了人们在饮食习惯上的发展变化。

出于对厨房设备实用性和发展变化的认知，帕滕还撰写了第一本针对高压炊具和食物搅拌机制作食物所用的烹饪书。之后，本着家政专家角色的专业精神，她还写过关于食品加工机、微波炉以及建议如何更好地使用洗衣机的相关书籍。

帕滕是最早的电视大厨之一，虽然有人认为她并不是第一个上电视节目的厨师，但帕滕自己却宣称："我是第一个在电视上烹调做菜的人，但我并不认为自己是名厨师，更谈不上是个名人。"事实上，甚至连 BBC 都不能确定谁是第一个上英国电视节目的厨师，其新闻办公室只好姑且认为莫伊拉·米恩（Moira Meighn）是第一位出现在电视节目上的厨师，马塞尔·布鲁斯汀（Marcel Boulestin）是在电视上主持烹饪系列节目的第一人。然而在这之后，与帕滕共同主持一档美食节目的菲利普·哈尔本（Philip Harben）的影响力更大。帕滕继续致力于电视节目事业，并坚定地遵循着实用主义路线，让热情洋溢的范妮·柯利达（Fanny Cradock）有机会成为万众崇拜的电视名厨。

帕滕经常对成为一个名人不屑一顾。她认为自己的作用就是在电视上"向观众提供建议"，并特别强调："美食在任何时候都比我们这些大厨更重要，名厨带来的主要问题就是自身作为配角，竟然在风头上盖过了作为主角的食物。"

---

[1] 玛格丽特·帕滕于 2015 年 6 月 4 日去世，享年 99 岁。——译者注

　　帕滕的电视风格不太符合现代观众的口味，因为她与当下电视美食节目中的名厨们迥然不同，没有掺杂任何作秀的成分。再加上她非常不合潮流的沙哑口音，人们相信她最多也就只能出现在如今的电视模仿秀节目中。尽管如此，在媒体并不发达的那个年代，她的电视节目还是吸引了大批的观众。

　　她早期出道时，由于频频在 BBC 广播节目里亮相而小有名气。她的节目首秀是在第二次世界大战期间的早安系列节目。1946 年开始，她随后主持的女性时光栏目一直播到了 21 世纪的第二个十年。

　　然而，她在第二次世界大战期间和战后致力于改善国家饮食方式所做的工作真正将其烹饪事业推上巅峰。在许多方面，帕滕被认为是英国 20 世纪下半叶人们膳食习惯演变背后推动者的化身。她是一个从不讲废话的实用主义者，非常清楚普通家庭的厨房空间存在的局限性和功能可行性。我们会在随后的第 19 章中对迪莉娅·史密斯（Delia Smith）的职业生涯进行详细的叙述，她几乎就是帕滕的翻版，后来又继续沿着前辈的道路努力探索并将其发扬光大。

　　人们之所以将这两位引人注目的女性相提并论，除了她们类似的声望，还因为她们对待一些认为她们的技艺是雕虫小技的美食作家和厨师采取难得糊涂的态度，而继续坚持这种令某些人不快的平民化风格。帕滕和史密斯都非常脚踏实地，从未受到那些针对她们平民化的恶意言论的影响，她们对餐饮界的精英人士一直采取敬而远之的回避方式。她们的能力主要体现在将复杂的事情简单化，使烹饪出的美味佳肴轻松地摆上千家万户的餐桌，使家庭厨师免受制作流程繁琐的困扰，并对美食加工产生浓厚的兴趣。

　　帕滕曾经这样说过，她所最喜欢的美食岁月是 20 世纪 60 年代，那时，粮食短缺的问题终于得到彻底的解决，人们开始纷纷出国旅行。人们对旅游的欲望导致了对新品美食的热情。她对当下发生的事始终保持着清醒的头脑，随着食物的选择越来越多，烹饪越来越广泛受到外国美食的影响，人们对美食迸发出日益强烈的兴趣，并反映在层出不穷的电视美食烹饪节目上。

　　然而，忙碌的现代生活方式却使许多家庭比以往任何时候都更少亲自下厨做饭。帕滕在一次采访中谈到自己对此的一些看法："我对现代人总感觉时间不够用的状况深表同情，也不想对英国民众是否懒惰妄加评论，我宁愿他们购买一份现成的快餐，也不愿意看到他们因做一顿饭而搞得彻底崩溃。但我想说的是，如果你能腾出更多的时间，你完全可以让自己吃得更便宜而且更美味，即使只是用微波炉加工制作一些非常简单的蔬菜。"

她告诉英国《金融时报》（*Financial Times*）的记者："如果现在还有人从不下厨做饭，并让自己在餐馆大快朵颐，那简直不可原谅，因为在我们周边有如此多的美食。"她还特别指出，虽然有了更好的储存与解冻食品的方法，但极为讽刺的是，现在很多家庭使用这些设备不是为了保存各种各样的新鲜食品，而是为了让加工食品随手可取。"

本书提到的其他美食大师（特别是杰米·奥利弗和迪莉娅·史密斯）已经围绕烹饪的多余环节产生的浪费进行过研究。他们肩负的另外一个使命就是敦促英国民众下厨做饭，并且说服他们动手制作具有营养价值的简单菜肴，这些作为替代加工食品是一个上佳而且健康的选择。当帕滕开始撰写美食菜谱时，她将其看成是给那些手足无措的初学者们撰写增加信心的操作手册，这些人极有可能会被其他烹饪培训类书搞得头晕脑涨，而最终只能选择放弃。甚至比顿夫人的名著（见第4章）也一定会让那些壮着胆子下厨的人垂头丧气，因为书中描述的主要是那些法国名厨的得意之作和其他一些被贴上不适合"业余爱好者"制作标签的菜谱，因为它们不仅包含了一些很难找到的食材，而且有些菜的制作方法经常写得含糊不清。然而玛格丽特·帕滕并不想让自己的书给人留下这样的印象，而是用灵巧的方法尝试教会大家如何去做菜。"我把自己看作是一个引导者，将如何烹饪美食的秘密透露给大家。"她风趣地说道。

帕滕有时给人以出身豪门之感，但她实际上出生于英国巴思一个相当普通的家庭，在伦敦郊区巴尼特长大。年幼的玛格丽特很早就体会到失去亲人的痛苦，在她12岁时父亲因在第一次世界大战中受伤而不治身亡。父亲的离世迫使母亲重新找了一份英语老师的工作，并承担起养家糊口的全部责任，独自养育3个年幼的孩子。玛格丽特在家里排行老大，所以帮助母亲在厨房里烧饭做菜的任务很自然就落到了她的身上。她说自己的母亲和祖母都是非常棒的厨师，足以证明在自己的血液里已经蕴涵着烹饪的天分。虽然祖母去世时她还只是个不懂事的孩子，但母亲似乎确信她一定继承了祖母的烹饪才华，并且经常在厨房里对小玛格丽特制作的美食大加褒奖。

她们是一个比较传统的家庭，做的食物基本都依据英国的口味，所用的水果和蔬菜都摘自自家的菜园。在之后的生活经历中，帕滕经常遗憾许多家庭不能像自己小时候那样一家人坐在一起吃饭，而她勤劳的母亲每天都会亲自下厨做饭，并且和孩子们一道用餐，让她们在品尝美食的同时感受社交的礼仪。

"用餐并不仅仅包括吃饭，"帕滕在接受采访时说，"它们由谈话、交换意见、倾听构成，不仅对爸爸和妈妈如此，对孩子来说也是一样。这是他们学习与人沟通的有效方式。"她略带担忧地补充说："如果孩子和年轻人与父母分开用餐，你怎么知道他们吃得好不好呢？"

帕滕的母亲希望女儿跟随自己从事教育行业，但帕滕一心想当演员，帕滕最想扮演莎士比亚剧中的某一角色。后来，她考上了皇家艺术学院的戏剧艺术专业，但却因为无法支付所需的学费而只好放弃。从事教育对她而言并没有吸引力，但她最终还是听从了母亲的建议并且进修了烹饪的培训课程，这也促成了她在东部电力管理局的第一份工作——初级食品料理专家。

虽然玛格丽特从事演艺的梦想显得非常渺茫，但她显然还是有些天分，最后，她还是找到了一份演员的工作，并起了个艺名叫玛格丽特·伊芙。她先是在略带波西尼亚风情的汉普斯特德大众剧院表演，而后进入了英国北部的奥尔德姆剧团。她的演艺生涯总共持续了 9 个月，而在演期结束后便没有再收到其他邀约。"毫无疑问，我很清楚当时自己还是应该回去做一名食品料理专家，"她在一次采访中感慨地说道，"你看得出来，我很喜欢与人打交道。"

于是，讲求实际的年轻的布朗小姐决定，最好还是先找一份更稳定的工作，并向 Frigidaire 公司呈递了一份做食品料理专家的工作申请。她后来回忆起当时的面试时说："对大多数人而言，这都是件非常可怕的事，因为他们让我们做个示范，但却没有冰箱、炊具、餐桌。在排练了整个场景之后，我已经习惯了在没有道具的情况下表演，于是我们就在假装有冰箱的情况下开始表演了。我真的不该做这份工作，因为完全没有经验，但就像生活中的每一件事，假如你一旦去做了，你便会非常迅速地积累经验以迎接挑战。"

事实证明，说服英国消费者是个真正的挑战，他们只有在想往冷冻室里塞更多的食物时才会需要一个昂贵的美国冰箱。虽然冰箱的销售进展缓慢，但帕滕却享受着差旅的快乐，她下榻在一流的酒店并到处去做产品的演示。其中许多菜肴的制作都会用到肉冻，她在 2010 年的一次采访中回忆道："我们要变成肉冻狂人了。"

随着第二次世界大战的爆发，Frigidaire 公司停止了冰箱的生产，帕滕也失去了工作。但战争却给她提供了两个重要的机会。1942 年，她搬到了英格兰东部的林肯市，并在当地食物管理部门找到一份食品料理专家的工作。也正是在那里，她遇到了自己未来的丈夫，人们都叫他鲍勃·帕滕（Bob Patten），尽管他的真实名字叫查尔斯。他是一位空军兰开斯特轰炸机的炮手，创下了 84 次事故仍然幸存的非凡纪录，其中还包括三次坠机。他们结婚 54 年，直到鲍勃·帕滕在 1997 年去世。

与德国的情形完全不同，此时的英国正充分调动国民对口粮加以严格地控制。配给制度于 1940 年正式开始执行并持续至第二年，多亏从美国紧急调用的粮食才使英国勉强度过了食物短缺的危机时期。到那时为止，战争并没有很快结束的迹象，于是英国的食物管理部门不仅将注意力集中在对供应的把控，而且还花了大量的时间劝说英国公众从不同角度看待应该如何进食，以及教会他们如何利用手头的原料做出更加可口的饭菜。帕滕正是在此时加入了食品管理部，开始在国内来回奔波，并向人们讲述如何用最好的方法利用食物，并提取其中最好的营养成分。帕滕及其同事们的任务就是在教英国人改变自己传统的饮食习惯，每个演示都是从将一大碗生蔬菜做成沙拉开始，参与者被怂恿着去试吃生胡萝卜、卷心菜等根茎类蔬菜，以尽可能多的提取食物中的维生素。在那时，吃生蔬菜并不常见，但肯定健康。帕滕看到当时政府官员为了改变人们饮食习惯所采用的方法，并与自己战争时的经历做比较："政府现在用一种费力不讨好的方法来直接告诉我们应该吃什么，这完全不对。在食品管理部工作的那段时间，我们被教授的是不要去演讲，而是用食物本身去吸引和诱惑人。这是我见过的最好的建议了。我们曾经站在工厂食堂里说：'哦，这个布丁实在太可爱了！实在是太难得了，它不是用鸡蛋做成的吗？'"

在某种程度上，战争能帮人们鉴别更好的烹饪方法。英国以前那种只会将菜煮到烂的沉闷方式，已经被一场减少加工步骤以保留菜肴更好的营养价值和口味的运动所革新。

1943 年末，帕滕被派往位于骑士桥外观非常时尚的哈罗兹百货商店，在那里帮助政府设立一个食物顾问咨询处，并在一年后上了食品管理部一个名为《厨房前线》（*Kitchen Front*）的 5 分钟广播节目。

帕滕始终认为，自己在战争时所做的是最重要的工作，"我们做了一件快乐而有成效的工作。"她回忆道。定量配给在英国一直持续到 20 世纪 50 年代，而在此期间，人们对政府干预食品供应的反对声不绝于耳。虽然食物管理当局后来关闭了食品顾问咨询处，但哈罗兹将其变更为自己所属，于是帕滕仍然留在了哈罗兹百货商店继续工作。反过来，这里成为商店展示新式烹饪器具的聚集地。

1947 年，通过在电视上公开露面，帕滕也随即变得家喻户晓。但大量观众都是英国广播公司（BBC）的招牌节目《女性时光》（*Woman's Hour*）的电台节目听众。

帕滕所著的第一本书《哈罗兹的第一本食谱》（*Harrods First Book of Recipes*）于 1947 年出版，紧随其后她又出了一本关于介绍高压锅使用方法的书。1951 年，她决定离开哈罗兹并开始自由职业生涯，从事烹饪作家和美食节目主持人的相关工作。哈姆林出版社的一位资深编辑找到她，并提供给她一次完全与哈罗兹无关、纯粹撰写自己著作的机会。这标志着她与出版商之间长达 40 年的合作关系的开始。她的首部彩色印刷的烹饪书籍大获成功，第一次印刷的 3 万本精装版书籍被抢购一空，并且破天荒地使用了不同颜色的纸张，为如今的插图食谱打下了基础。她创作能力惊人，她曾经有段时间保持一年出版三本书的进度，同时还参加了许多活动，包括现场烹饪演示、广播和电视节目、报纸和杂志文章以及为食品公司做咨询等。20 世纪 50 年代，这些烹饪演示竟然让专门上演顶级综艺节目的伦敦帕拉斯剧院座无虚席。

玛格丽特·帕滕产生的持久影响可以从新一代人那里得到验证，她的书广受年轻人的喜爱而不断再版。其中一些书，如《午餐肉食谱》（*The Spam Cookbook*），看上去并不那么重要，但她全部著作却被喻为英国烹饪的百科全书，其中一些著作描述了人们历史上的饮食偏好，而其他一些则反映了当代儿童健康饮食和食物所表现出的新问题。帕滕与一位名叫珍妮特·尤因（Jeannette Ewin）的内科医生合作，共同撰写了一本对老年人关节炎有辅助食疗作用的书，虽然她总是刻意回避对自己的描述，但人们还是可以从《吃得营养，保持健康》（*Eat Well—Stay Well*）中找到她如何让自己健康长寿的方法。

帕滕还声称自己使用了"世界上最早的播客"，并通过这种方式传授烹饪技巧及提供美食菜谱。另外，一些著名厨师和记者仍然直接造访她位于英国苏塞克斯郡布莱顿市的宅邸，而她对每位来访的客人都热情招呼并以茶相待。帕滕在一生中还获得了不少相当于国宝级大师才能取得的殊荣，其中官方的认可主要来自女王授予的两项荣誉。1991 年，她被授予大英帝国勋章（OBE）。2010 年，她又成了大英帝国司令勋章（CBE）的获得者。随着时间的推移，她又从同行那里获得许多终身成就奖，并于 2007 年获得英国年度最佳女性奖。

正如我们在前面介绍杰米·奥利弗的章节中所看到的，还有本书后面介绍爱丽丝·沃特斯的章节中即将看到的，这些美食大师都对教育年青一代如何养成良好的饮食习惯给予了极大关注，而帕滕则成为了其中的佼佼者。她积极参与到学校食品信托基金会的工作中，这是一项雄心勃勃的政府支持计划，旨在为学生和家长建造 4 000 个课外俱乐部。她时常骄傲地回忆起在 2003 年进行的一个实验："我给一个有 30 位 8 岁大的孩子和家长们的班级做了两周战时学校晚餐。当时正值隆冬，我们只能使用根菜类蔬菜，但这些孩子从来没有见过牛蒡苗或芜菁甘蓝和瑞典甘蓝，更不用说曾经吃过。他们一开始看到甘蓝做的菜肴时都不愿意去碰。然而到了两周结束时，由于没有任何其他的选择，他们竟然觉得这些蔬菜和爱尔兰炖肉、牧羊人馅饼一样美味可口。我认为这是个值得关注的问题，当孩子们还未养成进食健康食品的习惯时，我们有必要对他们进行再次培养。"

帕滕认为，让孩子们吃得更健康的官方计划显然是被误导了。"学校里根本没有家政专家，这都是政府的错，"她继续补充道，"他们的脑子里全是引进'食品技术'这种荒谬的东西，而你所学到的就是如何设计一个完美的茶壶或如何制作一袋面粉，而根本不会在意面粉可以用来做些什么。这简直就是疯了。"

玛格丽特·帕滕是个不知疲倦的人，即使她患有关节炎而且行动大不如前，但仍然想尽自己的"微薄之力"。她堪称是接受过战争洗礼并且习惯于辛勤工作的一代楷模。

这里列举了三个食谱，用以说明帕滕对于烹饪实用性的一贯坚持和突出菜肴本身特点的执着追求。第一个食谱中的做法虽然至今仍然在延续，但被很多人都当作笑柄。这里看到的第二个食谱是源自战争时期的一个菜式，现今的人们已经不太可能再这样去做了。第三个食谱是一道大菜，一般只有在厨房里有些本事的人才能做得出来。

食谱

午餐肉煎饼
Spam Fritters

材 料

· 40 克午餐肉（碎的火腿猪肉）
· 用于煎和炸的油
· 制作面糊的原料：

· 125 克普通面粉
· 盐少许
· 1 个大鸡蛋
· 125 克纯牛奶，或兑水的牛奶，水或啤酒。

做 法

◆ 把制作面糊的原料放在碗里混在一起。按照上面给出的比例，混合物需要达到一定稠度，能够将肉包裹住。把罐装肉切成 8 片。

◆ 与此同时，在煎锅或炒锅里放入 2~3 大勺油并加热，将油加热到 170℃或将油温预热到 1 分钟后即可将放置，把整片的面包炸成金黄色。

◆ 用面糊一次或两次涂抹在午餐肉切片上面，然后放入热油中。如果快炸，则两侧各煎 2~3 分钟；如果深度油炸，则总的烹饪时间可以控制在 3~4 分钟，根据需要不时地翻转一下午餐肉。在厨房纸巾上沥干，上菜时配上一些土豆泥。

* 摘自：玛格丽特·帕滕的《午餐肉食谱》一书，2011 年由哈姆林出版社对外出版发行。

无蛋海绵蛋糕
Eggless Sponge Cake

这是一个非常有名的战时食谱，是在鸡蛋稀缺时而专门设计的。

材　料

· 170 克兑入一小匙泡打粉的自发面粉
· 或兑入 3 小匙泡打粉的纯面粉
· 70 克人造奶油

· 56 克糖
· 1 大勺糖浆
· 118 毫升纯牛奶，或兑水牛奶
· 填充用的果酱

做　法

◆ 把面粉和发酵粉先筛一下。加一些人造奶油、糖和糖浆直至面粉变得轻柔、松软，继续加一些面粉，而后再加一点上述的混合液体。重复这样操作直到面糊变得非常光滑。在两个 18 厘米长的面包烤模上涂上油脂、撒上面粉，将面糊分成两份倒入模具内。放入一个中等热度的烤炉中心，烘焙约 20 分钟，直至其表面摸上去已经有一定张力。最后关掉烤炉，并在中间加入一些果酱。

* 摘自：玛格丽特·帕滕的《哺育国家：1940—1954 年的怀旧食谱及史实》一书，2005 年由哈姆林出版社对外出版发行。

纳瓦林炖羊肉
Navarin of Lamb

这是一种非常传统的美食烹饪方法，在帕滕的食谱里极具代表性。

4 人份

材 料

· 750 克羊肉，切成小块
· 2 小匙糖
· 50 克黄油
· 25 克面粉
· 1 把香草
· 1 瓣大蒜，碾碎
· 3 个番茄，剥皮，然后切碎
· 750 克新鲜蔬菜

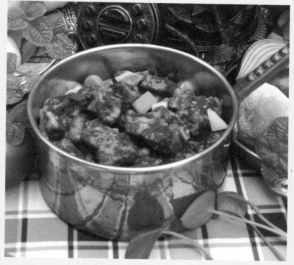

北京新七天咖啡有限公司创始人之一、主厨李俊勇烹制

做 法

◆ 在羊肉上撒上盐和糖。

◆ 用一个深平底锅把黄油加热，加入羊肉并且用文火煎一下，翻转一次或两次，直到表面变成棕色，而后用糖为其增添一丝淡淡的焦糖味道。加入面粉，然后倒入水，并且不停地搅拌直到沸腾且变得黏稠。添加香草、大蒜、番茄和一些认为需要的调料。

◆ 用文火煨 45 分钟后加入新鲜的蔬菜，如新收获的土豆、小胡萝卜、蚕豆、切碎的甘蓝、新鲜的豌豆。当添加和烹饪蔬菜时，检查一下锅内汤汁是否充足。盖上锅盖，将肉和蔬菜炖至软烂即成。

* 摘自：ocado.com 网站，帕滕担任此在线食品公司的专业顾问。

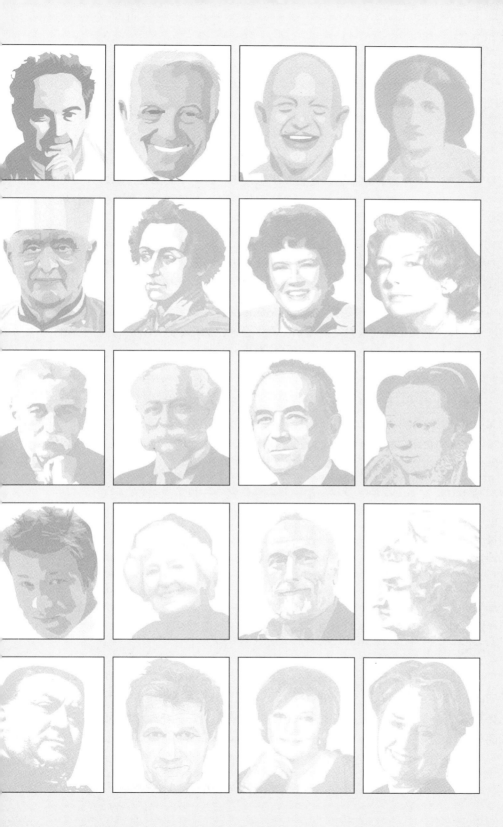

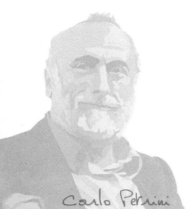

Carlo Petrini

作为国际慢食协会的主席，卡罗·佩特里尼（Carlo Petrini）与本书中的其他美食大师完全不同，他既不是一名厨师，也不曾涉足餐馆生意，更不是一个食品生产商，甚至也根本不是一位美食作家，而只是一个具有奉献精神的美食活动家。然而，他却因创立了一场公开与规模生产的快餐文化大唱反调的运动而名扬四海。更恰当地说，其所倡导的运动就是以一只蜗牛作为象征，这个移动缓慢并且可以食用的生物。

佩特里尼对美食发展和饮食习惯所作的贡献至少可以与那些生产食品的历史名人相提并论。虽然他"只是"一位消费者，但他讨厌把公众单纯看作是消费者的想法，而且更不愿接受消费者只是被动接受食物的观点。在许多方面，他俨然已经成为当代社会促进食品生产和消费观念深刻变革的先驱。

在世界上很大一部分人开始面对食物过剩而不是食物短缺的现状时，人们就能深切感受到佩特里尼的影响力。这是一个众所周知的事实，但却格外引人注目。因为正如我们在之前的章节中看到的，从 20 世纪下半叶以来，人们逐渐远离食不果腹的烦恼，却又要开始面临食物选择过多的问题。

对世界上许多人来说，这种新型的复杂性仍然存在很多的未知，但在西方发达国家，第二次世界大战后的几代人认为食品供应充足是理所当然的。因此，人们只有在经济发达的社会里才有机会将食物从用于充饥提升至可以大快朵颐和精工细作的高度。

应该强调的是，在这个阶段之前，人们就已经开始关注健康饮食，但几乎完全局限在狭小的富裕阶层。显然，现在的情况不再如此。健康饮食已经成为一个关乎民生的重大问题，通常融合更广泛的环境意识问题，并被社会及政治激进主义者所揭示。

甚至那些不倾向于激进主义的人也会担心自己的食物消费以及对自己健康的影响。这种越来越被普及的节食做法就是个人最明显的关注健康饮食的外在表现。正如在第 2 章中所看到的，罗伯特·阿特金斯所倡导的饮食方法也同样引发了巨大的争议。

然而，卡罗·佩特里尼主要集中于食物的社会和政治层面。他和同事们对食物消费、生产的整个领域以及人们对吃的态度都非常关注。佩特里尼的这种远大抱负无可挑剔。事实上，他经常被誉为是有远见卓识的梦想家，但他的观点同时也招来许多尖锐的批评，并且引发了关于食物的多方面激烈争论。目前，出现了一种和其意见相左的警告声，那些与慢食拥护者所持观点完全相悖的清教徒根本不理会饮食享乐层面的任何事。相反，让慢食运动的成员引以为豪的是获得美食爱好者的高度赞赏，而佩特里尼在某种程度上总是格外强调这点。

最初的《慢食宣言》（ *Slow Food Manifesto* ）于1989年12月9日在巴黎对外发表，并且明确表达了相关的主张。宣言中呼吁"反对全民疯狂快速的生活，我们对宁静物质的享受有权选择捍卫。坚决反对那些将效率与迷乱混为一谈的荒谬之举，我们建议通过缓慢而悠长的享乐实践活动来确保自身在感官上得到充分享受。"

自从慢食运动举办会议之后，它已经逐渐发展成熟，并不断扩大其所关注的范围。该项运动现在声明："每个人都有享受快乐的基本权利，也肩负着保护食物传统文化遗产的责任，以确保可以传承这种快乐。我们发起这一运动的目标是建立在生态美食学的基础上，认同我们的餐盘和生活的地球之间存在着不可分割的联系。"

生态美食（eco-gastronomy）是一个被佩特里尼深度解读的概念，它仍然处于这项慢食运动思想的最前沿，坚持强调以各种形式来恪守对质量的承诺："慢食指的是有益健康、干净卫生且精致的食物。我们认为大家所吃的食物不但应当味道可口，而且应该以一种不破坏环境、动物安宁或我们身体健康的清洁方式进行生产加工，食品生产商应该从自己所做的工作中得到合理的回报。"

这项运动特别谈到要确保"想要享用优质的食物与饮品，就应该想方设法拯救无数受到方便食品和农业产业化影响而正在逐渐消失的传统谷物、蔬菜、水果、动物品种和副食品"。

当慢食支持者清晰地认识到外界对他们的指责主要是"一帮非常挑剔的消费者"时该运动组织坚称："慢食支持者应该被视作食物联合出品人，而不是消费者，因为我们需要知悉食物是如何生产的，而且积极支持那些制作健康食品的生产商，我们已经成为整个食品加工生产过程中的一部分和合伙人。"显然，他们对这一伙伴关系的具体描述非常有限，但我们会在第20章中看到，爱丽丝·沃特斯亲身演绎如何将这一切变成现实。

佩特里尼在 20 世纪 60 年代那段令人激动不已的日子里逐渐成长为一个十几岁的小伙子，当时的意大利被左右翼政党势力搞得四分五裂。佩特里尼站在了左翼政党这边。在 20 世纪 60 年代和 70 年代积极参与了关于意识形态的辩论，并将自己定位成一个非共产党的左翼成员。一路走来，他不但积累了参加竞选活动和处理反对意见的丰富经验，而且还创建了意大利第一个无党派激进电台节目，他将其与自己作为政治活动家的经历结合在一起，这些成为他日后开展食品运动的有力武器。

佩特里尼的主要关注点是许多左派人士不太在意的环境问题，到了 20 世纪 70 年代后期，这一问题又逐渐演变成对食物的专注。其他左翼激进分子最终也意识到了这点，关注食品问题与他们整体上的反资本主义立场完全一致。佩特里尼说他可以精确地讲出自己被说服参与食品运动的那个瞬间。"我去都灵附近一个本土餐馆吃饭，"他回忆道，"我用橄榄油和大蒜烤了些甜红椒，这是皮埃蒙特地区的一道特色菜。我尝了一下，感觉哪里出了问题，因为感觉没有原来那么好吃了。于是我问：'这些辣椒是哪儿来的？'他们答道：'哦，这些辣椒产自荷兰。'它们都是水培种植的，大小完全相同，正好 32 个一盒，既不是 31 个，也不是 33 个。'这些辣椒的成本比我们这里种的要少得多，'厨师自豪地说，'而且比我们这里的辣椒成熟期维持得更长些。' 当然，吃起来味蕾也少了些快感。因此，我问了这家餐厅周围的农民：'嘿，你们原来在这里种的辣椒呢？'他们答道：'我们已经不种辣椒了，因为赚不到钱。'我又追问道：'嗯，你们现在在这些原来种植红辣椒的温室里都种了什么呢？'他们答道：'山慈菇！'"

佩特里尼生于 1949 年，他是一个生性骄傲的意大利人，自幼住在主要大都市的周边地区。他的家乡普拉小镇位于皮埃蒙特地区，他至今仍住在那里。佩特里尼将自己的家庭描述成"介于工人阶级和中产阶级之间的那一类"。他曾非常生动地回忆儿时家里的饮食习惯。"我记得放学后吃的一种叫 soma d'aj 的零食，就是在火炉上烤过的一片面包上放一瓣大蒜，再撒上少许盐和油。现在可能很少有人会给自己的孩子做这样的东西，但对我来说，这是一种'大蒜教育'，当然，我也从未为此后悔过。给我儿时留下深刻印象的美食还有两道，一个是意大利肉饺，它做出来后可以吃整整一周，完全体现出意大利制作面皮的精致程度；另一个是意大利肉卷，它是用肉条卷起来，在里面塞入鸡蛋、蔬菜、奶酪和面包屑，上菜时再配上皮埃蒙特的欧芹酱。最后这道菜现在已经很难看到了，但我还能找到，因为它的做法还是会时不时地在我脑海里浮现。"

佩特里尼在意大利的特兰托大学获得社会学学位，并成为一名主要为左翼报纸工作的记者。他特别指出，1977 年是自己将新闻关注点转向食物的重要时期。佩特里尼笔下的美酒与佳肴总能吸引大家的眼球，因为他超出了传统美食评论只关注于餐馆本身的范畴。他对食品生产中人工添加剂对口味产生的改变和影响非常感兴趣；他担心农业产业化的崛起会对传统饮食产生破坏，尤其担心区域专业化的不断侵蚀以及食物生产方式对生态系统所造成的影响。他的早期作品主要发表在每天对外发行的左翼日报《宣言》（ *Il Manifesto* ）上，后来他也获得了意大利主流报纸《邮报》（ *La Stampa* ）读者的大量关注。他始终是个多产的作家，其主要的新闻稿件现在多出现在《特浓咖啡》（ *L'Espresso* ）和《共和报》（ *La Republica* ）上。

佩特里尼积极参与了一个松散的左派联盟——意大利国家文化协会（Associazione Ricreativa Culturale Italiana，ARCI）组织的各项活动中。1986 年，这个协会演变成一个名为 Arcigola 的餐饮协会，并对外发行了一本名为《食欲》（ *La Gola* ）的杂志。

Arcigola 最初并没有什么影响力，但在 1986 年，它因为一场针对罗马的西班牙台阶和西班牙广场附近的麦当劳快餐厅开业而举行的抗议活动，突然引起了公众的广泛注意。这是第二家在意大利开设的麦当劳餐厅，但却是第一家在历史古迹旁选址的麦当劳连锁店。

佩特里尼后来回忆道："麦当劳在意大利使用的渗透策略采用了一些变通的方法。"他进一步解释，其他国家（如美国）的快餐连锁店所做的市场渗透往往是从外围城市开始，逐渐蔓延到大城市中心，但在意大利的麦当劳却选择了先在"已经被美国化"的城市中心区域实施渗透策略，他说，此举给城市外的人充分的时间认识到，麦当劳的不断扩张给传统意大利餐馆带来的风险。

佩特里尼后来在与别人合著的《美味案例》（ *Show Food：The Case for Taste* ）中解释了关于麦当劳抗议背后的思考。他写道："慢食运动之所以针对麦当劳，不仅是因为人们反感汉堡包和炸薯条这类快餐食品，而且他们认为必须在餐桌上花费时间。因此，这不仅仅是反对快还是慢的问题，而是强调更重要的本质区别，如认真和粗心或专注和草率。他们专注于对原材料的精挑细选和菜肴的精心排序，专注于如何烹饪食物使其带给消费者以特别的感官刺激，专注于菜肴呈现的完美方式和与我们共同分享佳肴的亲密伙伴。"

　　非常了解媒体的 Arcigola 抗议者们手持着象征着传统意大利食物的大碗通心粉，力求唤起公众的民族主义和怀旧情绪，并且传递出一种反对大型食品加工生产的强烈信息。此次示威活动所选择的时机非常有利，因为当地刚刚发生了一起葡萄酒丑闻事件，19 人由于喝了掺入工业酒精的葡萄酒而导致死亡。这起丑闻所产生的负面影响可谓立竿见影，意大利的葡萄酒出口量陡然下跌了三分之一。人们迅速意识到，一个国家的美酒佳肴享有盛誉并不是理所当然的，不顾后果地追求利润可能会使其受到前所未有的挑战。

　　有关抗议的报道迅速传播到世界各地，但当时，佩特里尼和同事们仍然将全部精力都集中在意大利。葡萄酒丑闻促使他完成了另一部有关意大利葡萄酒指南的合著书，他在书中对意大利市场上的一些低价葡萄酒做了辛辣的批评，并且精心选择了一系列价格实惠、极具人气的葡萄酒，这本书马上就引起了读者的广泛关注。

　　当来自 20 多个国家的代表（主要来自欧洲，但也包括了一些来自阿根廷和日本的代表）在巴黎会面并发表了慢食运动的声明之后，这场原本发生在意大利的运动在 1989 年逐渐转移到国际舞台。佩特里尼被选为主席并一直连任至今。到 2011 年，此项运动已经扩散到 150 个国家，会员总数超过 10 万，建立了 1 300 个联谊会或地方分会，形成了由 2 000 个美食社组成的社区网络，并致力于可持续发展的小规模食物加工制作实践。

　　在 1989 年的会议上，代表们一致通过用蜗牛作为运动的象征，并对外宣布："我们的防卫战应该从餐桌上的慢食开始。让我们重新发现各地独特的风味佳肴，彻底消除快餐所带来的降解效果。"宣言中所设立的目标虽然范围很广，但都将重点集中于食物生产的可持续性理念和对"美味方舟"概念的诠释，以保护和促进当地的烹饪传统。这一宣言也对公共教育相当重视，主要关注农业产业化、快餐和在食物生产中引入非有机元素所造成的负面影响。

　　随着运动的蓬勃发展，不断涌现许多新的举措，如建立生物多样性的慢食基金会。这一运动主要针对发达国家，强调生物多样性和保护当地传统，并且催生出了约 500 种当地的食品生产项目。佩特里尼和马西莫·蒙塔纳里通过不懈努力，于 2004 年正式创办了美食科技大学，这是一个旨在通过专业学习食物科学文化来传播美食信息的积极尝试，大学校区设在佩特里尼的家乡皮埃蒙特地区的波伦佐（Pollenzo），另一个校区设在艾米利亚—罗马涅大区的科洛尔诺。

　　慢食运动组织了许多国家层面的会议和培训课程，还主办了不少大型国际活动，主要有品味沙龙（品味堂）和两个针对奶酪制作和鱼菜烹饪的赛事活动，以及以"大地母亲"为主题的世界会议。

随着运动的深入开展，不可避免地也出现了一些针对慢食这一概念以及对领导人佩特里尼本人的批评，指责他太过自我，大多数活动都在自己的家乡普拉小镇进行。有人批评这个组织过于集权；也有人说，作为这个运动的重要组成部分——地方分会，其运作情况良莠不齐，使人们对整体运动的印象大打折扣。

然而，这些批评只是被视作诽谤而已，更实质性的批评显然缺乏确凿的证据。虽然对慢食抱怀疑态度的人也承认，确实存在这样一个可以按照慢食运动所倡导的理念进行食物生产加工的专营市场，但他们认为，如果世界上所有食品的加工都按照这样的思路进行，将会导致食品短缺和价格的提升，从而给普通消费者带来真正的问题。除此之外，方便食品（也就是快餐食品）是为了满足现代社会的快速节奏而设计的。他们据理力争，拿着汉堡包行色匆匆地走在街头有什么错呢？谁有时间在厨房里从头开始烧菜做饭呢？慢食只不过是一场精英的运动，与大多数人关系不大，难道不是这样吗？之后，人们对这种无可救药的浪漫主义和慢食倡导者的怀旧情结进行了激烈的批判。当然，有人认为，慢食运动者们需要清醒地意识到我们已经处于 21 世纪，而食品消费不可能再回到一个所谓的黄金时代。

佩特里尼在这样的辩论中绝对是一个行家里手，他回应批评时相当圆滑。例如，针对那些指责慢食往往意味着高价的批评时，他的回答是这样的。"你需要为高品质多付出一些，"他在 2003 年接受《纽约时报》的采访时说道，"我们已经习惯吃一些廉价的食物，而我们实际上需要的是吃得少而精。人们不了解这一点而导致了肥胖问题。慢食运动认为，你应该少吃或控制食量。这样不仅有助于解答此类来自精英人士的批评，而且也将改善我们所吃的食物。因此，我们的目标不是花费更少，而是应该吃得更少。"

如何看待精英主义的指控呢？这是他在接受英国报纸采访时的回答："不仅在英国，在意大利和世界其他地方也是如此，我们总是喜欢把休闲的权利、享受的权利与精英主义联系在一起，仿佛它本身就是一个精英主义的概念。然而，好的食物也可以非常简单，并不需要太过复杂或花费过多。我们肯定会为食物花费更多，因为现在的食物还是太便宜了，而我们今后不可能指望有这么廉价的食品了。"

在另外一个场合，佩特里尼将冰箱称为"死亡大厅"，因为它们是人们用来储存餐厨废物的地方。他对那些质疑慢食成本和实用性的人所持的观点做出的回答是，人们最应该关注的其实应该是食物浪费的问题。他说："我们生产的食物足够养活 120 亿人，但世界人口总共只有 60 亿，而其中有 10 亿人营养不良。如果你忘记了食物的价值，你就很容易浪费它。"因此，慢食的口号就是："珍惜剩饭剩菜！"

虽然佩特里尼在许多方面都沉湎于过去的时光，但他将这种怀旧的浪漫主义与针对前车之鉴的冷静想法很好地结合在一起。他说："在过去 50 年，食品已经脱离了你的日常生活。这种变化带来了双重思考：我吃，但却不知道自己吃的是什么，我也不知道它是如何制作和从哪里来的。慢食的根本在于享受美食所带来的快感，找回共享美食的宴饮之乐。进食不再关乎喜好，而在于能量的消耗。一个女人所做的饭菜往往没有人对她报以微笑或表示感谢，他们可能对其制作的食物并不迷恋。然而，在欧洲的地中海国家，仍然可以看到人们对饕餮美食的痴迷，仍然可以体验到宴饮之乐和用餐的礼仪。用餐中最重要的事情就是享受与家庭成员、朋友、同事之间亲密交流的时光。如果饮食文明失去了这种仪式感就会变得很糟糕，对孩子而言，作为一种人生的再学习，这种共同聚餐的体验尤其重要。"

根据佩特里尼的说法，当今社会面临着对食物的盲目迷恋。"我们周围充斥着美食、菜谱等。当你打开世界上任何一个地方的电视，经常能看到一个拿着勺子的傻瓜。每种报纸和杂志上都会刊登各种各样的菜谱，而那些自上而下拍摄的菜肴配图看起来就像死尸一样难看。这是一种自慰和意淫。我们必须将食物加工制作正常化，而不是把它看得像遥不可及的神一样去崇拜。"

佩特里尼希望人们不要把自己想成是食品的消费者："因为消费者是地球的窃取者和破坏者。我们应该被称作联合制作人。作为联合制作者意味着要承担相应的责任，熟谙食物的加工制作过程以及相关的文化、教育，了解农民辛勤劳作的必要性。我们要成为一个积极主动而不是被动消极的角色，这需要一个历史性的转变。"

这种历史性角色转换的提法似乎不太可能被每个人所接受，大多数人可能会继续坚持自己对快餐和方便食品的偏爱，但这并不意味着慢食运动正在走向失败。即使是那些不能完全接受所有想法的人可能也会受到这种信仰精髓思想的影响，而重新考虑用餐和食物加工的方式。当他们重新考虑这个问题时，他们实际上已经在改变自己原有的习惯。这将是一个非常缓慢的过程，因此使用蜗牛作为这一运动的象征再合适不过了。

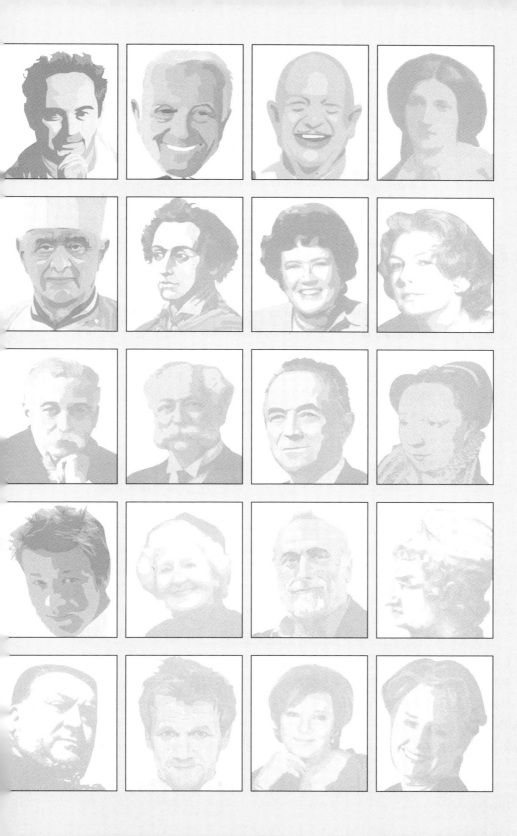

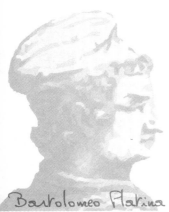

Bartolomeo Platina

人们把巴特洛梅奥·普拉蒂纳（Bartolomeo Platina，1421—1481）列入世界美食大师之列很容易受到质疑，因为他不是一名大厨，甚至连一名厨工都不是，他对食物的兴趣主要在其他方面，通过教会的利益关系使他同样获得了显赫的名声。无论怎样，他不仅是史上第一本对外出版发行烹饪书的作家（这种说法虽然有争议，但这个头衔的其他候选人的可信度更低）。他非常关注食物和健康之间的联系，并将其列为当务之急的研究课题。

他最具里程碑意义的拉丁文著作撰写于 1468 年到 1469 年，或者起笔更早但却搁置了一段时间，它翻译过来的名字是《论饕餮之乐与健康》（*On Honorable Pleasure and Health*），但更为准确的翻译应该是《论饕餮与健康之乐》（*On Honorable and Wholesome Pleasure*）。顺便说一下，这可能也是有史以来唯一一部作者在狱中完成的美食烹饪著作。所幸的是，这本书被翻译成多国语言。现在，任何人在阅读美食烹饪类书籍时都应当感谢普拉蒂纳当初为此类书所创建的文章格式。《牛津食品指南》的编译者艾伦·戴维森说："我可以代表普拉蒂纳断言，他就是历史上第一位研究食物和烹饪领域的学术型作家。"

1421 年，普拉蒂纳出生在克雷莫纳附近的皮亚德纳（Piadena），名字取自家乡名的拉丁文 Platina。他并未使用家族的姓氏萨基，而这种做法在意大利文艺复兴时期的学者中较为普遍。他的生活经历与本书中的其他人截然不同。他起初当过兵，然后又做过卢多维科贡扎加侯爵（Marquis Ludovico Gonzaga）其中一个儿子的导师。这段经历标志着其极具争议和杰出的学术和教会职业生涯的开始，同时也给了他认识红衣主教弗朗西斯科·冈扎加（Cardinal Francesco Gonzaga）并得到其庇护的机会，他通过主教的帮助还在罗马教廷获得了一份秘书的差事。

普拉蒂纳很快就在工作中崭露头角，并被教皇庇护二世（Pope Pius II）任命在教皇枢密院任职。这是一个专门起草教皇诏书的部门，这样一份工作也注定了普拉蒂纳在梵蒂冈不同凡响的职业道路。不幸的是，随着教皇的去世，普拉蒂纳很快便失宠了。庇护二世的继任者教皇保罗二世（Pope Paul II）在查明普拉蒂纳对外散布挑战教皇的小册子后，把他赶出了枢密院，他在圣安吉洛城堡的监狱里被关了 4 个月。释放之后，他加入了一所叫作罗马学院的学术机构，主要从事复兴古典作品的研究。普拉蒂纳似乎有一种技能，他总是在错误的时间出现在错误的地方，罗马学院引起了罗马教廷以及其他成员的不悦，他被安上密谋杀死教皇的莫须有的罪名。结果，他又被重新投入监狱。正是在监狱的这段生涯，使他得以全神贯注地进行烹饪书的写作，这本著作最终于 1468 年全部完成，但却一直等到 1474 年才对外出版发行。

在书籍出版前的那段日子里，普拉蒂纳开始着手撰写让他此生更出名的著作《教皇的生活》（ *Lives of the Popes* ）。他在梵蒂冈的运气也于 1471 年开始出现转机，教皇西斯都四世（Pope Sixtus IV）当选之后随即任命他为一个新组建的图书馆的行政长官，这个图书馆将原先属于教皇但未经正式整理的藏书库取而代之。普拉蒂纳一直在这个职位上工作到 1481 年死于瘟疫。到那时为止，他的烹饪著作已经历经三次再版印刷对外发行。

普拉蒂纳的著作中包含了食谱以及对食物消耗与健康养生之间关系的论述。其中一些食谱仍然通俗易懂，而且按其做出的食物与我们现在所吃的相差无几。其中包括现在被描述成再普通不过的荷包蛋，以及更复杂些的面条、鱼和肉菜。普拉蒂纳的著作如同一部广博的百科全书，首次尝试演示烹饪艺术的系统组织过程。今天，我们都希望烹饪书可以被整齐地划分为反映不同食材的章节，但在文艺复兴时期，这样做的确是革命性的创举。普拉蒂纳以肉菜作为全书的开篇，其次是汤、面食、调味汁和酱料，书中着重介绍了用糖作为调味料的新奇发现，并开始用其取代传统的香料。这本书还特别介绍了以奶油作为基本原料的烹饪法，这种菜式做法由普拉蒂纳的大厨导师率先在意大利所提倡，我们会在后面谈到这位特殊的人物。当整部著作完成后，他的笔墨已经覆盖了现代餐饮所有的主要组成部分，虽然他写作的那个年代只有特权阶级才能享用这样的美食。

普拉蒂纳总是不厌其烦地对应该如何烹饪食物进行说教，并且毫不含糊地提出自己的观点而无视矛盾的存在。他在谈到如何烹饪肉类菜肴时坚称："菜牛和奶牛的肉应该煮熟，小牛肉也是一样，但里脊肉却要烤着吃。你应该把火腿分解成小块，把没有切开的全羊放在锅里煮熟，连同火腿肉一起烤熟。"事实上，有个适用于所有常见肉类的具体烹饪方法。由于这些菜谱并不是普拉蒂纳自己发明的，于是一些评论家便开始质疑他作为美食作家的具体例证，但毋庸置疑的是，他显然从意大利名厨马蒂诺那里借鉴了差不多 10 个菜谱。从史料上来看，他与马蒂诺的相遇应该是在 1463 年与红衣主教弗朗西斯科·冈扎加一起去罗马旅行的过程中发生的，这位极富影响力的监护人还依次将他介绍给著名的美食家卢多维科・斯卡拉姆奇・梅扎洛塔（Ludovico Scarampi Mezzarota）以及马蒂诺的雇主红衣主教特雷维桑（Trevisan）。

当普拉蒂纳遇见他时，这位著名的厨师已经完成了自己的著作《烹饪的艺术》（*Libro de Arte Coquinaria*）。这是一部关于食物烹饪的技术指南，包含260个食谱，并且像所有烹饪书籍一样也收入了其他人的创作。除了毋庸置疑的技术能力之外，马蒂诺的著作被认为在中世纪和文艺复兴时期的烹调术之间架起了一座桥梁。虽然这本著作从未印刷对外发行，仅以手稿形式被保留下来，但却被广泛地抄袭。然而，这部作品的整体部分却出现在普拉蒂纳对外发行的著作中，并没有对马蒂诺的特别致谢，只是将其描述成是自己"学习全部烹饪之道的厨师王子"。

这位并非大厨的天才充分利用了马蒂诺的著作和其他一些可能通过与这位大厨亲身接触所获取的信息，用拉丁语创作了一本烹饪易用手册（因此可以被更多的读者所接受），以便其他人可以按照这些食谱进行复制。

这些食谱中的一些内容描述得并不精确，但只是构成了这本书的一部分。其余部分的内容则是关于营养问题、食物对健康的影响以及如何通过烹饪创造幸福感。此外，普拉蒂纳不得不应对与棘手的教会文化冲突所产生的矛盾，在强调禁欲苦行主义的同时颂扬美食带给人的快乐，这是一种肉体上的极度快感。

文艺复兴时期的梵蒂冈并不太严苛，但需要考虑许多教条的问题。普拉蒂纳巧妙地面对这个享乐问题，把关注点转移到美味佳肴给人带来的健康益处上。他明确地区分源自食色本性的纵情声色和"坦诚的"或"正当的娱乐"。这种关于食物的争论一直持续至19世纪。虽然普拉蒂纳在讨论具体菜肴口味上的快感时总是轻描淡写，但在谈及菜肴上菜形式时却从不避讳，并且尽量描述得使其听起来更具吸引力。

正如我们所看到的，普拉蒂纳对马蒂诺极尽赞美之辞，说这位名厨经验丰富、讲求卫生、耐心细致和善解人意。普拉蒂纳在书中这样写道，大厨们都应该以马蒂诺为榜样，努力追求完美，在上菜时努力使成品在外观上充满吸引力。

普拉蒂纳在盛赞菜肴制作复杂性和设计感的同时，还竭力强调食品及其消耗对促进身体健康的重要性。他甚至认为，按照一种让人有点费解的角度来分析，好的饮食完全可以与军事上的英勇相提并论。他写道："就像过去在战场上救回平民的英雄应该被授予国民奖项一样，如果有人通过主张理性的食品计划拯救了许多市民，也同样应当受到相应的尊重。"普拉蒂纳坚信，如果人们遵循自己所提倡的健康而可靠的理性饮食计划："今天我们就不会在城市里看到那么多所谓的厨师，那么多暴饮暴食的人，那么多花花公子，那么多寄生虫，那么多在勤奋耕种者背后隐藏的私欲以及征兵军官脸上难以掩饰的贪婪。"当时，这是一种对适度消费的呼吁，而如今这些我们已经耳熟能详了。

普拉蒂纳认为自己在书中列举的关于促进健康的美食案例，详细地描述了人们在一年之中的不同时期应该吃些什么以及如何进行身体锻炼，而这些可以帮助人们养成良好的饮食习惯。他解释道："就像跑步者习惯性地关注自己的腿，运动员关注自己的胳膊，音乐家关注自己的声音，文学研究者关心自己的大脑、心脏、肝脏和胃一样，都是同样的道理。"

普拉蒂纳属于他那个时代，他的理念充分借鉴了阿皮库斯（Apicus）、普林尼（Pliny）、卡托（Cato）等罗马人所主张的四体液健康理论。所谓的体液是指黑胆汁、黄胆汁、黏液和血，它们之间的交互和运作控制着人体的行为。普拉蒂纳应用这一理论来研究食物的相互作用及其对人类体液所产生的影响。

这本书取得了空前的成功，一直到 17 世纪仍然不断再版发行，它至少有 14 种拉丁文版本，并且还被翻译成了法语、德语和意大利语。第一个英文译本出现在 1967 年，当时为了庆祝一个相当不寻常的活动，它作为位于密苏里州圣路易斯的马林克罗制药公司为客户专门订制的圣诞礼物。更权威的英文译本则由玛丽·艾伦（Mary Ellen）翻译，并于 11 年后正式对外出版发行。

还有其他一些早期撰写烹饪书并在民间广为流传的食谱先驱，如公元 10 世纪出现的阿拉伯语食谱的作者艾尔·瓦拉克（Al Warraq），以及公元 4~5 世纪出现的关于罗马烹饪术的文字叙述。到了 13 世纪，大量关于烹饪的文本四处流传，部分现存的烹调作品文字记录主要来自丹麦、德国、法国和西班牙。然而，没有一个人能够像普拉蒂纳那样系统性地完成一部烹饪类的著作，他肯定会因独立组织编辑菜谱而在历史上占据一席之地，但如果把他对食品与健康的综合论述也全部加在一起的话，那他就理所当然地提升到食品研究学者先驱的高度。

那些像我们现在那样期待一种精确食谱配方的人可能会失望了，因为普拉蒂纳的菜谱总是缺乏对完整制作过程相对精细的描述。直到 19 世纪晚期才出现了与我们现今形式比较相仿的菜谱。下面的介绍是将原始的食谱与如何制作才有可能实现的相关指导结合在了一起。我们先从一些最基本的开始，被普拉蒂纳称之为"水煮蛋"的具体做法与我们现在所说的荷包蛋极为类似。

食谱

那些像我们现在那样期待一种精确食谱配方的人可能会失望了，因为普拉蒂纳的菜谱总是缺乏对完整制作过程相对精细的描述。直到 19 世纪晚期才出现了与我们现今形式比较相仿的菜谱。下面的介绍是将原始的食谱与如何制作才有可能实现的相关指导结合在了一起。我们先从一些最基本的开始，被普拉蒂纳称之为"水煮蛋"的具体做法与我们现在所说的荷包蛋极为类似。

奶酪荷包蛋
Poached Eggs

材 料

· 新鲜鸡蛋
· 糖
· 玫瑰香料
· 甜香料

· 酸果汁（未成熟葡萄的发酵汁）
· 奶酪粉
注：替代品：也可以用葡萄汁或橙汁来代替酸果汁

做 法

◆ 将鸡蛋打入沸水中。当蛋清凝固时，马上捞出来，这时鸡蛋的表面应该还是柔软的。倒上糖、玫瑰香料、甜香料和酸果汁，也就是未成熟葡萄的发酵汁，也可以使用葡萄汁或橙汁来替代。然后再在上面撒上一些奶酪粉。

炸蚕豆
Fried Broad Beans

材 料

· 蚕豆
· 洋葱
· 无花果

· 鼠尾草
· 野菜
· 软脂肪和食用油
· 香料

做　法

◆ 将蚕豆和洋葱、无花果、鼠尾草和少许野菜一起放进加入了脂肪或是油的煎锅中，然后用大火将它们炸熟。把蚕豆放在一块木板或平面上，平摊（或铺开）成煎饼的形状并撒上香料。

通心粉
Macaroni

材　料

· 面粉
· 蛋清

· 玫瑰香料
· 白开水

做　法

◆ 用精制白面粉和面，打入蛋清，加入玫瑰香料和白开水。把面扯开并卷成细长的吸管状，拉到大约一英尺的长度。用一根非常细的铁针，从中间插进去。当你把铁针抽出来时，面条的中间就变成空的了。然后，把它们摊开并在太阳下晾晒，这样可以保存 2~3 年，特别是在每年 8 月晚上制作的通心粉。烹饪时需要用浓汤来煮，上菜时将其倒入盘子中并撒上奶酪粉、新鲜奶油和香料。这道菜一般需要煮 2 个小时。

番红花风味香肠
Saffron-flavored Sausage

这是普拉蒂纳原创的菜谱，对于一个没有经验的厨师而言没什么用处，但提供了一个制作香肠的基本思路。

材料

· 绞碎的牛肉或肥猪肉
· 奶酪粉
· 丰富的调味粉

· 2~3 个鸡蛋
· 盐
· 猪大肠衣
· 香料

做法

◆ 将奶酪粉、调味粉与绞碎的牛肉或肥猪肉搅拌在一起，在放入 2~3 个充分打匀的鸡蛋，放入尽可能多的盐和番红花，使颜色变为粉红色。充分搅拌后，将其放入一根清洗过的拉得又长又薄的肠衣里。等到两天过后，肠衣的表面变硬，香肠的制作便大功告成了。要吃的时候，将其放在锅里加热一下就可以了。如果你添加多一些盐和香料或者将香肠烟熏一下，它们就可以保持两周或更长一些时间。

卢卡利亚香肠
Lucanian Sausage

这是与上面那些一样遭受非议的菜谱。

材料

· 瘦猪肉和肥猪肉
· 盐

· 茴香
· 胡椒粉
· 猪大肠衣

做法

◆ 如果你想要制作上等的卢卡利亚香肠，就先去除筋膜后把瘦肉和肥肉切成片。假如这块肉的重量是 4500 克，需加入 450 克的盐、60 克清洗干净的茴香以及相同重量的胡椒粉，充分揉搓之后在小桌上静置一天。第二天，把它放入一个清洗好的大肠衣里，然后挂起来用烟来熏。

烤鸡
Roast Chicken

好吧，这是另外一种吃烤鸡的方式。

材 料

· 鸡
· 酸果汁
· 玫瑰香料

· 糖
· 肉桂粉
· 酸果汁的替代品：也可以使用
葡萄汁或橙汁

做 法

◆ 鸡脱毛、清洁、洗净之后放在炉上烤，烤好后，乘着还没凉把它放入一个盘子里，并在上面倒上一些橙汁或酸果汁（见上文），也可以用葡萄汁替代，上菜时在上面放入玫瑰香料、糖和肉桂粉。

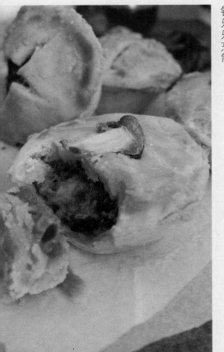

美食公众号 "Angel美味健康厨房" 《天使厨房：四季西餐》作者
钟乐乐烹制

鸡肉派
Chicken Pie

还是围绕鸡的主题来介绍一款普拉蒂纳自创的食谱，是用鸡肉或者其他家禽制作的肉派，不像其他的一些食谱，他仅仅提供了一些没有任何制作细节的表面内容，这款出品的烹饪指引相对简单易做很多。

材 料

· 鸡肉或其他家禽
· 猪油或食用油
· 面皮

·李子、樱桃或其他酸果

制作调味汁的原材料：

·酸果汁

·8 个鸡蛋

·欧芹

·马郁兰

·薄荷

做 法

◆ 如果你想要制作的是一个用圆形面皮包裹、鸡肉或其他禽肉做馅的馅饼，那就先将肉煮一下。当肉快熟的时候，取出切碎，并放入盛有足量猪油的煎锅里炸一下。然后把它们倒入放置了面皮的平底锅或平滑的陶盘内，再加入未去皮的李子和樱桃或酸果等混合物。最后将酸果汁和 8 个鸡蛋打在一起充分搅匀。如果人多或人少，就相应地增减调味汁的总量。

◆ 将欧芹、马郁兰和薄荷用刀切得越碎越好，放在火上慢慢煮，但要远离火苗。与此同时，应该用汤匙不停地搅拌得越久越好，直到可以在勺子上挂上厚厚的一层糊。最后，把调味汁倒在面皮上后放在火上加热，一个鸡肉派很快就成形了，当它熟了之后就可以上菜了。这是一道营养丰富、有助消化、让人口齿留香的美味佳肴，同时还可以起到调节情绪的功效。

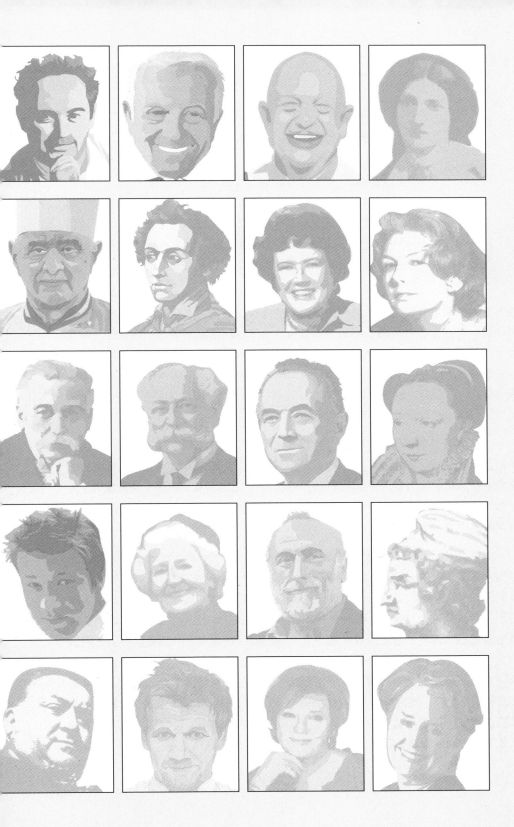

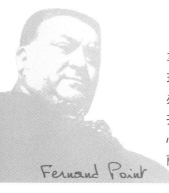

Fernand Point

弗尔南多·普安(Fernand Point)生于 1897 年,卒于 1955 年,享年 57 岁。1978 年 11 月 13 日,美食家们为了庆贺他的妻子玛丽·露易丝·普安(Marie-Louise Point)80 岁生日,特别举办了一场号称"有史以来最伟大的美食盛宴"的活动。美食家们齐聚格勒诺布尔附近一座建于 17 世纪的维济耶城堡,送上对精心维护已故丈夫遗产并坚持打理他留下的著名餐馆的女主人玛丽·露易斯·普安以及后续影响了几代人的男主人的崇高敬意。

盛宴的重点主要集中在大厨保罗·博古斯(见第 5 章)精心指导烹制的美味佳肴上,他曾经做过普安的学徒。当然,宴会还准备了大量的美酒佳酿,特别是普安最喜欢喝的玛姆香槟。为了烘托活动的奢华氛围,还特别邀请了军乐队。生日蛋糕被做成金字塔的外形,镶有普安著名金字塔餐厅的商标,放置在一个小湖的造型上,在芭蕾舞演员的伴舞和管弦乐的伴奏下缓缓推入宴会现场。700 位厨师、政客、大使和其他名流共同见证,并送上对这位为 20 世纪法国菜转型作出卓越贡献者的敬意。

普安对奢侈的排场以及完美的艺术一点也不陌生,他绝对喜欢加点恶作剧的、华丽的戏剧效果,所以这个派对他肯定会非常受用。然而,他内心深处对食物始终抱着极为严肃的态度,并且倾向于将其视为自己追求的烹饪艺术。他曾这样说:"如果造物主煞费苦心给予我们美味而精致的食物,我们至少能做的就是悉心烹饪菜肴,讲究上菜礼仪。"

极具影响力的美国名厨托马斯·凯勒(Thomas Keller)说过:"我相信弗尔南多·普安是 20 世纪最后的真正美食家之一。他对食物烹饪的反思非同寻常且发人深省,一直是许多大厨的灵感来源。"同行们习惯性地称其为"La Roi"(国王),并将其誉为"世界上最伟大的厨师",这个在本书中也授予其他人的头衔给当时的弗尔南多·普安可以说是当之无愧,因为法国菜当时仍在世界上占据统治地位。那个时代虽然已经过去了,但有人认为他是这个影响深远的饮食变革周期结束阶段最重要的参与者。这一过程始于安东尼·卡勒姆(第 6 章),后来逐步转移到乔治斯·奥古斯特·埃斯科菲耶(第 9 章)和拿着指挥棒的普安的手中,然后由保罗·博古斯继承并发扬光大。也正是在这段时期,世界各地的大厨们开始放下对法国菜的顶礼膜拜,成为雄霸一方的世界厨艺领袖。

和前辈们一样，普安充分吸收了法国丰富遗产中的精华，而且旗帜鲜明地拒绝其中的糟粕，这点使他成为那个时代的佼佼者。弗尔南多在第一次世界大战后逐渐声名显赫，同时也见证了一个时代的开始，西欧人也开始变得习惯接受更多的食物选择。交通条件（特别是铁路）的巨大改善，意味着食物从一个地区被送到另一个地方变得更容易，而不再需要在派送前解决临时保存的问题。人们在这一时期开始大量地旅行，因此也接触到不同类型的菜系。这为富有创意的大厨们创造了新的机遇和挑战，促使他们使用最新鲜的食材，即使有些食材并不是产自本地。

普安正是那些用双手牢牢抓住机会的人之一，并且充分理解到与高级烹饪术相关的食物的复杂性和丰富性已经成为过去式。普安提倡简单，虽然从现在的角度来看，他当时认为的简单其实还是相当复杂的。他被誉为是首个提出这一观点的人，此想法后来演变成现代烹饪的理论基石，也就是每道菜都应该围绕单一主材或占主导地位的味道来进行加工制作。他刻意避开那些在他看来没必要浪费时间煞费苦心制作的部分和代表高级烹饪术品质特征的上菜展示方式。

普安坚持使用绝对新鲜的食材，他写道："每天早晨，烹饪者都必须从零开始，炉子上不能留有任何上一餐的残余。这才是美食真正的关键所在。"普安也很重视菜肴的产地来源，以此确保该产地的菜肴特色可以完整地反映在食物上。他鄙视高级烹饪将重点放在提前准备的重口味酱料上，而是青睐即点即做的轻淡口味酱料。然而，他对前辈们追求完美的精神却高度认同，并且始终坚持不懈。"成功，"他写道，"必须从点滴小事做起。"有时，他还打趣道："取悦我也不是太难，只是对最好的东西感到满意。"

像许多伟大的厨师一样，普安从不偷懒，他一直遵守着自1914年在巴黎布里斯托尔酒店学徒时所接受的行规。他每天凌晨4：30便起床，早晨5点开始工作，晚上11点才收工，下午只休息几个小时。"烹饪工作要求一个人完全的奉献，"他写道，"一个人必须只专注于自己的工作。"

普安强调，如果缺乏创新的驱动，再伟大的烹饪方法也不具有生命力；相反，厨师的工作应该得到认同，但却不该受到盲目的崇拜。尽管他强调了制作更清淡、更新鲜的食物的重要性，但他最著名的口头禅却是："黄油！给我黄油！只要黄油！"放下黄油不提，20世纪70年代，那些新式烹饪运动的先锋们也认可普安给予了他们很多灵感。他们运用普安那些带有这场新式烹饪运动鲜明特色的想法和方法，把健康和清淡的菜肴提升至一个全新的水平。普安确实也对这一运动的领导者们进行过手把手的培训，包括大厨保罗·博古斯、阿兰·查普尔（Alain Chapel）、路易·欧迪尔（Louis Outhier）、乔治斯·皮埃尔（Georges Perrier）、让·特罗斯格洛（Jean Troisgros）以及皮埃尔·特罗斯格洛（Pierre Troisgros）。

普安的影响力还扩展到食品制作以外的区域，因为他打破了厨师应该待在厨房里的一贯传统，在客人用餐的过程中，他反其道而行之，而是喜欢大摇大摆地走进餐厅，接待客人并讨论食物，这种做法后来被他的徒弟博古斯发扬光大并成为如今司空见惯的事。

普安写道："就烹饪而言，你必须大量地阅读，多看，多听，大量地去尝试，多去观察，然后要沉淀，最终，只留下那么一点！"显然，客人也许能够促进这个过程的想法从来没被他的前辈们想到过。

普安不但极其重视客人的想法，而且他还坚持餐厅里的摆设必须都是最高规格的。餐用器皿都来自里摩日，而水晶杯则产自巴卡拉。他将餐厅的座位数严格限制在 50 以内，并设定了固定的用餐时间。餐厅没有印刷的菜单，给客人提供选择的菜肴总数不会超过 20 个且每日都会更换。即使最具影响力的客户也不能违反普安餐厅的这些规则。他创建了一个美食的圣殿，但客人却要完全遵循他的规定，并只能承受毫不妥协的饮食养生烹饪方法。

无论厨房内外都追求毫不妥协的完美主义就是这个人最大的特点，对于工作人员而言，他就是个十足的暴君，但却同样受到他们的尊重。将普安描述为"加大号"绝不是一个简单的比喻。他身高体胖，6 英尺高，体重 370 磅，腰围 66 英寸。从他的块头可以看出，他非常喜爱吃吃喝喝。作为上面提到的接受过他培训的大厨之一，特罗斯格洛回忆道，普安在早餐和午餐之间就可以吃掉三只鸡和一锅炖菜。当他成为一个成功的餐馆老板之后，他便雇了一个理发师每天上午来帮他刮胡子，同时还能喝掉一大瓶香槟。

普安来自著名的勃艮第葡萄酒产区，出生在一个餐饮世家，他的父亲奥古斯特经营着卢昂火车站附近一家小型的自助餐厅。他的母亲和祖母都是远近驰名的优秀厨师，她们不但自己在厨房里工作，而且还鼓励年轻的弗尔南多学习烹饪。他的父亲更是对儿子寄予厚望，希望他能发展这个方面的兴趣爱好，并且青出于蓝将自己的餐馆经营得更好。1922 年，由于铁路当局拒绝把这家餐厅列入到被认可的饮食配套设施之列，这家餐馆最终只得关门大吉。

普安一家随后搬到了里昂，但未能找到合适的场所来经营餐厅。然而第二年，奥古斯特·普安在里昂以南 8 英里的维耶纳意外地发现了一家名叫古侬欧的餐厅。这家餐厅是 20 年前由镇上颇受欢迎的成功的餐厅老板利昂·古侬欧（Leon Guiden）所开办的。

普安一家再次举家迁徙，并很快摆脱了对选择定居地的困扰。这家餐厅的位置非常理想，吸引了许多区域贸易商和从巴黎到蔚蓝海岸的旅行者。这个建在七座山丘之上的小镇颇具吸引力，坐落在罗纳河和基尔河的交汇处。

餐厅刚开张时，弗尔南多·普安暂时告别了家族的生意并到各种著名的厨房里做学徒。在当时，这是有抱负的厨师用低廉的劳动报酬代价换得接触大厨进行偷师的常见做法。普安在巴黎著名的福伊约餐厅和布里斯托尔酒店工作过。他还一路向南旅行到戛纳的莫扎迪斯餐厅以及埃维昂莱班的皇家酒店，在那里曾与保罗·博古斯的父亲乔治斯·博古斯（Georges Bacuse，其家庭背景与普安非常相似）一同共事。1925 年，弗尔南多因为父亲的去世而终止了这种经典的学徒形式，随即回到家里并全面接管了维耶纳的餐厅，并将其改名为金字塔餐厅以示对附近一座罗马人建造的金字塔的敬意。这个用石头造的宏伟建筑结构有四个圆柱和四个拱门。金字塔成为普安餐厅的商标，它不但在菜单上出现，他还将其作为餐厅的象征符号用在许多方面，包括塑造成金字塔的菜式和用金字塔模具制作成黄油造型摆放在面包旁边。

普安重新打造这个餐厅时才 26 岁。1930 年，他与玛丽·路易斯喜结连理，后来玛丽接管了生意拓展方面的业务，并且负责包间的运营。这是一种非常密切的商业和个人关系，普安将妻子称为多面手，并坚持每天给她做午餐。

在丈夫去世之后，玛丽努力维护餐厅的声誉，并凭借自身的努力使其变得闻名遐迩。

然而，普安对女厨师抱有极大的质疑。"只有男人才具备足以让烹饪始终如一地升华为艺术的技术、准则和激情。"他在回应当时法国厨房普遍持有歧视妇女的观点时说。

现在，首屈一指的大厨似乎与摇滚明星的地位旗鼓相当，他们混迹于社会名流的圈子里也是司空见惯。然而，普安却是一个非常传统的厨师，他只专注于自己的厨房，甚至很少远离自己的餐厅。他对任何形式的脑力活动都不屑一顾，从不读除了食物烹饪之外的书。普安绝对算得上是一位优秀的工匠，在他那个年代显得相当老派守旧。然而，他坚信自己在食品领域的创新，虽然普安从未梦想过像现代厨师那样，把餐厅名号借给别人去创立旗下分店来扩大自己的餐饮帝国。他很快就收购了一块相邻的土地，将原来一个传统式的庭园扩建出一个花园露台，以提供额外的餐厅空间，并在二楼又加建了一层。

普安用铁腕统治着自己的餐厅，不惜对员工和客户采取恐吓、哄骗和教育等种种手段。每天黎明，普安都会去厨房检查储藏室和货架，以确保员工没有把当天烹饪备用的食物藏起来。员工们不得不从头开始一天的工作，而且绝对不允许丢三落四。普安特别重视食物的新鲜度，始终保持着坚定不移的检验标准。

自从被大量名不见经传的艺人频繁地描绘和塑造成讽刺漫画中的人物，他俨然变成了法国餐厅暴君的缩影。普安从不给客户提供分项账单，账单上只显示一个总金额，而且很少有客人敢对此挑剔。他希望顾客完全按照他自己的规则进行消费。"真正伟大的烹饪，"他说，"不应该等待客户，而是让客户等待。"

例如，他从不容忍客人用餐时吸烟。当他看到这种情况时，不管客人这顿饭是否吃完，他都会立即让人送上一杯咖啡和账单。如果有客人对此提出挑衅，他会一本正经地宣布，他很自然地假设这些客人开始抽烟就证明已经吃完了。

1933 年，当《米其林指南》（*Michelin Guide*）开始对餐馆进行评级时，金字塔餐厅便成为首批获得米其林三星的 23 家餐厅之一，而此时距其父亲去世仅仅过去了 7 年。之后，这家餐厅一直将这一评级保持了 50 年。不仅《米其林指南》对这家餐馆给予了高度认同，美食家们也络绎不绝地登门造访来一试究竟，使这家餐厅一时成为上流人士在巴黎和南部海岸之间的中途停留之地。著名的法国剧作家和演员萨沙·吉特里（Sacha Guitry）曾说过一句一语双关的话："想在法国品尝美食，去这个点（因为普安的英文名字"Point"也有"点"的意思）就对了。"

普安在这么短的时间里取得如此卓越的成就相当不易。普安追求卓越的名声迅速传播开，但却因德国入侵法国而戛然而止。由于拒绝向占领军提供餐饮服务，他的餐厅被迫在战时关闭。

我们在前面提到过的让·特罗斯格洛曾经这样评价他："他熟谙经典食谱的做法，但他却没有不折不扣地去盲从，而是在前人的基础上去创作属于自己的食谱。"

因此，普安制作的菜肴虽然营养丰富，但却不像传统的高级法式料理那么精致。特罗斯格洛和哥哥也成为 20 世纪 70 年代新式烹调运动的先驱，并且在秉承普安清新的烹饪风格的基础上，坚持使用最新鲜的食材和运用令人叹为观止的菜肴呈现方式。

很多关于普安的记忆和故事都包含在他开创性的作品《美食》（*Ma Gastro-nomie*）一书中，这本著作是通过对他随身携带的米色记事本中所记录的日常工作心得整理而成，首次印刷出版是 1969 年。书中虽然包含了普安的创意和想法，但却并非由他本人真正执笔。即使编辑人员花费大量时间收集了 200 个菜谱，但人们还是认定普安才是本书的作者。

1974 年，这本书的英文版面世。这一版的文字编译工作由弗兰克（Frank）和帕特里夏·香农·库拉（Patricia Shannon Kulla）完成，他们成功说服了法国出版商查尔斯·弗拉马利翁（Charles Flammarion）将该书的英文版权出售给他们。但他们所编译的英文版本绝不仅仅是翻译。库拉兄弟采访了普安的遗孀和一些在书中并未提及的普安的门徒。因此，他们进一步具体描述了普安的烹饪方法，就像弗兰克·库拉后来所说的："我们想给人们一种贴近餐厅日常运作的感觉，并从对其敬爱有加的厨师角度来加以叙述。他们愿意为他做任何事，真的是这样。他们都对普安怀有极高的敬仰之情。"

新一代的厨师都把这本烹饪著作当作宗教圣典一样来学习。托马斯·凯勒坚称："如果有人对我说，我只能有一本食谱，那我会毫不犹豫地选择这本。"他之后为这本书的英文版作序时写道："读大厨普安的书，我终于理解和发现了烹饪领域更高的目标。"

"烹饪书就像是我的兄弟一样，"普安写道，"最好的烹饪书就是你描述自己的那本。"普安这个"加大号"的厨师是个言行一致的人。可惜的是这个人英年早逝，疾病使他永远地远离了厨房。他留下的唯一遗产就是他所创造的美食，虽然其当时对外界的影响还并不明显，但却标志着法国厨师统领烹饪世界这一时代的终结。

食谱

《美食》一书是弗尔南多·普安唯一出版的食谱宝典，然而，这部作品当中并没有包含那种按照现代烹饪书读者所期望看到的菜谱。虽然这本书提供了大量的菜肴知识，但却没有填补制作流程之间的缺失。所以我们下面所呈现的菜式虽然选自这本书，但却是按照现代食谱的形式来进行展现，具体的烹饪方法是由他的一名徒弟所提供，并充分尊重了普安广为流传的鸡蛋加工制作观点。

鸡蛋
Eggs

有时所谓简单的菜式才能够把伟大的厨师与平庸的厨子区分开。据说普安每面试一个应聘者总会让他去厨房煎一个鸡蛋。对于这件事他一向很执着，并坚持认为只有一种方法才可以圆满地完成这一壮举。先将无盐黄油融化在一个用小火加热的平底锅里，不能让黄油发出"嘶嘶"的声响，再小心地将鸡蛋打入锅中，盖上锅盖然后慢慢煎，直到蛋白凝固，可以看到轻微的蒸汽从鸡蛋里散发出来，而此时蛋黄仍然保持着完美的液体状。

类似的原则也可以被应用于制作"单个煎蛋卷"上，根据普安的提示，应该按以下步骤来操作：

◆ 将蛋黄和蛋白分开打。将打散的蛋黄、盐和胡椒放入用黄油高温加热的平底煎锅内。

◆ 当鸡蛋开始凝固时，添加一整勺法式酸奶油和打好的蛋清。保持锅在高温下来回移动，以避免煎蛋卷被锅底粘住。

多层巧克力蛋糕
Marjolaine
（Multi-layered chocolate cake）

这是普安最著名的甜点食谱之一。下面介绍的这个版本是对《美食》中不大精确的阐述进行精心补充修改后的。

材 料

· 125 克黄油
· 4 个鸡蛋，蛋清和蛋黄分开
· 250 克砂糖
· 125 克纯巧克力
· 125 克中筋面粉

制作糖霜的材料：
· 180 克苦甜参半的巧克力
· 180 克黄油
· 180 克糖粉
制作巧克力卷的材料：
· 1 条纯巧克力
· 糖粉

做 法

◆ 1. 将烤箱预热至 180℃。

◆ 2. 将黄油涂在一个直径为 20 厘米的圆形蛋糕模上，然后在底部放入烤盘纸并涂上黄油。

◆ 3. 把黄油放在一个碗里，并将碗放入盛有一半热水的锅中用低温加热，搅拌黄油直至足以软到可以倒出，并从火上移开。

◆ 4. 将蛋黄与三分之二量的糖混合并打匀，或直到混合物变得明亮并形成膨胀带状痕迹。

◆ 5. 将巧克力切开。

◆ 6. 将切碎的巧克力与鸡蛋混合物进行搅拌。

◆ 7. 搅拌蛋清，打发直至变硬，将剩下的糖加入并搅拌，直到变得非常僵硬和光滑。

◆ 8. 将三分之一的面粉筛进巧克力的混合物中，舀一大勺打发的蛋清，然后轻轻地将混合物合拢起来，再把剩下的面粉和蛋清以同样的方式加进去。

◆ 9. 将最终混合物倒入准备好的蛋糕模中烤 60 分钟，或者直到蛋糕从蛋糕模内侧往里收缩，往蛋糕边缘插入一个薄刀片，刀片拿出后还应该是干净的。

◆ 10. 将蛋糕模从烤箱中取出，用刀片在蛋糕的周边刮一下，在蛋糕和模子的顶部放置一个铁架，然后把两个一起翻过来，取出蛋糕并拿掉模子。

◆ 11. 把一张烘焙羊皮纸放在蛋糕上，然后将蛋糕翻转过来，并在纸上晾一下。

◆ 12. 将一张卡纸切成比蛋糕略小一些，或直接使用一张蛋糕专用纸板。

◆ 13. 当蛋糕凉透，把卡纸放在蛋糕上面然后再翻转过来。

制作糖霜流程：

◆ 1. 将巧克力剁碎放入一个碗里，再把碗放入一个盛有一半热水的锅里用小火加热，直到巧克力融化，从锅里取出，然后稍微冷却一下。

◆ 2. 将黄油打至柔软光滑，用筛子过滤糖粉并加入，两者搅拌，直到变成乳白色，黄油混合物中一边加入融化的巧克力一边搅拌，搅拌得越快凝固得越快，将糖霜倒在蛋糕上，把它平铺在顶部和蛋糕的周边，用铲刀确保糖霜均匀地覆盖在蛋糕表面。

制作巧克力卷的流程：

◆ 1. 将巧克力棒置于室温环境里，用蔬菜削皮器来刮巧克力；

◆ 2. 把巧克力屑撒在蛋糕上，再把糖粉均匀地筛在巧克力卷的上面。

奶油烤土豆
Veritable Gratin Dauphnois（potato gratin）

这个菜谱是根据保罗·博古斯的记忆撰写而成的。

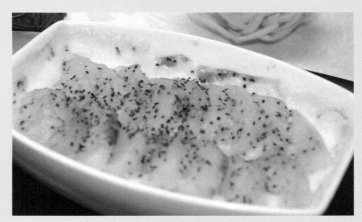

北京新侨诺富特饭店春晓餐厅技术顾问朱江烹制

材　料

· 1 瓣大蒜，切碎
· 1250 克的薄土豆片，去皮
· 2 个大鸡蛋

· 0.75 升全脂牛奶
· 2~3 大勺多脂奶油或鲜奶油
· 新鲜磨碎的豆蔻粉
· 调味用的盐和白胡椒
· 三勺半黄油

做 法

◆ 将烤箱预热至 180℃。用大蒜瓣和黄油在一个大的搪瓷或铸铁耐热盘边缘均匀地抹一圈。在盘子上码放土豆片。在另一个碗里，将鸡蛋、牛奶、奶油、豆蔻粉、盐和胡椒混在一起搅拌。盘子的土豆片上用这种混合物厚厚地涂上一层，再加上一些黄油。烘烤约 45 分钟，或者等到土豆略微变成棕色。将烤箱门打开一半，让这道菜稍微凝固几分钟，及时趁热上菜。

* 摘自：迈克尔·布勒（Michael Buller）所著的《法厨烹饪：法国伟大厨师的食谱和故事》，1999 年由威利出版社对外出版发行。

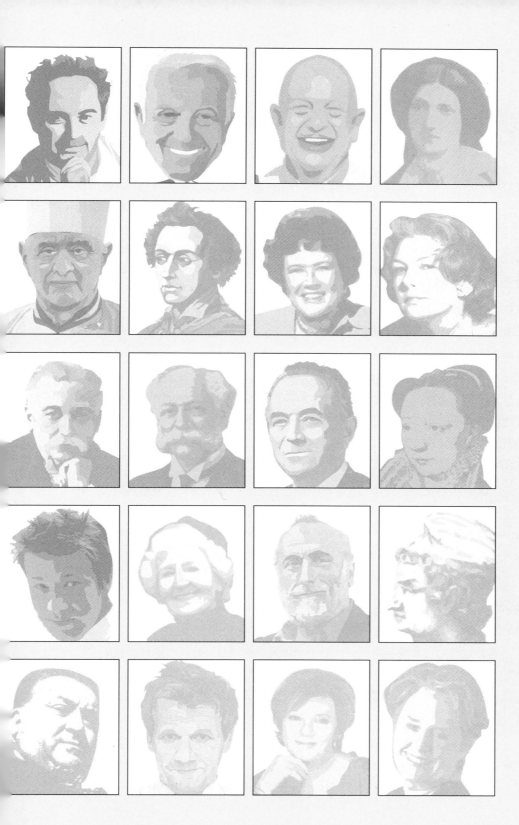

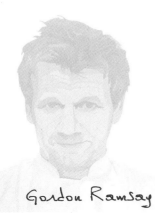

Gordon Ramsay

戈登·拉姆齐（Gordon Ramsay）虽然不是第一位出现在电视节目上的大厨，但他绝对算得上是使用电视媒介全力推动人们对美食产生兴趣作出最大贡献的厨师，并最终使其受欢迎程度与其他娱乐节目不相上下。出生于苏格兰的拉姆齐已经将自己的名字塑造成一个品牌，并讨厌别人将自己看作是一个艺人，他坚持认为自己是一位屡获殊荣的大厨。虽然他花在厨房外的时间已经远远超过在厨房内的时间，而且大部分的时间都被用于制作以娱乐为目的的电视节目。

然而，这并不是这个有点儿反复无常的人的生活中唯一的矛盾。拉姆齐说，他讨厌那种总在餐厅里与客人闲谈的厨师们的做派，而是喜欢坚决地留在厨房里专心烹饪各色美食。

但是，他却非常乐意出现在数以百万计的电视观众面前，并且聊得如痴如醉。他常常对法国餐厅、法国厨师和法国不屑一顾，但他在美食烹饪上所受到的影响肯定都来自法国。尽管拉姆齐因对人大呼小叫而臭名远扬，并且被认为是从厨房里走出来的最具攻击性的人，但他坚称自己可以发誓这一切只会在厨房里发生，他在家里其实是一个举止温文尔雅的人。

"在一天结束时，"拉姆齐在接受采访时说，"我不是只会发脾气的人。我只是有些话不吐不快，说完就算了。我有四个很乖的孩子，我从不在家里乱发脾气。"他小心翼翼地培养着一个以自我为中心的傲慢人格，同时也非常热衷慈善工作，并且一直给予自己吸毒的兄弟很大的康复治疗帮助。

因此戈登·拉姆齐显然不是一个简单的人，甚至如果没有耀眼聚光灯的衬托，也很难简单地解释他作为美食大师的地位。在电视演播室里，即使是最复杂的东西也可以简化为一幅极具讽刺意义的画面。

一位厨师可以成为一名电视节目上的明星，而不是一辈子只在后台默默无闻地烹饪食物，显然，前一个想法相对更有新意。当玛格丽特·帕滕（见第 14 章）和迪莉娅·史密斯（第 19 章）出现在电视上时，她们都认为自己是烹饪美食的教育工作者。

以前，电视台的老板可能会物色一个厨师，在下午时段针对烹饪感兴趣的女性观众提供一些新奇的美食制作花絮。然而，我们现在已经习惯厨师成为电视节目的主流演员，他们与歌星和舞者这些有一技之长的人一样，已经成为娱乐圈的常客。

没有厨师可以比戈登·拉姆齐更有效地通过掩饰自己厨房里的实力就可以达到娱乐众生的效果。一个简单的事实是，如果没有电视和拉姆齐本人具备的屏幕表现天赋，他仍然只会被视为一名一流的厨师，而不会踏上足以让人们对食物、餐厅和进食的想法产生重大影响的美食大师之路。烹饪纯粹主义者会嗤之以鼻地说，这只不过是一种吸引观众的表演技巧而已。在这点上，他们可能是正确的。尽管他们对表演技巧所表示出的轻蔑有些误解，但他们并没有意识到拉姆齐激发了人们对美食的兴趣，甚至包括那些除了煮鸡蛋以外从没想过自己可以掌握烹饪技巧的人。他成功地将美食变为了一个脍炙人口的热议话题。

人们心中仍然盘旋着一个大大的问号，拉姆齐到底该如何实现民众对美食的这种兴趣程度。拉姆齐充分地利用自己具有戏剧化的个性。为了避免他著名的咒骂和火爆脾气会在吸引电视收视率时碰撞出质疑的火花，他的两档电视节目的标题很能说明一切：一个叫《食为天》（ The F Word ），而另一个叫《厨房噩梦》（ Kitchen Nightmares ），在中央剧场里被拉姆齐吐槽过的餐厅生意必定都会一落千丈。

《伦敦广播时报》（ Rodio Times ）的读者一致投票认为拉姆齐是最可怕的电视名人，他经常因自己的火爆脾气而与其他大厨、美食评论家、他的员工和家人一同出现在真相揭秘类的采访中，每个接受采访的人都或多或少与其有过交集。在一个炒得沸沸扬扬的公开事件中，拉姆齐舍弃了自己的餐厅，英国美食评论家阿德里安·安东尼·吉尔（ Adrian Anthony Gill ）曾经在那里与电影明星琼·科林斯（ Joan Collins ）一同用餐，拉姆齐声称自己在那里受到吉尔的侮辱。事件之后，一贯以尖酸而著称的吉尔将拉姆齐形容为"一流的厨师，但是个二流的人"。

他则以同样的口吻反唇相讥。"吉尔，"拉姆齐说，"总是把厨师写成似乎都是从未受过正规教育、又聋又哑的白痴男孩。我想，在很多方面，厨房都是建立在很大的不确定性之上的，所以你经常为了争出头而喋喋不休，可以肯定的是，你去做饭会比坐下来学习一个初级烹饪课要快乐得多。很好，我想你所谓的安全感就是你的成功，而你迈向成功的关键就是凭你良好的味觉。但要达到这一切有很长的路要走，而且要付出巨大的代价。所以，我能不能把他踢出去？我希望他能提些具有建设性的意见。"这些话语一针见血地道出了他对专业厨师职业生涯里挥之不去的不安全感的深刻理解。

拉姆齐的话里提到厨师工作与许多被广泛认同的职业或其他行业相比,缺乏正式专业体系的现实。

另一方面,厨师可能也会接受一些职业培训,或者可能已经完成了艰辛的学徒生涯,开始沿着厨房等级的阶梯慢慢地向上攀爬。这个努力上升的过程在很大程度上都是非正式的。不幸的是,正式的资格证书往往是由具有厨师专业培训资质的大学授予的,但在实际工作中资格证书却又得不到应有的认同。厨师这个为数不多的职业仍然处于新人完全依赖于师傅领进门的现实境地。

这种火上浇油的风险来自向上奋斗时随之产生的压力,正如拉姆齐所说,为了"出头"就难免要争执不休。难怪这些在专业厨房里工作的人与在家烹饪食物的人外表虽然看似相同,但他们实际上并不像想象中那么彬彬有礼。这里有一个拉姆齐咆哮骂人的例子,可以证明他处理批评和其他挑战时的行事风格和处理方式。确切地说,这个例子表现了他在英格兰中部四季农庄的餐厅老板雷蒙德·布兰科(Raymond Blanc)驳斥他的咒骂时所做的强烈反应。布兰科和拉姆齐一样,也有一群电视节目的粉丝。

"我不想再对雷蒙德·布兰科喋喋不休,但那家伙满口胡言,"拉姆齐说,"当雷蒙德在四季庄园艰辛创业时,他是个在厨房里颇具烹饪才华、对品质一丝不苟、时不时会骂人而且拼命工作的大厨。现在他已经50多岁了,开始像个哲学家那样理性地思考。这些想法都是在胡说八道!去他的,你个法国傻瓜。"

哎呀!厨师间的指责都是出了名的恶毒,但是很少有人会像拉姆齐这样进行公开的语言攻击。他在谈论英国最著名的两位大厨时,曾经有人听到他这样说:"很小的时候我就明白,烹饪根本不是一份工作,而是一种热爱。可怜的老安东尼·沃拉尔·汤普森(Antony Worrall Thompson),可怜的老迪莉娅·史密斯(Delia Smith),我认为他们到现在还没有弄明白!"

拉姆齐已经成为世界上任何一处厨房内极具侵略的行为、不安全感和冲突的代言人。他没有缩进礼貌的外壳里让公众确信大厨都是真正致力于制造美食艺术且充满魅力的人,而是本能地利用电视的戏剧传播效果来创造出一种属于自己的叙事方式,最终引起了上百万人的关注和兴趣。

与本书中的其他美食大师截然不同,拉姆齐激发了人们对整个食品商业服务行业的兴趣。他的电视节目经常关注餐厅及其内部运作,并往实质上枯燥乏味的说教式练习中注入了一种戏剧性的效果。他可能是电视上最著名的餐厅"医生",

他一边对着周围遭遇失败的餐馆老板大声吼叫，一边告诉他们如何解决生意上存在的问题，而他自己的商业帝国也取得了空前的成功。

随着取得一系列米其林星级荣誉，他自己的餐厅享有很高的声誉。虽然拉姆齐并没有特定的烹饪风格，但是他制作的食物在很大程度上都受到法国菜的影响，其中也有对英国烹饪方式的尊重，以及融入了自己所提倡的让事情变得简单的烹饪理念。拉姆齐将自己视为对食品和服务带有偏执看法的完美主义者，毫无疑问，他也受到一股强大的竞争倾向的驱动。

1967 年，他出生在苏格兰的约翰斯通，他 5 岁时全家搬到了埃文河畔的斯特拉特福德。拉姆齐将自己的童年形容为"颠沛流离"。这在很大程度上是由他嗜酒成性且沉溺女色的父亲所带来的不安，他不停地变换低贱的工作，以寻找那些从未实现的梦想。

年轻的戈登唯一让父亲感兴趣的是他的足球天赋。当他还在上学时，他好胜的天性将其推上了足球运动员的职业生涯之路。12 岁时，他被推选参加沃里克郡 14 岁以下年龄组的比赛。不久之后，他就在格拉斯哥流浪者队获得了试训机会，这是一家在他出生的城市非常有名气的主场球队。拉姆齐当时的兴奋之情完全可以理解，16 岁那年，他们全家从埃文河畔的斯特拉特福德重新搬到格拉斯哥，让他有资格参加那里的比赛。

第二年，他在青年队获得了一个位置。之后，他意外地受了两次重伤，一次是在比赛中粉碎性骨折，紧随其后的是在玩壁球时受伤。第一次受伤后，拉姆齐决心继续踢球；但他第二次受伤后，当时只有 19 岁的他收到了足球俱乐部的解约通知。根据拉姆齐的回忆，他一直到餐厅获得米其林三星之后，才缓解了被踢出球队的震惊和失望。

实际上，流浪者队曾经提出在三流球队里帮拉姆齐找一个位置，但 19 岁时的他并未准备好接受这个退而求其次的安排。相反，他接受了母亲的建议，报名参加了一个北牛津郡技术学院酒店管理课程，这家酒店的名字听起来与牛津大学有点儿接近，但在其他方面却相差甚远。他正是在这里开始接触烹饪，并被美食制作方面的课程深深地吸引。他的父亲本来确定自己的儿子应该做一名足球运动员，此时感到非常地愤怒，声称"烹饪就是蒙骗"。

他永远不会原谅儿子放弃足球生涯带给他的失望，之后不久，他便抛弃了自己的家庭。戈登·拉姆齐原本并不热衷于食品烹饪，根据他的说法，有一次，他遇到一个对着学生大吼大叫的老师，突然感觉像茅塞顿开了一样。他意识到，厨房其实和足球场一样充满了狂野和艰辛，而且自己在这方面一样可以做得很出色。

像许多餐饮专业学校的毕业生一样，拉姆齐很快便开始了职业生涯并开始参与一系列的工作。他的第一份工作是做沃克森酒店一名厨师的助手，因为做得相当不错，他很快便获得了一个威克汉姆阿姆斯酒店厨房主管的职位，但后来由于与老板娘有染，最终不得不放弃这份工作。之后，他去了伦敦，从一间厨房换到另一间厨房，直到被已经相当有名的大厨马可·皮埃尔·怀特（Marco Pierre White）雇用，在其负责的哈维斯餐厅厨房里帮工。

拉姆齐在餐厅待了不到 3 年的时间，他说，当时自己每天在厨房里花费 17 个小时，一心专注于使菜肴获得最精致的口感。

之后，他宣布离开，主要是因为他厌倦了怀特厨房里"随意肆虐的狂怒和恃强凌弱的暴力"。拉姆齐的许多员工也发现，他对这段与怀特共事回忆的描述与后来他们在拉姆齐手下工作时的亲身经历相比，两者之间竟然惊人地相似。

然而，怀特把他引荐到一个以前从未遇到过的更高层次的烹饪餐厅。显然，拉姆齐很好地抓住了这个机遇，并且充分地利用它发挥自己的天赋。怀特劝他继续在法国接受厨艺深造的培训，但拉姆齐对此并不感兴趣，他通过师傅的引荐认识了在伦敦梅菲尔富人区伽弗洛什餐厅工作的艾伯特·鲁（Albert Roux）。这家餐厅和大厨当时在英国的评级首屈一指。尽管拉姆齐与怀特的关系有点儿紧张，但他们最终还是以非常友好的方式分道扬镳。直到后来，拉姆齐与怀特的分歧越来越多，并最终导致两人之间长期的不和。他似乎与艾伯特·鲁相处得还不错，后者帮他在法国找到了一个任期 3 年的大厨职位。

拉姆齐经常充满激情地提到自己在法国形成自身烹饪风格时的经历，而似乎完全忽略了自己经常冲着法国人和他们的厨艺大声咆哮的往事。在法国，他加入了艾伯特·鲁的团队，作为厨房里的二号人物出现在法国阿尔卑斯山迪瓦酒店的餐厅里。他从那里离开之后又去了巴黎，并曾经与顶级厨师盖伊·萨沃伊（Guy Savoy）以及乔尔·侯布匈（Joël Robuchon）共事。

拉姆齐回忆，自己在法国工作了 3 年后感到精疲力尽，于是花了一年时间在一艘百慕大行驶的游艇上做私人厨师。1993 年，他回到伦敦，接受了在切尔西拉·坦特·克莱尔餐厅担任主厨的职位。在拉姆齐的主理下，这家餐馆的声誉日益飙升。尽管与怀特之间曾有过节，但他的前任导师还是不计前嫌地主动让他有机会成为自己新开张的餐厅的主厨，后来这家餐厅又更名为"茄子"。

破天荒头一回，除了怀特和他的商业伙伴，拉姆齐也分到了餐厅 10% 的股份。由于拉姆齐对厨房的精心打理，茄子餐厅被授予米其林一星，紧接着 14 个月之后又获得了米其林二星的荣誉。1996 年，他被授予大英帝国勋章，以表彰他为美食烹饪服务所作出的贡献。该奖项对于那些处于显赫职业生涯起点的人而言是举足轻重的。从发生的所有事里，我们可以肯定地得出一个结论：公众对美食的关注和兴趣正在不停地增长。

拉姆齐的餐馆正在向他梦寐以求的米其林三星靠近，而且他急于让自己的餐厅获得这一殊荣。他与怀特以及其他合作伙伴在茄子餐厅项目上的合作关系逐渐恶化，并最终对簿公堂，最后双方达成了庭外和解。在这段令人不快的经历之后，拉姆齐开始筹划自己的餐馆，并最终买下离茄子餐厅不远的克莱尔餐厅。他将这家餐馆重新命名为皇家医院路戈登·拉姆齐餐厅。这样一个餐厅的名字本身就说明了一切，而他这个几近疯狂的决定也被证明是正确的。餐厅开张两年后，拉姆齐的第一本食谱书《追求味道的激情》（*Passion for Flavour*）对外出版发行，此举也使其列入了著名大厨的行列，那一年他才刚刚 26 岁。

餐厅的资本支持主要来自他的岳父克里斯·哈奇森（Chris Hutcheson），两人共同合作打造了拉姆齐的餐馆帝国。直到后来，一件也许是不可避免的事情发生了，两人的合作伙伴关系在 2010 年一次广为人知的恶语争执之后正式宣告结束。他们一起创建的公司后来变为戈登·拉姆齐控股有限公司，而拉姆齐持有绝大部分的股票。它接受了所有与商业利益相关的活动，包括餐馆运营管理、与媒体的互动以及基于拉姆齐名声的顾问咨询。

拉姆齐的第一家餐厅于 1998 年正式对外营业。2001 年，它终于获得了拉姆齐心仪已久的米其林三星头衔。

毫不夸张地说，皇家医院路餐厅一夜之间的成功迅速催生了新餐馆的诞生。在同一年，拉姆齐首次在电视节目上亮相，出现在一个名为《沸点》（*Boiling Point*）的窥探题材的纪录片中。因此，他 32 岁已经成为米其林星级厨师，并成功开设了属于自己的顶级餐厅，而且个人众多烹饪书籍中的第一本也已面世。

他的第二家餐厅名叫柏图斯，紧随其后的是一家位于格拉斯哥名叫喇叭花的餐厅，可惜最终都以失败而告终。然而，失败的挫折并没有阻碍拉姆齐前进的步伐，他在 12 年间一共开了 20 多家餐厅，而他短暂地担任过大多数餐厅的主厨。这些餐馆并不都是由拉姆齐全资或部分拥有，但都由他全权把控餐厅的经营管理。在餐厅数量疯狂增长的发展过程中，拉姆齐公司旗下的餐饮帝国已经将自己的版图快速扩展到纽约、迪拜、东京、佛罗里达、布拉格、威克洛郡、西好莱坞、洛杉矶、凡尔赛宫、蒙特利尔、开普敦和墨尔本等地。

拉姆齐的许多餐馆都设在著名的酒店里，如康诺特酒店和刚刚翻新的伦敦萨伏依酒店。他对这些酒店的管理方都留下过褒贬不一的合作记录，但是他们都非常认同他个人的感召力。

拉姆齐的一些批评者抓住他经营的一些失败的餐馆项目不放，包括南非的合资公司在开业之初大肆宣传之后很快便关门大吉。然而，拉姆齐开设餐馆的失败率远远低于行业总体水平，而且在这些零星的失败之外是一连串成功的案例。他还带出了像马库斯·沃宁（Marcus Wareing）、他经常表示担忧的女厨师安琪拉·哈奈特（Angela Hartnett）这样优秀的门徒。这应该算是培养新人最成功的典范了。尽管他所取得的成功有点儿像个大杂烩，但其餐馆的品质却被广泛地认同。拉姆齐也因此获得了 12 个米其林星级，成为英国仅有的三位同时拥有三家米其林星级餐厅的大厨。

人们对这位贪婪的餐馆老板提出的更尖锐的批评是说他过分宣传自己，他不可能同时经营好那么多餐厅，而且还要出书、上电视节目、给新加坡航空公司这样的企业担任技术指导顾问。

他从艾伯特·鲁手里买过来的南伦敦食品工厂也是个烫手的山芋。2009 年，人们对其突然爆发了一场激烈的争议，有人透露这家工厂向他位于切尔西的高档狐步奥斯卡餐厅以及三家酒馆提供可以重新加热的食物。拉姆齐声称，即使是在最好的餐厅里，这也是一种标准的通行做法，但这个说法与他广为宣传的从零开始制作食品的主张完全自相矛盾。

在不断扩大连锁餐厅规模的同时，拉姆齐也开始自己的电视生涯。2000 年，他出现在另一部名为《沸点之外》（*Beyond Boiling Point*）的纪录片中，这部片子花了 4 年才对外正式上映，但一下便成为了公众的热议话题。他的电视真人秀节目《厨房噩梦》的收视率越来越高，最终在 2005 年横跨大西洋催生了另一个与其形式完全相同的名为《地狱厨房》（*Hell's Kitchen*）的节目。每期节目都遵循着同样的套路：拉姆齐造访一个生意清淡的餐馆，先品尝一下食物，宣称简直难以下咽，再环视一下四周的情况，发现餐厅的装饰有些骇人听闻，接着他暗自探访厨房并引发了更具爆炸性的真相，他描述厨房缺乏卫生管理，并在最后告诉餐厅的管理层他们所做的工作完全是徒劳无益的。然后，拉姆齐引进了自己的团队，重新装修了餐厅，似乎在一夜之间就改变了菜单，并对餐厅完成了一系列的改进。虽然每期节目制作几乎都是大同小异，这种又哭又闹、转悲为喜的剧情却吸引了数以百万计的人在电视机前观看。这个真人秀电视节目掀起了前所未有的收视高潮，尽管它只是简单的戏剧化节目，但却传递了大量关于经营管理餐厅和制作美食的信息。

为了防止观众对拉姆齐在节目中爆粗的质疑，随后他主持的一档名为《食为天》的节目里确实包含了一些以 F 开头的口头禅，但并不都是像食物的首写字母 F 这样的餐饮类词汇。这个有点怪异的节目不但展示了拉姆齐的烹饪技艺，而且还加入了一些竞赛，让他做一些与加工食物有关的体力活，从而提供了一个让名人下厨的机会，同时也让人们可以近距离接触在厨房圣地里的伟大名厨。

为了营造咄咄逼人的氛围，拉姆齐在《食为天》第一期系列节目中取笑的对象包括若干著名的电视大厨：安东尼（沃拉尔·汤普森）、安斯利（哈里奥特）、杰米（奥利弗）、迪莉娅（史密斯）、加里（罗德兹）以及尼格拉（劳森）。这个节目像他在英国、美国以及之前录制的其他节目一样，受到观众们的热情追捧和普遍好评。

他撰写了 20 多本书，包括了在 2006 年对外出版发行的具有讽刺意味的自传《屈辱》（*Humble Pie*）。在 2008 年一年的时间里，拉姆齐的 4 本书同时出版。即使对一个全职食谱书作家来讲，这都算是一个了不起的壮举。如果这些书和新闻专栏的文章均是出自封面署名的作者本人，而且他除此之外还要应付让人疲于奔命的电视拍摄日程安排以及运营一个全球餐厅连锁和咨询服务公司，戈登·拉姆齐可能必须具备超人一样的能力才能完成。

拉姆齐对那些批评其参加过多的不同活动时的反应相当激烈。他对记者罗西·米勒德（Rosie Millard）说："一些日本的蠢货转过身来对我说：'是啊，如果他真得要事必躬亲，那谁来烹饪呢？'"拉姆齐故意令人难堪地说："问话的人穿着一件价值 1 000 美元、非常好看的细条纹套装。我问她：'这套装是谁做的？'她答道：'阿玛尼。'于是我说：'你问过这件套装是该死的乔治·阿玛尼亲手缝的吗？'当然不是！太多的人都在针对我。"

然而，他的公司开始显现出财务紧张的迹象：据悉，在 2009 年，经过毕马威会计师事务所审计，戈登·拉姆齐控股公司遭遇了若干拖欠付款的严重财务问题。

拉姆齐在谈及这些麻烦时说："我们被告知去管理机构解决问题，这对每个人来说都更稳妥一些。我曾经想过出售属下的一些公司，并且也和妻子讨论过变卖我们的房产。虽然我花了几百万的钱来救急，但又会出现需要几百万的问题，但我还在坚持着。"该公司随后被迫关闭了在法国和美国的餐厅。

顺便说一下，几年前那个颇受争议的食品工厂被炸掉了。第二年，拉姆齐的岳父克里斯·哈奇森辞去了该公司 CEO 的职位，或根据拉姆齐的说法，他是被公开解雇的。拉姆齐随后写了一封奇怪的公开信给岳母，告诉她自己雇用了一个私人侦探来调查岳父在经营公司时存在的诸多疑点。哈奇森不可能就此忍气吞声，他这样评价自己的女婿："我已经应对他的精神崩溃很多年了，它就像海啸一样会突然而至。他是精神分裂症患者，有时会比较平静，但有时他也会近乎疯狂。"一如既往，与拉姆齐有关的事总是带有一些戏剧性色彩。

但是拉姆齐依然认为，只有烹饪才能让自己每天早上按时起床。他在接受《爱尔兰周日论坛报》（ Irish Sunday Tribune ）的一次采访中说道："我始终坚持标准，并且力争精益求精。这种压力也会相应地水涨船高，这就是烹饪。"这可以当成是一个合适的墓志铭，只是戈登·拉姆齐出演的好戏还远没有结束，现在只不过是处于两次大爆发之间的短暂停歇而已。

食 谱

以下食谱选自网站：www.gordonramsaysrecipes.com。

香草羊排
Herb Crusted Rack of Lamb

这个食谱展示了拉姆齐使用新鲜香草制作的一道乍一看似乎很复杂，但其实制作起来非常简单的经典菜式。

北京王府井希尔顿酒店行政副总厨王昊烹制

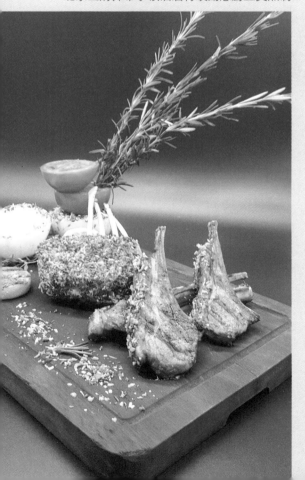

材 料

· 制作羊肉用料：
· 带有 3 根骨的羊排，切成 2 块
· 盐
· 胡椒
· 橄榄油

制作外皮用料：
· 4 片干面包制成面包屑
· 7 大勺帕尔玛干酪，磨碎
· 小根欧芹
· 小枝百里香
· 小枝芫荽
· 小枝迷迭香
· 2 大勺英式芥末
· 少许橄榄油

做 法

准备羊肉：

◆ 将烤箱预热至 200℃。

◆ 将羊排放在砧板，肥的一面朝上。轻轻地用锋利的刀在脂肪层上剞花刀。接下来，在整条羊排上用盐和胡椒调味。在确保羊排表面完全覆盖的前提下，把过量的调味料擦掉。

◆ 将一些橄榄油放在烤盘里加热。抓住羊排的两侧并放入油里直到变色（注意不要烫到自己的手）。戈登·拉姆齐说："这是简单的数学，没有颜色，就等于没有味道。"因此，要确保你的羊排呈现出棕色。

◆ 把盛羊排的烤盘放入烤箱，烤 7~8 分钟。然后同时开始制作外皮。

制作外皮：

◆ 把除了芥末以外的所有配料放入搅拌器内搅拌几次，直到看起来呈现出不错的绿色。要确保你不会放太多的橄榄油，只要放少许就可以了。把混合物倒入深盘（碗或盘子）里，备用。

组合：

◆ 从烤箱中取出羊排并刷上芥末，将羊肉放入香草混合物中，并使表面完全包裹上调味料。反复放入多次，以确保涂层均匀。将羊排静置一会儿，在准备上菜前把它放回烤箱再加热 3~4 分钟。

* 摘自：《食为天》的第一系列节目。

戈登·拉姆齐的蛋黄酱
Gordon Ramsay's Mayonnaise

拉姆齐总是强调食物的烹饪应该从零做起而且尽量避免使用事先准备好的材料。这个食谱提供了一个如何制作沙司基料的简单指引。

材 料

· 3 个蛋黄
· 1 小匙的第戎芥末
· 少许盐
· 少许胡椒（如果可以的话最好是现磨的）
· 1 个柠檬
· 300 毫升无味食用油

注：你可以用手来打，但需要相当用力，如果可以最好使用一个食品加工机。

做 法

◆ 将蛋黄和第戎芥末一同放入食品加工机中，然后启动机器。开始 30 秒对于制作蛋黄酱来说是最重要的，所以在这段时间内，要小心地、慢慢地加入食用油。30 秒之后，就可以将油倒得更快些。当你已经将所有的食用油都加入之后，就可以关掉机器了。

◆ 加入盐和胡椒，然后将柠檬切成两半，将柠檬汁挤压倒入蛋黄酱混合物中。最后，用食物加工机再搅拌一下就做成了。

◆ 将做好的蛋黄酱存储在冰箱里。

* 摘自：《食为天》系列节目。

糖醋鲈鱼、红烧菊苣配柑橘饭
Sea Bass with a Sweet and Sour Pepper Sauce, Citrus Pilaf and Braised Endive

这是一个更复杂的拉姆齐食谱，虽然在烹饪方法上受到了法国的一些影响，但其中使用的原材料却很少能够在法国菜中看得到。

材 料

鲈鱼：
· 1300~1600 克的鲈鱼片，在鱼片上抹上海盐
· 1 小枝百里香，从茎上去除叶子
酱和饭：
· 2 个红辣椒，去心、去籽并切成薄片
· 2 个黄辣椒，去心、去籽并切成薄片
· 4 根青葱，切成薄片
· 2 个八角茴香

· 2 枝罗勒
· 1 大勺白葡萄酒醋
· 3 大勺苦艾酒（大约量）
· 180 毫升水
柑橘饭：
· 300 克印度香米，冲洗干净
· 1 个大洋葱，切碎
· 3 大勺橄榄油
· 1 小枝百里香
· 1 个小肉桂棒
· 半个橙皮
· 半个柠檬皮
· 625 毫升鸡汤或肉汤
· 2 个大菊苣

· 44 毫升金万利橘子味甜酒 　　· 橄榄油

· 170 毫升橙汁 　　· 盐和胡椒

· 4 大勺黄油 　　· 上等的黄油

· 撒粉用的糖霜

做 法

◆ 将烤箱预热至 200℃。

◆ 用锋利的刀把鲈鱼切成整齐的鱼片并在鱼身上打花刀，用少许盐和新鲜百
里香调味。

◆ 将鲈鱼放在平底锅里煎，将鱼皮面朝下放入橄榄油中，用你的手指轻轻握
住鱼片 30 秒直至鱼片边上卷起来。在鱼片上面进行调味，然后上下颠倒之后再做
一遍。鱼片在煎的过程中会变成白色。当鱼八成熟的时候，翻转一下，把剩下的
一面也煎一遍。用勺子盛一些食用油从上面浇在鱼身表面，以增加脆度。

◆ 在一个盛有橄榄油的平底锅里将辣椒和青葱加热一下，直到软化。进行调
味，加入八角茴香、罗勒和醋。沿着锅的周边缓缓地将醋加入，醋慢慢地升温并
流入锅的中心。加入苦艾酒，倒入酒的液体高度足以浸到下层的蔬菜。保持热量，
并且让混合物继续收汁，直到几乎所有的液体都蒸发掉，你能听到"咝咝"和"噼
里啪啦"的声响。蔬菜应该看上去富有光泽。再加些水并收汁 15 分钟。当水看起
来像糖浆一样时，把八角茴香和罗勒茎从锅里取出并放入搅拌机，搅拌均匀。尝
味并进行必要的调味，再进行搅拌。浓汤表面平滑度稠度一致。

◆ 在制作肉饭时，需将洋葱用油炒软，加入香米、百里香、肉桂、八角茴香
和柑橘皮。调味后再烹制 30 秒以入味，使米粒看上去是半透明的。加入沸腾的浓
汤，用一个板（如圆的防油纸）盖住，在 200℃的温度下焖 20 分钟。

◆ 一旦煮熟之后，稍微放上 5 分钟，在上菜前取出百里香和肉桂并放入一些
黄油。

◆ 将菊苣纵向切成一半，并在上面撒上糖粉。

◆ 在锅里用黄油煎菊苣并使焦糖融化，菊苣变成金黄色即可。

◆ 加入橘子甜味酒稀释锅底的结块，再加入橙汁，慢慢地将菊苣煮到变软，
且让汤汁变成薄薄的一层。

◆ 上菜时将鲈鱼皮朝上放在米饭的上面，并用胡椒酱和炖菊苣配在旁边。

* 摘自：《食为天》系列节目。

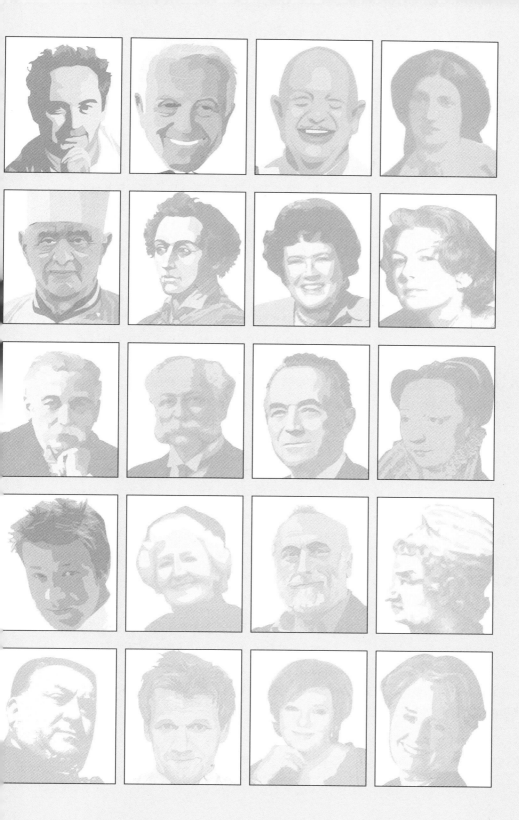

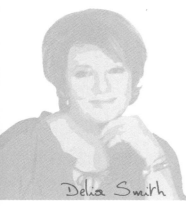

"来一个迪莉娅"可能听起来不太顺耳，但这的确是许多家庭按照迪莉娅·史密斯（Delia Smith）撰写的烹饪书来制作菜肴的真实写照。迪莉娅的名字有很高的辨识度，人们主要源于其真正出类拔萃而对这个名字感到熟悉。与其他经常上电视烹饪节目的名人不同，她不喜欢炫耀；相反，她尽可能使自己显得普通一些，从不在屏幕上大呼小叫。她似乎在刻意塑造略显寒酸的外表；她的"明星范儿"完全取决于其所说的话、脚踏实地的建议以及与此类似的行为。

许多英国和其他地区的家庭都急切地寻求迪莉娅给出的明智建议，说到这点，谁都想照她的指导就能做出一顿丰盛的圣诞大餐。事实上，她的追随者们已经对她产生了强烈的依赖，从煮个鸡蛋到烤块蛋糕都要照着她的指导来操作。她一个人鼓励了许多人步入厨房，烹制各种各样他们从未想过会做的东西，从简单的家庭小菜到复杂的食谱美食。甚至连很有经验的厨师也开始向迪莉娅讨教，尽管他们通常不会承认自己用的是她的菜谱。他们为什么这么不情愿？因为在烹饪艺术（一个异常炫耀的短语只是在此用来强调迪莉娅·史密斯所坚持的实用性与对烹饪食物极度自负之间的差距）里充斥着各种各样势利的行为。

迪莉娅总是容忍外界对自己的讽刺和批评，事实上，这种做法似乎连接起她与追随者的关系，那些认同她的人围绕着食品的种种话题做出了替代方案。她在接受《泰晤士报》（The Times）的采访时说，"烹饪可以用来表达，烹饪需要平和愉悦的氛围，但多少还是有些女性化。假充内行的人总是对着罐头肉大动肝火。好，鱼子酱是罐头装的，鹅肝酱是罐头装的。他们会使用一罐小扁豆或鹰嘴豆，这都没有问题。但是如果你把肉末和洋葱、香料烹饪过之后再放入罐头里，就会感觉不对劲了，即使它看上去像你亲手做的那么有营养。"

显然，迪莉娅的使命并不是想让美食家们留下什么深刻的印象。"我认为食物会助长势利的风气，"她在一次采访中说，"我的话有时会让人听起来不太舒服。"电视大厨加里·罗德（Gary Rhodes）曾评价说，她在一个电视节目里非常投入地教大家如何煮鸡蛋时，很显然是在侮辱观众们的智商。然而，在节目播出之后，鸡蛋的销售额竟然在英国上升了10%。

著名的电视大厨安东尼·沃拉尔·汤普森（Anthony Worrall Thompson）形容迪莉娅为"厨房里的沃尔沃"，将她与许多保守家庭特别青睐的外形坚固且略显单调的瑞典著名汽车品牌相提并论。他现在仍然否认这是一种侮辱，并坚称："把她比作沃尔沃，主要是因为她的食谱非常实用，而且她在电视节目上是一位最具有安全感的厨师。她是一个作风严谨的女学究。亲自下厨做饭的人越来越少，而她却坚持不懈。我真心佩服她。"

还有一次，他称迪莉娅为"电视上最冷酷的女人"。他指的是她一贯朴实无华的外表，从不矫揉造作，也不刻意追求穿衣品味。她的心愿还是在教室教课，而不是在电视屏幕上抛头露面。

此外，她在 22 岁时不出所料地毅然决定皈依天主教，之后便在英国教会接受了洗礼。迪莉娅非常重视自己的信仰，并且撰写了 3 本宗教书籍，其中的《神之旅》（*A Journey into God*）是一部关于祈祷者的鸿篇大作。这在愤世嫉俗的英国不足为奇，因为宗教在这里经常被视为一种笑话，而她也常常被描述为"圣迪莉娅"。

可以想象的是，这些都没有令她感到烦恼，反倒是她对沃拉尔·汤普森这样的评论家所说的话相当刺耳，2000 年 9 月，她在接受采访时说："我并不是有点儿一本正经的童子军领袖。事实上，我有点儿像个泼妇。"

1995 年，《观察家日报》（*Daily Observer*）一篇关于迪莉娅的报道里有位匿名的美食评论家曾经写过这样一句话："她有着推广者的天赋，但总是会落后一步。这就是你能从她那儿大赚一笔的原因。"这个敏锐的观察可谓恰如其分。迪莉娅·史密斯不是一个创新者，当然更不是趋势观察员，但她具有识别普通人进厨房想要什么的天赋，并且还会尽力确保他们不会感到失望。"我发现，"她说，"在我的整个职业生涯中，对你而言可能最好的事就是，你能从我这儿听到人们到底想要什么。"

"那些批评者，"她说，"经常批评我有些令人乏味，人们可能觉得我有点儿过时了。但我认为那就是我，真的，我并不想要其他的。"迪莉娅坚持基本的实用原则，并且大方地承认自己在家里不会去做复杂的现代食品。"某些东西太厨师化了，"她在一次采访中说，"包括所有的泡沫、细末还有小塔和巧克力屑。意大利菜也许是唯一不太造作的食物流派了。"

她的个人网站"迪莉娅在线"（Delia Online）记录着关于她的官方传记："想知道为什么 20 世纪 60 年代英国的食物如此糟糕，于是上天安排迪莉娅去寻找答案，并且教会人们如何烹饪传统菜肴。"不管怎样，这种对英国食物的强调显然产生了一些误导，尽管她通常被认为是一位典型的英国厨师。她对自己国家食物的兴趣似乎引起了那时开始从事食品业的伊丽莎白·大卫（第8章）对意大利和法国食品更有效地推广。然而，在她的事业不断向上攀升时，她其实也使用了大量的意大利和法国的烹饪方法和经典菜式，她通常都会对其进行一些技术方面的改良。她的天赋不在于精通某种类型的菜肴制作，而是具备让家庭厨师很快可以学会使用多种食物来进行烹饪的能力。

值得注意的是她在英国广播公司电视台继续教育部正式启动了《迪莉娅完整烹饪课程》（*Delia's Complete Cookery Course*）系列，正如其名字所暗示的，它被认为是极具教育意义的。奈洁拉·劳森（Nigella Lawson）作为光彩耀人的电视节目大厨，积极地意识到这点，并在接受电视采访时表示："她就像一个家政老师，总是希望学生们能做得更好。"

人们很难精确地评价迪莉娅对家乡菜所产生的影响，但是有迹象表明其影响巨大。一家生产铝煎锅的默默无闻的英国公司，在其产品上了迪莉娅的节目并经她推荐用于制作煎蛋卷之后，便突然之间产品的订购需求激增，产品销售量从每年200个增长到100 000个。

类似的事情再次发生了。她在节目中提到了柠檬剥皮器，这种以前在家庭厨房里很多人都不太会使用的工具，突然之间也上升为一款卖断货的产品。这种对产品销售产生的非凡影响被称为"迪莉娅效应"。根据她的文稿代理人黛博拉·欧文（Deborah Owen）所说："对她而言，美好离奇的一面就是搞不清她的名气到底有多大。这是一种非常有吸引力的品牌效应。"

像其他一些在本书中非常有影响力的烹饪作家一样，迪莉娅·史密斯并不是一位训练有素的厨师。每当听到这样的批评声时，她总会毫不犹豫地说："我不是一名厨师。"她已经在许多场合特别强调了这点，但是为了回应那些训练有素的厨师对她的严重质疑，她解释道："我有时候觉得，厨师做的烹饪不是真正的烹饪。真正的烹饪应该在家里和花园里，而不应该是在餐厅里。"

然而，这并不意味着她不认真对待烹饪，她声称自己平常最关注的事是对美食和食谱的思考："即使我不能把自己正在想的东西马上出版成食谱，但'我还是想试试'或'我不知道这能不能行'，因为这些对于烹饪的思考已经渗入到我的血液里。"

天才发明家托马斯·爱迪生有一句著名的格言是"1%的灵感加上99%的汗水"似乎非常适用于迪莉娅·史密斯，她对食谱的钻研非常地投入，并且从不相信所谓的自主创新。她说："有些人自称是天生的厨师，而从不遵循食谱或从不对原料称重。我只能说，他们对自己吃的东西还不太讲究。对我来说，烹饪是一门精确的艺术，而不是一些消遣游戏。"

迪莉娅·史密斯并非来自对美食有特殊兴趣并具有相关背景的家庭。在英国社会阶段等级异常分明的体制里，她可以算是出身于下层的中产阶级。1941 年，她出生在极其普通的环境中，在非常不起眼的贝克斯利希斯区长大。迪莉娅的童年由于缺少了父母的鼓励，而似乎过得并不开心。她 16 岁便辍学在家，没有拿到任何学历资质证明，曾经做过理发师，而后还尝试了售货员和旅行代理的工作，最终于 1960 年搬到伦敦。

关于她在美食方面的早期启蒙和一个广泛流传的故事，是说她的前男友路易斯·亚历山大（Louis Alexander）被一个厨艺非凡的女人给迷住了。结果，这个男人却被天主教堂所吸引，并放弃了与所有异性接触的机会，最终成为了一名牧师。

1962 年左右，迪莉娅到靠近帕丁顿大型火车站一家名叫"歌星大厨"（The Singing Chef）的餐厅求职。大厨利奥·埃文斯（Leo Evans）实际上真的做过驻唱的工作，但迪莉娅只对做蛋奶酥更感兴趣。起初，她只是个厨工，做一些洗碗的杂事，偶尔充当一下服务员。然而，老板看到她非常地投入，就让她开始下厨。迪莉娅第一次找到了自己真正感兴趣的工作。根据她网站传记的另一段记载："她感到纳闷，如果说法国大菜这么受欢迎，为什么英国菜却如此糟糕呢？这种好奇心鼓励着迪莉娅在大英博物馆的阅览室里翻阅大量的烹饪书，并在她寄宿的哈利街的家里尝试着做些食谱上的菜肴。"

迪莉娅完全迷上了烹饪，但当她后来被问及是否之前曾梦想过将烹饪作为自己一生奋斗的事业时，她回答道："不，我没有。那是我在 20 世纪 60 年代去餐厅吃饭时才想到的，去餐厅吃饭和学习烹饪的想法都只是一时兴起。最初学习烧菜做饭只是为了渡过难关，而不是追求事业。"

她是一个十分认真的学生，努力地提高着自己的厨技。迪莉娅始终遵循着一个明确的方法，后来她又将这种方法传授给自己的追随者。20 世纪 60 年代末，这个没有学历也没有经过专业厨师训练的年轻女人竟然充满自信地找到文稿代理人黛博拉·欧文，并与其商量撰写一本关于 18 世纪英国食物的书。欧文回忆道："她对战后人们对英国菜的嘲笑感到愤怒。"并且她"总是充满激情，她认为'我要向人们展示如何更好地煮鸡蛋。虽然这会显得很无聊，但却非常有必要'。"

这本书最终并没有脱稿，但在 1969 年，迪莉娅获得了当时大卖的小报《每日镜报》（*Daily Mirror*）美食专栏的邀稿。在与这份报纸合作的过程中，她结识了副主编迈克尔·韦恩·琼斯（Michael Wynn Jones），并在不到两年的时间里便与其喜结连理。韦恩·琼斯随后成为迪莉娅生命中必不可少的一部分。

在两年的时间里，迪莉娅众多著作中的第一本面世，它的名字好像是对那些食物挑剔者们发出的强烈讽刺。这本书取名为《以假乱真的烹饪》（*How to Cheat at Cooking*），其中包含了 400 个食谱，对于那些渴望了解各种各样厨艺技巧的读者来说，它绝对超出了他们对于烹饪技能所能想象到的范围。在这些食谱中，让人觉得最可笑的是一个煮鸡蛋的例子，但它却受到很多读者的欢迎。"严肃认真地全副武装你的厨房，把那些迷人的香草和香料用很多瓶瓶罐罐装起来，"她建议道，"如果它们塞得太满会看起来很假，所以不要填满它们。"

尽管有一些批评，但这本书无疑是成功的，她在 2008 年又出了新版，取得了更大的成功，并立即成为当时的头号畅销书。与此同时，从 1972 年开始，迪莉娅成为伦敦《晚报》（*Evening Standard*）长达 12 年的美食专栏作家。

在这之后，她以一种平稳的节奏撰写着与美食烹饪相关的书籍，但她早年出版的许多书已经渐渐被人遗忘了，如一本于 1973 年出版的关于乡村酒店和餐馆的食谱书，以及一年之后对外发行的《晚间标准食谱》（*The Evening Standard Cookbook*）。她接下来出版的是一部不太吸引人的名为《俭食》（*Frugal Food*）的烹饪类书籍，然后于 1977 年又出版了一本关于蛋糕制作的食谱书。

像许多"一夜之间"成功的故事一样，迪莉娅突然之间声名鹊起，这与其长期打下的基础密不可分。然而，通过电视媒介，她先在东英格兰崭露头角。后来迪莉娅终于在 1973 年开播的一栏名为《家庭美食》（*Family Fare*）的节目里找到了一个合适的主持位置。不喜欢装腔作势的迪莉娅迅速在大屏幕上树立了一个严肃的形象，但她承认电视节目的录制确实让人望而却步，"看着镜头，第一次面对虚拟的观众进行现场烹饪，而且没有剪辑，那是相当可怕的，"她回忆道，"计划拍摄 24 分钟 30 秒，你就不得不按计划进行。如果你在烹饪的中间过程中犯错，那么你就必须从头再来。这是一种非常好的电视训练，但我看起来确实有点害羞。"

当被问及到底是什么促使她进入电视圈时，她回答："有人走过来对我说：'哎呀，我非常喜欢你昨天写的专栏文章。'然后我问：'你按着菜谱做了吗？'他们会说：'哦，不，我不会做饭。'我那时意识到，教会别人烹饪仍然有很长的路要走。那时，人们常常晚上去学校学习烹饪。我想，如果他们可以在自己家里学习烹饪，岂不是很美妙。"

《家庭美食》获得了巨大成功，这个节目也让迪莉娅受到了全国性的关注，她开始与原先想都不敢想的英国广播公司电视继续教育部节目组洽谈合作。她向他们提出了一个想法，对没有专业知识的观众来说专注于他们比较熟悉的基本烹饪技术和菜式。迪莉娅·史密斯的烹饪课程迅速地取得了成功，这似乎让英国广播公司老板都大吃一惊。该节目逐渐演变为一个促进数百万相关书籍销售和由上、中、下三部分构成的烹饪系列电视教育节目。这些书不仅被反复地再版发行，而且它们可能是英国家庭众多厨房货架上最常被人使用和查阅的食谱类书籍。

迪莉娅余下的职业生涯在很大程度上都与英国广播公司电视台捆绑在一起，录制了 18 套美食节目和烹饪系列课程，其中包括两个主持节目，迪莉娅的《夏季美食专辑》（*Delia Smith's Summer Collection*），以及随后跟着播出的《冬季美食专辑》（*Winter Collection*），两个节目都打破了她以往的节目收视纪录。2004 年，她正式宣布从电视上"退休"，并声称现在的美食节目越来越倾向于娱乐而不是食物本身。然而，2008 年，她又重返荧屏主持了一档新的节目，并在 2010 年举办了一场非常成功的回顾展，名为《迪莉娅的几十年》（*Delia through the Decades*）。据估计她出的 20 多本书的总销售量超过 2 100 万册。其中最畅销的《冬季美食专辑》精装版一共卖出了惊人的 200 万册。

1993 年，当迪莉娅签约成为塞恩斯伯里连锁超市的幕后顾问时，又再次引发了争议，她与丈夫一起创建了一家名为新鹤出版公司，除了一些其他的正常业务外，这家公司还成为《塞恩斯伯里商业杂志》（*Sainsbury's Magazine*）的出版商。该杂志拥有 230 万读者，并且获得了众多的奖项。但批评人士想知道为什么迪莉娅会变得这么越来越商业化，以及这是否破坏了她作为一个全国性烹饪教育代言人的形象。这种批评不太可能在美国引起太多共鸣，但在英国却有一种截然不同的社会思潮，英国人认为出现在英国广播公司公共电视节目中的人不应当从事所谓的"商业"活动。

迪莉娅·史密斯并未就其从事商业性工作道歉，而是在 1998 年与塞恩思伯里公司的合作到期后，继续为另一家连锁超市维特罗斯从事商业杂志出版的相关工作。新鹤出版公司于 2005 年以公布的 1 100 万美元价格出售，但其中并不包括产生可观的网络流量的迪莉娅在线网站。迪莉娅坚称自己向来都是直言不讳地介绍其连锁超市的产品，并且从来不利用自己的地位来为这些产品推销。

然而，当她第二本《以假乱真》系列丛书出版时，她开始推荐一些出售食品的特定商店，此举再次引起了争议。她的回应是："我们在为是否应该提到某种商品而争论不休，但这本书实际上是给那些结束一天工作之后匆忙赶时间或者害怕做饭的人看的。你给他们的信息越多，他们下厨时就会越容易。"

这个回答并未使批评人士感到满意，之后他们又抓住了另外一个问题，迪莉娅对笼养良种鸡的流行观点持反对意见。她在一个广播节目上说，自己不太认同将这种形式培育出来的笼养鸡供应给那些家庭情况不太富裕的人。她还宣称"自己不做有机的菜肴"，但她非常乐意使用其他方式生产的原材料做菜。这一切似乎证实了"圣迪莉娅"不完全只有天使的一面，但她认为自己并不是一个深陷商业的食品活动家。"我会坚持在厨房里烧饭做菜，"她说，"我一直在帮助人们去烹饪，而不是从笼养鸡那里来拯救这个国家。"

奇怪的是，有人故意想回避争议但却招致了众多的批评，这就是成名要付出的代价。换个角度来看，尽管她的批评者中不乏非常高调之人，但与其众多的忠实粉丝相比顿时黯然失色。其中包括了授予这个没有学术资格的女人4个荣誉学位的几所大学，她还于1995年与2009年被女王分别授予英帝国官佐勋章（OBE）和员佐勋章（MBE）。事实上，根据她的传记作家艾莉森·鲍耶（Alison Bowyer）回忆，英国前首相托尼·布莱尔还授予了她贵族爵位，但被她婉言拒绝了。

迪莉娅拒绝接受贵族爵位似乎证明其内心坚定地想保留自己平易近人的本色，其实她私底下还有一大爱好——足球。她一直是诺维奇城足球俱乐部（the Norwich City Football Club）长达30年的狂热支持者，并于1996年被推选为俱乐部董事。她对足球的热情和对俱乐部的巨大投入完全发自内心。也许，她的主要贡献在于一直力图改善俱乐部的餐食服务并将其打造成一个利润中心，而不像其他俱乐部那样让令人尴尬的餐饮服务成为鸡肋。人们直白地指出诺维奇城不是英格兰最好的，但也不是最差的足球俱乐部之一，这虽然让人有点儿难以接受，但却千真万确，它长期徘徊于中游水平，也正是迪莉娅感到特别舒服的那种位置。

"她仍然保留着中产阶级价值观的特征，"2009年，英国《泰晤士报》在关于她的人物简介中有过这样的描述，"她与新一代名厨的不同点在于，他们在出卖自己的人格，而她一直专注于烧饭做菜。"

杰米·奥利弗（第13章）肯定算是那些"出卖人格"的厨师之一，但他却对她大加赞赏，他说："不管别人怎么说她，但她都是佼佼者。迪莉娅花了数年时间使食物进入千家万户，并且与英国公众建立起信任关系，仅凭这点她就堪称烹饪美食界的无价之宝。"

迪莉娅·史密斯通常在描述自己的使命时总喜欢把基调定得很低。她说："我想我会竭尽所能，让千家万户都可以坐在一起吃饭。"

以下这些食谱均可在 DeliaOnline.com 网站上浏览到。

蛋黄酱
Eggs Mayonnaise

这是迪莉娅的一道经典出品，是每一位想成为厨师都应该知道如何去做的食谱，并且有趣的是其与戈登·拉姆齐食谱里的蛋黄酱用的材料相同但在做法上却有一些差异。

下面是她对做法的简介：

这不是那种你在自助沙拉吧和咖啡馆里随便能吃到的东西，这绝对是真材实料。鸡蛋，要稍微煮一下，中间还有些稀软，抹上闪闪发光的金色乳液，并用蒜蓉装饰一下周边。我必须要承认，这可能是我最喜欢的头盘。我喜欢把它与切片酸黄瓜或腌黄瓜以及黑色普罗旺斯小橄榄一起上。

6 人份

材 料

· 9 个大鸡蛋
· 18 个中等大小的酸黄瓜（小酸黄瓜），纵向切成薄片
· 大约 18 个小黑橄榄
制作蛋黄酱的材料：
· 2 个大蛋黄，284 毫升花生油

或其他无味油
· 1 瓣大蒜，碾碎
· 满满 1 小匙芥末粉
· 1 小匙白葡萄酒醋
· 现磨的黑胡椒
· 1 小匙盐

做 法

◆ 首先，把一个中等大小的搅拌碗放在一个潮湿的茶布上并将其摆稳，腾出你的双手来制作蛋黄酱：一只手滴油，另一只手抓住电动搅拌器进行搅拌。接下

来，按量将油倒至罐子里。现在把蛋黄放到碗里，加入大蒜、芥末粉、盐和一点点现磨的黑胡椒，将这些混合物进行充分地搅拌。然后，用一只手握住油壶，一只手来搅拌。往鸡蛋混合物里添加一滴油，然后充分进行搅拌。虽然这听起来好像有点儿蠢，但蛋黄酱制作成功的关键就在于确保每一滴油都充分搅拌后再滴入另外一滴。这不会花一整天，因为几分钟后——当你添过几滴油之后，混合物就会开始变稠，变得有些发硬且呈现多块状。当到了这个阶段的时候，你就需要往里面添加醋使其变得稀薄。现在紧要关头已经过去了，你就可以开始多倒些油，并始终保持搅拌。当所有的油都已经添加进去之后，尝一下味道。如果需要的话，可添加一些盐和现磨的黑胡椒来进行调味。

◆ 如果你喜欢清淡一点儿的蛋黄酱，就加 2 大勺开水并进行搅拌。蛋黄酱在最初加油过快时才会凝结。如果出现这种情况，不要绝望。所有你需要做的是将新鲜蛋黄放入干净的盆子里，然后将凝结的混合物一滴滴地添加进去，最后继续添加剩下的油，好像什么事也没有发生一样。现在把鸡蛋放在一锅冷水中，把它们煮 6 分钟，然后在自来水下迅速冷却，在冷水中静置大约 2 分钟。接下来，把它们从水里拿出来，剥壳，用保鲜膜盖住，把它们放在阴凉的地方待用。现在把鸡蛋切成一半，每三个放在一个盘子里，在上面摆上一大汤匙蛋黄酱，并用酸黄瓜和橄榄进行装盘点缀。任何剩余的蛋黄酱应该存储在一个有旋盖的罐子里并放入冰箱，但不宜超过一个星期。注意：你也可以在上菜时把凤尾鱼搭在蛋黄酱的上面，摆成一个交错的图案。

* 摘自：2001 年由 BBC 出版的迪莉娅·史密斯著作《如何烹饪》第三册以及 2002 年由 BBC 出版的《迪莉娅的素食专辑》。

红酒鸡
Coq au vin

这是一道个人最喜欢的菜式，对许多业余厨师而言，像这样一个菜谱，可以鼓励他们勇敢地进入自己迄今为止认为极其困难的烹饪领域。

迪莉娅介绍说：
地地道道的红酒鸡是由小公鸡为主料，并在上菜时将一些鸡血放入调味汁中，使其呈现出有些发黑的颜色。

在英国，我们做了一些相应的调整，使它成为一道非常棒的宴会菜。结果虽然有些不同，但吃上去一样美味。如果你使用苹果酒，而不是葡萄酒，那它必须是干型苹果酒。我很喜欢在前一天把这道菜做成半熟，静置降温后冷藏起来，待次日上菜时再完成另一半的烹饪。在半熟菜肴静置冷藏的阶段，鸡肉块会在一夜之间充分地吸收调味汁中的美味。

材 料

一只 2270 克肉鸡，切成 8 块

· 710 毫升红酒
· 28 克黄油
· 1 勺软化黄油和 1 勺中筋面粉，混在一起做成糊
· 1 勺油
· 227 克未经熏制的培根，最好

是一块

· 16 头小洋葱
· 2 瓣大蒜，碾碎
· 2 枝新鲜百里香
· 2 片月桂叶
· 227 克小伞菌
· 盐和现磨的黑胡椒

装饰（可选）：

· 切碎的新鲜香菜

做 法

◆ 在煎锅里将黄油加热融化，把鸡块煎一下，皮朝下，直到颜色变成金黄色，然后翻一面再煎一下。你可能需要做三四次，不要把平底锅塞得太满。用漏勺把鸡块从锅里捞起来，放在罐子里。这个罐子应该足够大，以至于鸡肉块铺满一层，而且也要有足够的深度使汁液完全覆盖。把培根去皮切成小块，然后在锅里煎一下，将其加到鸡肉中，然后把洋葱煎一下后也加进去。接下来将捣碎的大蒜、丁香和百里香放入鸡肉块中，用现磨的胡椒和盐来调味，再在上面点缀一些月桂叶。

◆ 倒入一些酒，轻轻把盖子盖上，煮 45~60 分钟直到鸡肉变嫩。在烹饪的最后 15 分钟，加入蘑菇并在汤汁里搅拌。把鸡肉、培根、洋葱和蘑菇从锅里取出装盘，把它们放在一个加温的餐盘里。在这个阶段丢掉月桂叶、百里香，接着再把汤汁快速地加热，煮至只剩约三分之一。接下来加入黄油、面粉糊，将其煮沸、搅拌均匀，直到酱汁变稠，然后在上菜时把酱汁倒在上面。如果你愿意的话，可以在鸡肉上撒上一些切碎的香菜，让它看起来更漂亮些。

* 摘自：1992 年由 BBC 出版的迪莉娅·史密斯编著的《完整烹饪课程教材》；1989 年由 BBC 出版的迪莉娅·史密斯编著的《完整配图烹饪课程教材》；1975 年由读书俱乐部协会出版的迪莉娅·史密斯撰写的《晚间标准食谱》；2003 年由 BBC 出版的迪莉娅·史密斯编著的《鸡肉美食专辑》。

10 分钟树莓奶酪蛋糕
10-Minute Raspberry Cheesecake

这是一个典型的例子，正是这类食谱把迪莉娅陷入到与食物挑剔者的麻烦当中：首先，它在制作上采用了一些快捷的方式；其次，它还包含一个特定的产品代言。当然，它也是一个相当美味的奶酪蛋糕。

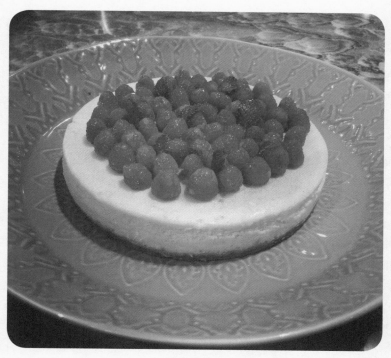

深圳贝乐厨意式餐厅甜品主管廉志民制作

迪莉娅介绍说：

实际上，制作需要花上 30 分钟，但你要做的就是用闪电的速度把它们扔在一起。然后，在上面放上你喜欢的任何无核水果，但我最喜欢的是新鲜树莓，我们每周主推的原料是英国粮草公司的树莓。碰巧，这里正好有一碗脱壳的草莓（上面已经撒上了一点砂糖）和一大块伊斯尼法式鲜奶油，或者如果你感觉好的话，也可以从相同的供应商那里买一些法国白干酪。

材　料

· 56 克黄油
· 8 块消化饼干
· 340 克奶油奶酪
· 2 勺砂糖，额外一大勺砂糖
· 2 个大鸡蛋
· 3 滴香草精
· 142 毫升桶酸奶油
· 141 克树莓
· 200 克罐装现成的桑莓汁（如英国粮草公司的桑莓汁）

做　法

◆ 首先，将烤箱预热至 180℃。待黄油融化，使用擀面杖把饼干压碎成细屑，然后把它们与融化的黄油混合在一起。把饼干混合物轻轻地均匀按在一个涂了油、直径 20 厘米的蛋糕模中。将奶油奶酪和 2 勺砂糖放在一个碗里打至表面光滑且无结块。

◆ 接下来，将放入香草精的鸡蛋也打一下。用汤匙将混合液舀至蛋糕上，并均匀地铺开，在烘烤箱的中心架子上烤 25~30 分钟，直到混合物中间已经变硬。奶酪蛋糕会在蛋糕模的周边稍有收缩，这是正常的。

◆ 现在把烤箱温度调至 230℃。用勺子把酸奶油倒在奶酪蛋糕上，再撒上一小匙糖烤 5 分钟，从烤箱拿出来冷却。上菜时，从模具的一边松开，在奶酪蛋糕的顶部用新鲜的树莓装饰一下，再撒上一些桑莓汁。把剩下的桑莓汁倒入一个小罐里，在上菜时分开。

以假乱真的原料：
◆ 一罐 200 克英国粮草公司的桑莓汁

* 摘自：《大家》（*You*）杂志。

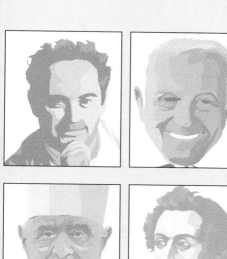
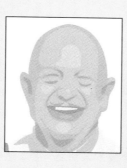
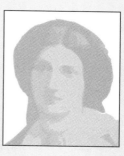
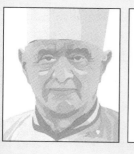
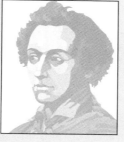
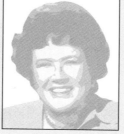
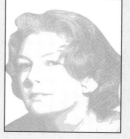
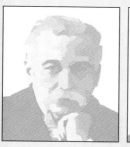
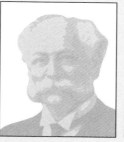
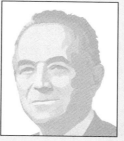
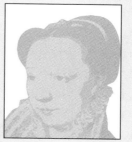
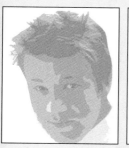
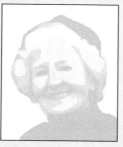
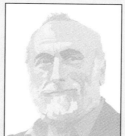
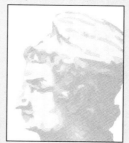
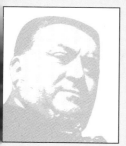
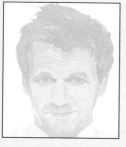
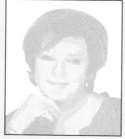
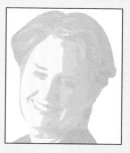

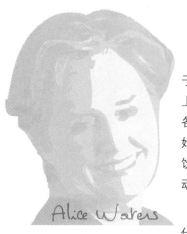

爱丽丝·露易丝·沃特斯（Alice Louise Waters）出生于 1944 年，她被誉为"美国烹饪之母"和"北美烹饪历史上最重要的人物之一"。这些广为流传和夸大其词的说法从各个方面证明了她对美国人的美食观产生了重要影响。此外，她是一位为了支持当地农业的可持续发展而努力改善儿童的饮食习惯，以及试图将食物用作推动社会变革工具的政治活动家。

一些食物评论家认为沃特斯是 20 世纪 60 年代和 70 年代曾对美国食品产生同样深远影响的朱莉娅·查尔德（第 7 章）的继任者，尽管她的影响来得稍迟一些。查尔德给美国带来了一阵来自欧洲（特别是法国）的美食品鉴风潮，又在其中加入了意味深长的美国式转折。另一方面，沃特斯将自己的烹饪基础牢牢地建立在美国本土烹饪之上。她被誉为是强调当地特产、专注可口简餐的加州美食运动创始人。不过这种剥去华丽外衣的做法虽然受到朱莉娅·查尔德的青睐，但做起来往往非常复杂。还有另外一种看待两位美食大师之间的比较方式，有人引用了纽约时报关于沃特斯的人物专访，其中美食评论家帕特丽夏·恩特曼（Patricia Unterman）认为，查尔德"为美国饮食烹饪的兴盛打下了良好的基础，而在这之后，爱丽丝·沃特斯又通过教授有关原料的知识而引领众人往前迈进了一大步"。

两位女性在其他方面的相似之处和彼此的差异也非常有趣。沃特斯不是一位训练有素的厨师，而是一个令人难以置信的烹饪爱好者，她靠自学成才足以达到执掌屡获殊荣的厨房的熟练程度。查尔德在法国进修过烹饪课程，撰写了大量关于法国烹饪的书籍，但只在其晚年把握不大的情况下冒险从事专业烹饪。

沃特斯于 1971 年在加利福尼亚伯克利市创立的潘尼斯之家餐厅一直是其个人事业的核心，当时她才 27 岁。当讲起这家餐馆的起源时，她常会骄傲地说当初只是想创立"一个可以烹饪美食和谈论政治的小地方"。结果，它变得越来越不简单，而且还获得了一连串顶级餐厅的奖项，甚至催生出其他食品企业，吸引了许多大厨慕名前来参观学习，其中有不少人日后成名且自立门户。这家餐厅也为沃特斯之后撰写和合写许多书籍提供了灵感来源，她在书中给那些从未去过餐厅的人一种可以感受到的具象体验。

　　与许多其他现代美食大师不同的是，沃特斯刻意回避在电视烹饪节目露面，虽然她早就做好在电视节目上大谈美食哲学的准备，但她从来没有在电视上露过面。

　　沃特斯坚称，她并不知道自己会有多大影响，或者会引发一场人们所说的运动。"当我刚经营潘尼斯之家餐厅时，我只是考虑菜肴的味道，"她在接受一个采访时说，"我想知道每种原料来自哪里，我从不刻意选择本地食品还是有机食品，两种都可以，但我不想过那种将就的生活。"

　　她的客户非常认同她的观点，并且期望能在餐厅里真正吃到被描述为刚从地里新鲜采摘的水果、蔬菜和刚从大海里捕捞上来的生猛海鲜。毫不夸张地说，潘尼斯之家的开业完全开创了一种崭新的饮食体验。是的，人们在这里可以听到很多来自言论自由运动和其他一些对她产生过影响的社交圈的朋友大谈敏感的政治话题。这时，正处于美国校园抗议越战的动荡时期，很多人参加了民权运动，并且倡导一种与以往不同的非传统生活方式。

　　这些方式中不乏沉溺于毒品、性和摇滚的生活方式，但对于沃特斯来说，食物才是最重要的。她解释了为什么食物才是政治活动的中心。"我真的相信你可以改变世界，"她在一次采访中说，"政治不仅仅只是投票，我们认为，政治应该是如何活出人生的精彩。"她在不同的场合已经多次阐述了食品政治的确切意思："当你决定吃什么的时候，这个决定将影响我们整个星球的生活品质。换句话说，如果你从悉心照料土地的人那里购买食物，你就是在一直支持对子孙后代负责的可持续发展模式，你应该从关心营养价值、关心我们的孩子、关心正确的培育方式的人那里购买食物。如果你从一个对食物生产不负责任的人那里购买食物，你就是在破坏世界各地的社区和我们的自然资源，你就是在支持另一个系统。我认为这是一种政治行为，因为你做的正确决定也将反映在你所说的话里。"沃特斯对此还表达了更多的看法："当人们关注自己所吃的食物时，社区也就逐渐被凝聚在一起了，我始终相信，将人们聚集在一起的最好方法就是改变食物在民生中所扮演的角色。"

　　大多数美国人仍然吃着大量的加工食品，并且从工厂、农场里购买食物，但人们听了沃特斯对这类农产品的倡议之后，这种情况就有了翻天覆地的变化，近年来，舆论的导向也开始向她这边倾斜。然而，沃特斯似乎突然间成了在美国不受欢迎的典型。她被视为激进自由主义者，她对此也不想据理力争，但无法接受有人对她在食物使用上过分强调精英主义和缺乏务实精神横加指责。她告诉哥伦比亚广播公司《60分钟》（*60 Minutes*）栏目的主持人："我觉得享用美食应该是人的一项基本权利，而不是一项特权，食物应该不含杀虫剂和除草剂，而且每个人都应该得到这样的食物。它并不是精英人士的专属。"

她还在其他场合说："新鲜有营养的食物不应被指责为精英主义。享用有益健康和可靠的食物必须是全美国人应得的权利，而不是富裕阶层所特有的。"她清醒地意识到自己所处位置的矛盾，但她争辩道："经常有些人抱怨这种饮食对我这样的人来说当然很好—— 一家环境温馨、客源高端的顶级餐厅老板，但对大多数人来说仍然是一种遥不可及的奢侈享受。"

她的批评者之一、得克萨斯州立大学食品历史学家詹姆斯·威廉姆斯（James Williams）基本上也认同她的观点，但认为沃特斯所倡导的优食运动是典型的好心没好报的例子。他补充道："确实存在一种对食物进行选择的精英主义思想，但这并不一定是件坏事。如果你有时间和资源来支持本地室内种植食物，那就太好了。但有些人认为她对小众精品的关注脱离了我们对食品原本担忧的范畴，就像我们将如何在全球范围内多产出 70% 的食物以应对未来 40 年到 50 年的需要。"这才是最关键的问题，因为即使是有机和非工厂加工食品最强有力的倡导者也会产生质疑，如果不借助工业化养殖的方法，地球的资源是否足以养活这个星球上所有的人。

沃特斯认为她的解决方案并不新颖，而且属于农村久远的传统方法。她不太认同即使在用传统方式生产食物的年代，还会有大面积的饥荒和营养不良的问题。这些问题也不太可能随着全球人口的增长而减少，而且会使农业就业发生很大转变。正如我们将看到的，沃特斯选择将重点放在可能产生影响的特定项目上，而将更大的问题搁置一旁。

爱丽丝·沃特斯来自新泽西州查塔姆的一个中产阶级家庭，她的父亲是一家保险公司的高管，她还有三个姐妹。所有人都认为，她是这个传统家庭里诞生的一个极其非传统的后代。爱丽丝曾经结过两次婚，第一任丈夫是法国导演让—皮埃尔·高兰（Jean-Pierre Gorin）；而后又嫁给了意大利橄榄油进口商斯蒂芬·辛格（Stephen Singer），后来辛格也成为潘尼斯之家的葡萄酒买家。她有一个女儿范妮（Fanny），而这个名字也被用在继餐厅之后开业的咖啡馆招牌上。

沃特斯养尊处优的中产阶级背景在其伯克利大学读书时期受到了极大挑战，因为她曾经是一位非常活跃的政治活动家，并且主要在言论自由方面活跃，最终导致校园出台了政治活动禁令。她也参与了反对越战的政治家罗伯特·舍尔（Robert

Scheer）发起的国会竞选活动。尽管看起来有些不太可能，但参与竞选活动使她成为了一名厨师，并且她通过在竞选活动过程中为其他成员烧菜做饭而把他们都彻底迷住了。沃特斯公开表明，她对美食的兴趣是其 19 岁在法国生活时被点燃的，当时法国饮食文化和其在家庭生活中占据的核心地位深深地吸引着她。她小小年纪就自称是"挑剔的食客"。事实上，她有着敏锐的味觉，而这使她成为一名优秀的大厨。

1967 年，尽管沃特斯于从伯克利大学法国文化研究专业毕业时仍对美食烹饪兴趣深厚，但她还是去了伦敦，并在一所进步的蒙台梭利学校里作为教师受训。她在蒙台梭利学校的这段经历后来为她的可食教育提供了基础，并得到学校给予孩子们亲身体验式学习方法的启示。离开伦敦后的第一站，她到了土耳其，她说自己被当地社区人们的热情好客和彼此尊重所鼓舞。从那里离开后，她又回到法国待了一年，一段重要的经历使她下定决心成为一名大厨，而不是当一名老师。

有趣的是，让她对法国菜产生兴趣并产生重要影响的竟然不是法国人，其中包括了 20 世纪 60 年代让一大批人对法国菜产生深厚兴趣并产生重要影响的伊丽莎白·大卫（见第 8 章）。在个人层面上说，她更认可美国著名的法国菜专家理查德·奥尔尼（Richard Olney），因为理查德也像大卫那样喜欢把法国的乡村传统融入到高级的烹饪美食中，更常见的是将其与法国菜紧密联系在一起。他又将她介绍给普罗旺斯多迈纳·唐皮耶葡萄园的主人吕西安（Lucien）和露露·佩罗（Lulu Peyraud），她后来将他们描述为自己的"第二个家庭"。露露·佩罗最终成为对潘尼斯之家餐厅菜单设计影响最深远的人。

回到美国之后，她和后来成为餐厅糕点大厨的林赛·谢尔（Lindsey Shere）走到了一起。沃特斯这样描述道："我们有一天突发奇想：'哎，我们开一个小咖啡馆吧。'我完全不担心所有的支出，只知道如果事做对了，客人自然就会纷至沓来。我们花了 10 000 美元开餐厅，当时我父亲抵押了自己的房子（他一直在支付房租，直到 3 年后，沃特斯和自己的合作伙伴把房子买了下来）。我们一共雇了 50 名员工，支付他们每人一小时 5 美元的薪酬。"

当时是 1971 年，餐厅的烹饪风格主要基于法国南部普罗旺斯的菜肴，实际上就是法国乡村烹饪美食的大杂烩。这家餐厅以潘尼斯之家命名而没有以餐厅里的招牌菜油炸鹰嘴豆面包干来命名，主要是为了向奥诺雷·潘尼斯（Honoré Panisse）表达敬意，这是一个 20 世纪 30 年代在马塞红极一时的明星马塞尔·帕尼奥尔（Marcel Pagnol）在电影中所扮演的角色。除了美食烹饪以外，沃特斯还对电影感兴趣。很多著名的电影人都是她店里的常客，她曾经于 1980 年在一部由德国导演沃纳·赫尔佐格（Werner Herzog）拍摄的名为《赫尔佐格吃他的鞋》（*Werner Herzog Eats His Shoe*）的电影中扮演了一个厨师的角色。

大卫·戈因（David Goines）是爱丽丝·沃特斯的一个长期的挚友，也是她两部食谱书的插图画家，他回忆起她为什么会开餐厅。"爱丽丝想让自己的朋友每天晚上都能坐在一起吃饭，"他说，"而唯一的办法就是开一家餐馆。"餐厅并没有立即取得成功，烹饪的有些美食是亏本的，沃特斯本人似乎对生意上的财务控制不太在行，主要是因为她刻意使用高品质的原料，而完全不在乎成本。餐厅很快就欠了差不多 40 000 美元，而后一位名叫吉恩·欧波同（Gene Opton）的炊具店主出现，并成了餐厅力挽狂澜的救星。

沃特斯回忆起接下来发生的事："吉恩捡起所有的收据并支付了账单，不久她也成为这家餐厅的老板，但她对我的商业行为不抱幻想。其他的餐馆老板选择拿钱走人，而我则继续着自己荒唐的经营方式。"这个餐厅花了 8 年时间才扭亏为盈，而沃特斯对于完美的坚持也最终获得了人们的广泛关注，并使餐厅变得闻名遐迩。

到了 1980 年，这个餐馆已经到了必须要加建的地步，于是她在楼上开了潘尼斯咖啡馆。餐厅的第一位主厨保罗·阿拉托（Paul Aratow）曾经协助当初餐厅的筹建开业，并在餐厅的后续发展上也发挥了关键的作用。凭借自身的实力，他也成为法国和意大利菜的行家。

1982 年，一场大火差点儿将餐厅化为灰烬，但餐厅在大部分设施得以幸存的基础上进行了重建。两年后，沃特斯决定在离原来餐厅几条街的位置再开一个更休闲些的咖啡厅，并以自己女儿的名字"范妮"来为这家咖啡馆命名。潘尼斯官网有这样一段有关餐厅的文字描述："这家餐厅总是提供每日更换应季的、丰富的套餐菜单。除了第一道菜和甜点之外，周一晚上，餐馆的菜单更多偏向于乡村或当地的菜肴，如塔津锅炖羊肉或渔人炖锅。周二到周四，餐厅会提供一份包含 4 道菜的套餐菜单，当然也会包含甜点。周五和周六晚上，餐厅将会供应一份由 4 道菜组成的更精美的套餐。"

餐厅的食材主要来自大约 85 个供应商，其中大部分是当地的小型企业。餐厅的蔬菜废弃物会拉回供应的农场进行堆肥分解。

沃特斯说，加州和法国南部在气候上的相似性有助于解释普罗旺斯的美食对她的烹饪所产生的巨大影响。她以创造了源于意大利的加州风情比萨而闻名，而同样齐名的菜式还有与希腊的菲达奶酪极为相似的山羊奶酪沙拉。她烹饪的食物在本质上均保留了食材原有的鲜味。油腻的酱汁常常并无用武之地，代替它的是调味料，经常是清淡的综合酱汁占据了统治地位。

沃特斯和餐厅获得了一系列令人印象深刻的奖项，包括由詹姆斯·比尔德基金会（第 3 章）在 1992 年颁发给爱丽丝·沃特斯的"美国最佳名厨"称号，由圣培露 50 佳餐厅评委会授予的终生成就奖，获得一系列学术机构的高度赞誉以及在加州名人堂占有一席之地。

潘尼斯之家餐厅最引人注目的成就之一便是孵化出如此多的其他餐馆和食品生产商，一批接一批的厨师慕名而来，并在离开之后创办了属于自己的企业。其中包括以前在餐厅里担任过面包糕点厨师的黛安娜·德克斯特（Dianne Dexter），她后来自己创办了大都会面包公司。曾经在餐厅供职的一些工友还合伙创立了一家更有名的顶点面包公司。一个名叫林赛·谢尔（Lindsey Shere）的工友创办了另外一家广受好评的面包店，曾经在咖啡馆工作的佩吉·史密斯（Peggy Smith）离开之后创办了全美领先的牛仔女郎奶油生产厂。耶利米·托尔（Jeremiah Tower）曾经在潘尼斯之家学厨，现在已经成为美国最著名的大厨之一。曾是餐厅主厨的马克·米勒（Mark Miller）和保罗·贝尔托利（Paul Bertolli）在离职后，又紧接着打造了美国一些最著名的厨房。

潘尼斯之家工友会的名单还在不断地增加，其中有些大厨与沃特斯分道扬镳，但所有人却将这间非凡餐厅的影响传遍了整个美国。

沃特斯已经不再负责餐厅厨房的日常运作，但仍积极参与到菜单制订的计划中。她将自己的关注点很大程度上转向了食品运动。她早期所做的努力之一便是在旧金山监狱设立菜园计划，犯人可以在菜园的土地上劳作，并在刑满释放后继续从事这样的工作。沃特斯目前的全职工作（如果这真的可以算是她的职业的话）就是担任 1996 年成立的潘尼斯基金会的负责人。这一年也恰逢餐厅开业 25 周年，该基金会的目的就是"用食物来教授、培养和赋予年轻人权力，并借此彻底改变现有的公共教育"。

在该基金会正式成立之前，沃特斯的工作重点主要集中在伯克利联合校区，她帮助学校将课程与膳食服务整合在一起，这意味着让孩子们全程参与种植、烹饪和分享食物。

她的首创项目是在伯克利马丁·路德·金小学及初中实施的可食校园计划，她在学校里建立了一个有机菜园和厨房教室。紧随其后实施的是一个涉及范围更广的学校午餐提议，为 10 000 名学生提供有益健康的午餐食品，完全不用加工食品而只选择有机水果和蔬菜。沃特斯所做的工作与出生于英国但最近活跃于美国的杰米·奥利弗（见第 13 章）非常类似。

可食校园联盟计划后来又在新奥尔良、纽约、洛杉矶、旧金山和格林斯博罗相继实施，并且以不同方式积极响应了伯克利的首创工作。基金会的后续研究发现，实施计划后儿童对美食的认识普遍提升，而他们的饮食习惯也有所改善。

沃特斯发起了一个更广泛的让全民提升对有机食物的认识、延长免费膳食的计划活动。2003 年，沃特斯成为耶鲁大学可持续食品项目的创始人之一，并推动可持续食品最终列入大学课程的一部分。当年她还敦促克林顿总统在白宫开辟有机菜园，虽然这个项目在克林顿总统任期内没能实现，但他成为了沃特斯美食的爱好者，并写过这样一段话："我知道爱丽丝对食物新鲜度的重视程度以及非常关注如何让美国人活得更健康。"克林顿补充道："爱丽丝和像她这样的人，再加上我自己的体重和心脏问题，最终激发了我去研究儿童的肥胖问题。"最后，白宫有机菜园计划于 2009 年奥巴马总统任期内美梦成真，并成为第一夫人米歇尔·奥巴马在就职典礼上对抗肥胖"让我们动起来"宣传活动的一部分。

沃特斯告诉《素食时报》（*Vegetarian Times*）的采访记者，一旦人们"接触到真正的食物，就很难再回到过去。如果我们能让他们与农贸市场有效地连接起来，或者让他们在自己的后院种植越来越多的东西，并在其散发诱人的气味时采摘，那么一切就不可能再回到过去"。

从国际层面上来看，沃特斯担任了慢食国际的副总裁，这个致力于保护当地传统美食和寄托了许多其他理想的组织因她的积极影响而在美国得到快速发展。正是基于这一运动，沃特斯积极帮助并筹备组织了第一届在旧金山召开的美国慢食国家大会。这是一个关于美食和想要吸引更多外界关注的政客们的盛大节日。法国政府颁给她一个荣誉勋章，以肯定其积极参与慢食运动及其作出的贡献。本书的第 15 章里详细地描述了这一运动的创始人卡罗·佩特里尼。

有些人想知道为什么整个食品业务都开始变得如此政治化，这其实就是戴上有色眼镜来看待世界历史，但却忽视了经济发展、社会进步的巨大变化也会使政治形态随之发生变化。说食物在过去"从不"触碰政治显然忽略了一些像我们在第 6 章中所看到的史实，革命力量席卷法国时对食物烹饪和饮食服务产生了深远的影响。

20 世纪后半叶发生的事件就是：食品不但已经成为一个更大的话题，而且让消费者更加活跃地参与到整个食物的制作过程中。然而，在某些方面，生活仿佛又回到了原点，因为这并不像很久以前，那时绝大多数的人既是食品生产商又是食材生产商。沃特斯在新的环境中以一个关注社会食品消费运动领导人的身份出现在人们面前，正如她在接受《纽约客》杂志采访时所讲的，每当她看到美味的食物，就会不可避免地去关注其源产地。她说："品尝来自菜园的美食所产生的感官享受，会给人们一种对地球和自己做了正义之事的道德满足感。"

爱丽丝·沃特斯从不对真正的主流妥协。然而，她极力拥护的东西及其对食品源产地的坚持却在其 20 世纪 70 年代创立潘尼斯之家时引起人们的广泛关注和热议。"我知道它必定会发生，"她在接受采访时说，"但我没想到它竟然这么快就发生了。这些不是我的想法，人们已经这样吃了几百年。"

食谱

在下面第一个食谱里，爱丽丝·沃特斯描述了一个简单菜肴的制作方法。而在第二个食谱里，她对一个经典的普罗旺斯菜式进行了改良使其制作更加简单，但仍然包含了一组复杂的原材料。第三个食谱是她特意呈现的经典法式沙拉酱。这些菜谱均摘自爱丽丝·沃特斯所著的《简食的艺术》一书，2007 年由克拉克森·波特出版社对外出版发行。

胡萝卜汤
Carrot Soup

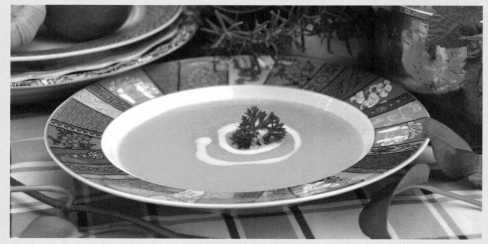

北京新七天咖啡有限公司创始人之一、主厨李俊勇烹制

6~8 人份

材 料

· 4 大勺黄油
· 2 个个头适中的洋葱，切成薄片

· 1 小枝百里香
· 1000 克胡萝卜，去皮，切片
· 盐
· 1440 毫升鸡汤

做 法

◆ 在厚底锅加入融化的黄油。当开始冒泡时，加入洋葱和百里香并用中小火炒大约 10 分钟至其变软。加入胡萝卜，用盐调味，炒煮 5 分钟。倒入鸡汤，煮至沸腾并慢炖大约 30 分钟，直到胡萝卜变软，尝一下并用盐调味。如果要做成浓汤，就用搅拌机把汤汁打匀。

变化：

◆ 用鲜奶油进行润色，并用盐、胡椒和切碎的香料来调味。

◆ 添加 41 克印度香米和胡萝卜，用水代替鸡汤，在搅拌之前加 240 毫升原味酸奶并饰以薄荷。

◆ 将墨西哥胡椒和洋葱一起煮，在搅拌前再添加一些香菜，最后用切碎的香菜来装饰。

蔬菜蒜泥浓汤炖羊腿
Soupe Au Pistou With Lamb Shanks

作为 6 人份的主菜

材 料

· 6 只小羊腿

· 盐和胡椒

· 橄榄油

· 2 个中等大小的洋葱，切片

· 1 个大的胡萝卜，去皮，切片

· 1 根西芹条，切片

· 14 个蒜瓣，去皮，压碎

· 2 个中等大小的番茄，切成四等分

· 2400 毫升鸡汤底

· 香草束：百里香、欧芹，将其

隔开

· 900 克新鲜去壳的各种豆

做汤的材料：

· 450 克罗马豆，切成 1 厘米大小

· 1 个大茴香根，切成粒

· 2 个胡萝卜，切成块

· 2 个中等大小的土豆，切成块

· 优级初榨橄榄油

· 3 个大洋葱，切成块

· 2 个小节瓜，切成块

· 4 个中等大小的番茄，去皮，去籽并且切碎

· 2 大勺切碎的香菜

· 2 小匙切碎的百里香

可选：

· 118 克熟的意粉，如粒粒面、圆状通心粉、贝壳粉或猫耳朵面

蔬菜蒜泥浓汤原料：

· 2 大勺烤松仁

· 3 个蒜瓣

· 盐

· 罗勒叶

· 120 毫升特级纯橄榄油

· 胡椒

做 法

◆ 将小羊腿用盐和胡椒调味，冷藏几小时或过夜。将 3 大勺橄榄油放入一个大而深的煮锅里用中火加热并使羊腿煎成棕色。在一个大的搪瓷烤肉锅里，用中火将 2 大勺橄榄油加热，稍微炒一下洋葱、胡萝卜、芹菜和大蒜。加入番茄、鸡汤和香草，按个人口味来进行调味并煮至沸腾。把羊腿放在单层，盖上盖子再小火炖一下。在炉灶上或 180℃的烤箱里烤 2 小时，直到羊腿肉变软。

◆ 炖羊肉，并加入 2000 毫升的盐水煮沸。添加去了壳的鲜豆并煮到变软，大约 30 分钟。将豆捞起来并在室温下冷却。在同一锅沸水里，如果有必要可以补充一些水，一次放入一种蔬菜，分别将罗马豆、青豆、胡萝卜、茴香根和土豆煮至半熟，然而把它们捞出冷却。

◆ 当羊腿做好时，把它们从汤里捞起来并放在一边。滤过汤汁，并丢弃炖过的蔬菜。让汤汁沉淀，从表面将脂肪撇去。估量一下汤的容量，加一些鸡汤、蔬菜水或者水，使其达到 2400 毫升的总量。把羊腿和汤放入炖锅里，备用。

◆ 在一个大煎锅用中火将 3 大勺特级纯橄榄油加热，把洋葱丁炒至发软且呈半透明状，大约 5 分钟。加入节瓜，而后继续炒 3~4 分钟。添加半熟的罗马豆、青豆、茴香、胡萝卜和土豆，充分搅拌并用油包裹住。添加番茄、去壳的各类鲜豆和切碎的香菜和百里香。用盐和胡椒调味，再炒 2 分钟。

◆ 把汤和小羊腿放入炒过的蔬菜里搅拌后用文火炖几分钟。尝一下汤的味道，适当地调整一下调味料，食用时可将其拌入面条里。在这一制作的节点汤可以冷却至室温，冷藏或第二天再加热。

◆ 制作蔬菜蒜泥浓汤时，把加入少许盐的松仁和大蒜在研钵里捣烂。添加一些罗勒叶，然后继续捣。交替放入罗勒叶和橄榄油，继续捣至浆糊状。把剩余的油加入，并用盐和胡椒调味。你会制作出 1 量杯的蔬菜蒜泥浓汤。

◆ 上菜时，把汤加热，并舀出到深而宽的汤盘内，每个盘内放一只小羊腿。将满满一大勺的蔬菜蒜泥浓汤放到每一个盘子里。

奶油烤土豆
Potato Gratin

这个食谱与弗尔南多·普安的同一道菜形成了有趣的对比。

4 人份

材 料

· 黄油
· 4 个大的黄皮土豆

· 盐和新鲜黑胡椒
· 240 毫升牛奶
· 3 大勺黄油，切成块

做 法

◆ 1. 在 23 厘米 ×30 厘米的烤盘上抹上黄油。

◆ 2. 将土豆去皮，切成大约 0.15 厘米厚薄片。

◆ 3. 在烤盘上放上一层土豆片，然后轻轻地进行叠加，如屋上的瓦一样。

◆ 4. 撒上盐和新鲜黑胡椒。

◆ 5. 继续一层一层地叠加土豆片，并对每一层都进行调味，直到用完所有土豆片。你应该叠加成两层或最多三层，并小心翼翼地把牛奶倒在土豆上。

◆ 6. 液体会从顶层流至底部。如果需要多加一些，就在顶部再点上一些黄油。

◆ 7. 在 180℃的烤箱内烤至变成褐色并表面起泡，大约需要 1 小时。烤至一半时，将烤盘从烤箱中取出并用金属抹刀把土豆片按平，保持顶层湿润。将烤盘放回到烤箱内并密切观察，当土豆变软且顶部变成黄色就说明菜已经熟了。

变化：

◆ 将大蒜瓣去皮并捣碎，在用黄油抹之前先用蒜泥在烤盘四周抹一遍。

◆ 使用鸭油代替黄油。

◆ 使用鲜奶油或速溶咖啡和奶油的混合物来替代黄油。

◆ 用芹菜根、欧洲防风草或萝卜片来代替多至一半的土豆。

◆ 在两层之间添加切碎的香草，如百里香、欧芹、细香葱或雪维菜。

◆ 将炒蘑菇、酢浆草、菠菜和韭菜放在土豆层之间。

◆ 烘焙的最后 15 分钟，在每层之间和最上面撒一些碎的格鲁耶尔和帕尔玛干酪。

　　《美食进化史》一书涉及多种文化在西方饮食方式演变过程中受到的交融影响，所以不可避免地出现了多国语言文字的杂烩。这本书综合了人物传记和美味食谱，这种独特的探究视角和展现方式对我产生了很大的吸引力。书中将 20 位不同时代和文化背景的美食传奇人物集于一册，这种什锦大餐式的创意着实令人大快朵颐。它把从社会底层艰苦打拼的大厨、内外操持精通家政的美厨娘、叱咤风云的世界快餐连锁大亨、遍寻天下珍馐美味的皇室贵族等如同筵席美食一般依次呈现给读者朋友，读起来非常脍炙人口。

　　坦白讲，在接受《美食进化史》的翻译工作之前，我从未读过类似的著作。书中提到的"新派法国菜、无国界料理、分子美食、解构主义"等饮食概念也许让普通的吃货有些摸不着头绪，但美食饕餮达人和餐饮专业人士细细品味之后一定会大呼过瘾。因此，深入探究这些概念的来龙去脉以及背后的传奇故事，并将其翻译呈现给感兴趣的国内读者，对我而言也是一件非常有意义的善举。

　　本书所提及的 20 位美食大师均为西方名人，并未出现亚洲东方人的身影，这点可能会让中国读者感到有些遗憾。作者在前言中做了诚恳的说明，主要是出于其"个人认知和信息获取的局限性"，但不可否认的是其中很多大师均受到来自中国、印度、日本等东方烹饪方式的深远影响，相信读者也一定会在阅读过程中真切地感受到。

　　本书作者史蒂芬·韦恩斯其实与东方有着极深的渊源，他是一位在香港拥有连锁餐饮企业的外国老板，由于经常与大厨和餐饮行业里的人打交道而产生了创作此书的冲动。在进入食品行业这个领域之前，韦恩斯曾经在伦敦和香港做过资深新闻记者，现在仍然在电视上客串节目主持人、时事评论员。

　　即使我已在酒店饮食服务行业工作近 30 年，但仍感到翻译书中不时出现的法语、意大利语、西班牙语等专业词汇有些力不从心。好在有众多挚友的无私帮助，才使我的翻译工作得以顺利完成。在此，我对为本书的翻译工作提供了大力支持的杜能昌、罗丽卿、杜建宁、肖朗轩、杜建勇、何伟仪、杜邦、邓仕恩、杜建越、张灏等人表示诚挚的谢意。

虽然我在翻译时沉湎于此书的内容并乐此不疲，但对于原著的理解难免会受到个人认知局限的影响而存在不可避免的错漏，敬请读者们不吝斧正。

肖强

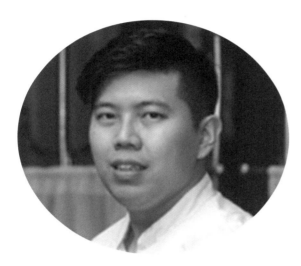

蔡继德（Andy Choy）
福楼亚洲行政总厨

　　他的理想是成为一名"成功的华人法餐厨师"，这个理想来自于他的偶像顶级厨神戈登·拉姆齐，他深受这位英国名厨的法餐美食影响。

　　2010 年，他在上海世博会的瑞士馆工作后，加入了福楼集团，并留在中国。他专注于创建一个"军队"般的厨房，并乐意与厨师团队分享他的法餐知识。

李俊勇
北京新七天咖啡有限公司
创始人之一、主厨

　　自幼在餐厅学徒，对食物有着天然的想象力，为新七天香草主题咖啡餐厅创造了适合国人口味的法式美食。

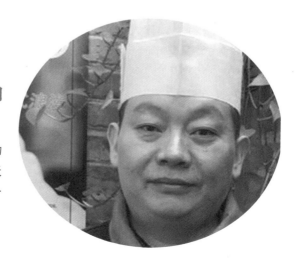

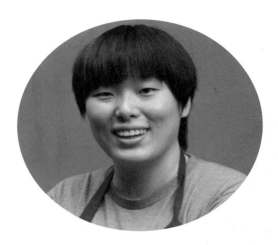

廉汝民
北京厨之道美食视频制作
中心美食编辑

　　美食编辑，现任职于北京厨之道美食视频制作中心，擅长西式简餐制作。

廉志民
深圳贝乐厨意式餐厅甜品
主管

　　1991 年出生，沈阳人，从事餐饮行业 5 年，曾就职于沈阳希尔顿酒店，后到北京学习研究甜品及西餐。2017 年加入深圳贝乐厨意式餐厅，担任甜品主管，完成了从吃货到职业人的转变，获得了厨房带来的乐趣和新奇的体验，也越来越热衷于此、享受于此！

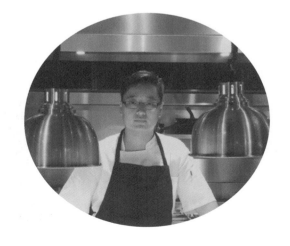

吕强
北京新侨诺富特饭店春晓
餐厅厨师长

1986 年从事西餐烹饪工作，师承假日酒店集团行政总厨艾克力和法国著名厨师科恩（国际鱼子酱厨师协会会长），具有丰富的西式烹饪经验。

2016 年，受聘于北京新侨诺富特饭店，将新式西餐理念与新侨传统菜品相融合，带领春晓厨房在 2016 年首旅集团"匠人之星"技能比赛中获得团队优秀奖。

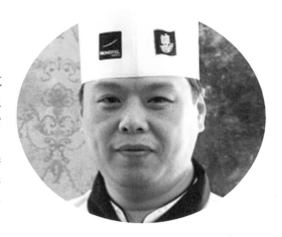

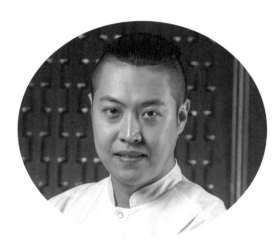

王昊
北京王府井希尔顿酒店行
政副总厨

北京人，32 岁，现任北京某五星级酒店行政副总厨，在烹饪的路上，不断更新并坚持着自己的烹饪理念，注重厨艺的高度，拓展人生的宽度。

王然（Kirin）
王然创意美食设计工作室
食品研发总监与技术培训
讲师

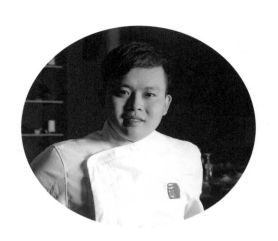

　　31岁，现任王然创意美食设计工作室食品研发总监与技术培训讲师，同时兼任大连职业技术学院营养学专业烹饪课教师。

　　曾荣获各种奖项，如2016年《环球美味》（*Global Gourmet*）评选的全国"卓越大厨"奖，并赴法国巴黎蓝带学院交流学习。

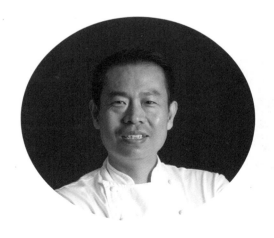

郑冬齐（Kevin)
露杰公司品牌厨师烹饪大使

　　从事西餐行业20多年，喜爱烹饪。现任露杰公司品牌厨师烹饪大使，从事推广露杰法式肥肝这一精品食材的工作。

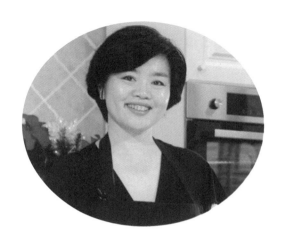

钟乐乐（Angel Zhong）
美食达人

跨行业经理人，留美 10 年后于 2003 年回国，并一直从事进口食品在中国的推广。目前就职于新西兰贸易发展局（New Zealand Trade Enterprise，NZTE）。个人酷爱美食，并将于 2017 年底出版美食图书《天使厨房：四季西餐》，希望与更多热爱美食的人分享。个人公众号：Angel 美味健康厨房。

朱江
北京新侨诺富特饭店春晓餐厅技术顾问

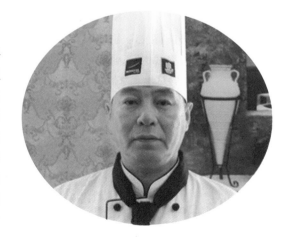

北京新侨诺富特饭店春晓餐厅技术顾问，1982 年从事厨师职业至今，受开国初期西餐四大名厨之一潘云成师傅亲自指导，另受特级技师曲宝奎、张守义等名师多年指点。朱江师傅在西餐传统菜品的传承上一丝不苟，并吸取现代法、意、德、俄式各种菜品的做法精华，大胆创新，同时也培养了一批年轻技术骨干，为传承与发扬经典西餐作出了巨大贡献。

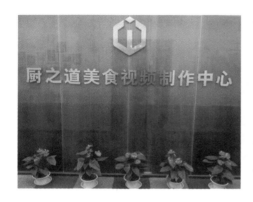

厨之道美食视频工作室

　　厨之道美食视频工作室成立于2005年，长期推广国内外专业厨师制作的美食视频，致力于让食客获取美食的烹调方法变得简单、快捷、高效。同时，厨之道开设了国际交流、餐饮考察、烹饪培训等专业餐饮项目，扫描二维码了解详情。

北京新侨诺富特饭店

　　位于市中心的北京新侨诺富特饭店是一家四星级国际知名连锁酒店，共拥有客房700间。饭店餐饮设施一应俱全：春晓西餐厅为您提供亚洲和西式美食；蓬莱阁中餐厅颇具中式韵味，以北京烤鸭、精品鲁菜和新派川菜见长。北京新侨诺富特饭店是您商务宴请、家庭聚会以及举办会议、各种活动、婚宴的理想场所。

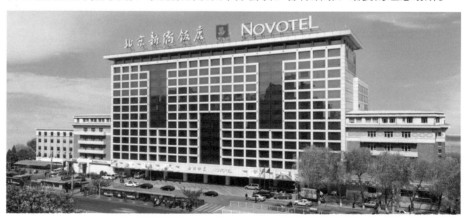

北京阅想时代文化发展有限责任公司为中国人民大学出版社有限公司下属的商业新知事业部，致力于经管类优秀出版物的策划及出版，主要涉及经济管理、金融、投资理财、心理学、成功励志、生活等出版领域，下设"阅想·商业""阅想·财富""阅想·新知""阅想·心理""阅想·生活"以及"阅想·人文"等多条产品线，致力于为国内商业人士提供涵盖先进、前沿的管理理念和思想的专业类图书和趋势类图书，同时也为满足商业人士的内心诉求，打造一系列提倡心理和生活健康的心理学图书和生活管理类图书。

阅想·生活

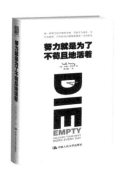

《努力就是为了不苟且地活着》

- 激励无数人努力奋斗的亚马逊年度励志书。
- 众多职场畅销书作家联袂推荐。

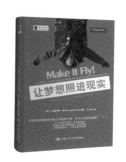

《让梦想照进现实：最受欢迎的 24 堂梦想训练课》

- 英国最受欢迎的梦想训练课，曾指导许多人达成了自己的梦想和愿望。
- 循序渐进的 24 堂梦想训练课，帮助每个人达成自己的愿望，让梦想实现不再遥不可及。

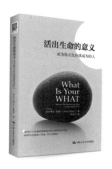

《活出生命的意义：成为你天生应该成为的人》

- 一部帮你真正认识自己，实现自我成长，活出精彩人生的成长书。
- 众多名人和励志大师所推崇的自我实现方法，引导你成为生来注定要成为的人。